创伤骨科疾病诊疗 与围术期学

张峰 等 主编

吉林科学技术出版社

图书在版编目（CIP）数据

创伤骨科疾病诊疗与围术期学 / 张峰等主编 . -- 长春：吉林科学技术出版社 , 2023.6

ISBN 978-7-5744-0552-3

Ⅰ . ①创 ... Ⅱ . ①张 ... Ⅲ . ①骨损伤－诊疗②骨损伤－外科手术－围手术期 Ⅳ . ① R683

中国国家版本馆 CIP 数据核字 (2023) 第 103496 号

创伤骨科疾病诊疗与围术期学

主　　编	张　峰等
出 版 人	宛　霞
责任编辑	韩铭鑫
封面设计	刘　雨
制　　版	刘　雨
幅面尺寸	185mm×260mm
开　　本	16
字　　数	319 千字
印　　张	14.75
印　　数	1－1500 册
版　　次	2023年6月第1版
印　　次	2024年1月第1次印刷

出　　版	吉林科学技术出版社
发　　行	吉林科学技术出版社
地　　址	长春市福祉大路5788号
邮　　编	130118
发行部电话/传真	0431-81629529 81629530 81629531
	81629532 81629533 81629534
储运部电话	0431-86059116
编辑部电话	0431-81629518
印　　刷	廊坊市印艺阁数字科技有限公司

书　　号	ISBN 978-7-5744-0552-3
定　　价	112.00元

前　言

　　随着机械化和交通事业的飞速发展，创伤的发生率有增高的趋势，轻者伤及肢体，重者危及生命，成为危害人类健康的杀手。在创伤中致死率最高的是颅脑及胸腹部复合伤，而发生率和致残率最高的却是四肢和脊柱损伤，占全部创伤的75％～90％，使创伤骨科医生面临严峻的考验和挑战。由于创伤疾病属于急诊范畴，需要经治医生当机立断，妥善处理，这就要求医生不断地更新知识，学习、掌握、应用和推广创伤骨科相关的技术，使肢体伤残者在第一时间里得到正确有效的治疗，用最短的时间恢复肢体的功能，减轻患者的痛苦以及家庭和社会的负担。

　　本书主要内容包括：骨密度检查、影像引导下的创伤骨科手术的进展、骨肿瘤、脊髓骨折、膝关节手术、踝关节融合术、全踝关节置换术、创伤的全身反应及创伤救治系统和骨科常见疾病围术期处理等疾病。全书内容力求条理清晰，并尽可能做到系统、全面、简洁、新颖、实用，希望能对创伤骨科医师的临床实践有所裨益。

　　由于编者水平有限，本书难免存在不足之处，恳请各位专家、同道批评指正。

前言

目 录

第一章　骨密度检查

第一节　单光子骨密度测定

许多疾病及人体的衰老过程直接影响骨代谢，进而造成骨矿物含量 (BMC) 的变化，骨矿含下降所致的骨质疏松是造成病残及死亡的重要原因，故日益引起人们的广泛重视和研究。以往由于缺乏有效敏感的测试手段，对骨矿含量的变化规律缺乏深刻了解和认识，对这些疾病的发生和发展不能提供较好的预测和监视。经 20 年来的不断探索，人们创造出多种非创伤性方法来测定 BMC，如 X 线法、X 线光密度法、单光子吸收法、双光子吸收法、双能量 X 线吸收法、CT 法、中子激活分析法、康普顿法等，为 BMC 的研究创造了有利的条件。

骨密度检查 (BMD) 测定是反映骨质疏松程度、预测骨折危险的重要手段，由于测量仪器的日益改进和先进软件的开发，使该方法可用于不同部位，测量精度显著提高，除可诊断骨质疏松外，在预测骨质疏松性骨折方面也有重要的价值。20 世纪 80 年代初引入我国的单光子吸收测量法 (SPA)，在当时可基本满足以上要求，成为诊断骨质疏松有价值的手段之一。到 20 世纪 90 年代，利用 SPA 测量骨密度的仪器比较普遍，一般多用于测桡骨或尺骨中远 1/3 段的骨密度值，测量：前臂远端 1/6，1/10 点较少，多用来普查不同人群的骨矿含量。双光子吸收法 (DPA) 是 20 世纪 80 年代中后期发展起来测量腰椎骨密度的一种方法，可以排除软组织引起的测量误差。但在我国尚未开展使用便被双能 X 线法 (DEXA) 所取代。

DEXA 于 1987 年投入市场。它比 DPA 有更多的优点，省时、减少了辐射、扩大了检查范围、提高了敏感性，因此，在短期内得到广泛应用，并得以进一步改进。我国 DEXA 的使用几乎与国外同步，发展也很快。

定量 CT(QCT) 在国外是 20 世纪 70 年代中期发展起来的，20 世纪 80 年代中后期引入我国。但由于其较低的效价比和其测量方法的缺陷，在我国未能得到普及推广，仅用于要求较高的研究工作。

近几年超声检查由于无辐射和诊断骨折较敏感而引起人们的广泛关注，其测试指标如：声波传导速度 (SOS) 和振幅衰减 (BUA) 能反映骨量多少和骨结构及骨强度的情况，但这些指标与骨量和骨结构之间的相关性尚未明确，故其在骨密度的测定方面仍不能取代其他方法。自 1994 年开始，已在我国推广使用。

下面介绍国内目前仍然常用的 SPA 骨密度测定法。

当 BMC 丢失 30% 以上时，方能在 X 线片上显示出骨质疏松。显然此法很不敏感，同时又受条件因素影响使其误差大，如投照角度、胶片质量、冲洗条件等。为此 1963 年 Cammeron 和 Soremson 提出了单光子骨密度测定 (SPA) 法，这无疑是个飞跃。它与 X 线法的主要区别在于：①穿透骨的光子速直接被计数器测量。②光子束基本是单一波长。③光子束和探头是非常准直的。④充分估计了骨周围组织的影响。SPA 特点是简便价廉，适用于普查筛选及连续测定。通常使用放射性核素 ^{125}I(^{125} 碘，27kev) 或 ^{241}Am(^{241} 镅，60keV) 作为放射源，前者缺点是半衰期短，而后者长。测定部位可取长骨的骨干或跟骨，标准测量部位在桡骨中下 1/3 交点处。被测者取坐位，前臂屈侧朝上，固定位置，以测量点为中心围以定量水袋，开机后窄束 γ 射线由桡骨外缘向尺骨内缘横越扫描。测量精确度为 1%~2%，准确度为 2%~5%。放射剂量 < 1.29μC/kg(5mR)，近年来有人应用单光子骨密度测定桡骨远端或超远端的骨密度，因桡骨远端含有较多的小梁骨，约占 20%，骨皮质占 80%。而中段主要是骨皮质占 95%，骨小梁占 5%，前瞻性研究表明 SPA 对骨质疏松引起的骨折的预测具有一定的价值。我国成年人骨密度参考值。

BMD 系列骨密度扫描仪采用单光子吸收计量法来测定活体的骨矿含量，给出人体桡骨和尺骨远端的线密度、面密度和骨宽及髓腔宽等参数，这些参数反映了骨质的疏松程度，它为代谢性骨病提供了快速简便的无损伤检测手段。

第二节　双能量 X 线骨密度测定

现有各种不同的非侵入性骨矿测量中，最引人注目的是双能量 X 线骨密度测量仪 (DEXA)。单光子骨密度测量仪能够用于测量周围骨骼的骨密度变化，但骨质疏松早期其骨量的变化首先发生在富含骨松质的区域，而恰恰周围骨骼却相对缺少骨松质，同时单能照射源也无法准确地测量软组织变异大的部位 (如中轴骨、髋关节及全身)，为测量中轴骨的骨量变化，在 20 世纪 60 年代末期采用混合放射性核素，如 ^{125}I 和 ^{241}Am；^{241}Am 和 ^{137}Cs。分别利用其高能和低能射线，通过被测部位的不同组织衰减分布，来校正照射部位软组织所引起的偏差并计算其骨量，但其测量数值并不比单光子准确。20 世纪 70 年代问世的双能量 ^{153}Gd(能量为 44keV 和 100keV) 作为双光子骨密度测量仪 (DPA) 的标准放射性核来源，用于测量股骨颈及脊柱，能穿过较厚的软组织层，其半衰期达 242d，扫描时间达 30min，其准确性与精确性明显优于 SPA，成为研究骨质疏松一种较好的工具。

双能量 X 线骨密度测量仪 (DEXA) 建立在 20 世纪 70 年代发展的 X 线分光光度测定法的基础上，于 1987 年作为 DPA 的延续产品进入市场。DEXA 与 DPA 均采用相似的检测原理，只是前者的照射源为 X 线。DEXA 优于 DPA 主要在于 X 线管球能产生更多的光子流而使扫描时间缩短，并使图像更清晰。因此，测量结果的准确性与精确性均得以提高。此外，DEXA 不存在放射源衰变等问题，减少更换放射源及校正参数等繁琐的工序及因换放射源而被迫中止测量和跟踪疗效观察等问题，20 世纪 90 年代中期 DEXA 已基本取代了 DPA，在临床和研究领域得到了广泛承认。

双能量 X 线骨密度测量仪已有系列产品。由于放射线核素被 X 线所取代，放射强度增大，从而具有以下优点：更好的空间立体分辨率 (1 ～ 4mm)；更高的精确度；更短的扫描时间 (全身 10min、脊柱和股骨各为 5min)。DEXA 和 DPX 测量的结果具有很好的相关性 (r=0.94 ～ 0.98)。测量脊柱及股骨的精确度分别为 1% ～ 3% 和 1% ～ 4%。脊柱正位测量时受腹主动脉钙化和脊柱骨性关节病等因素的影响，造成其骨密度测量结果人为增高，因而改变体位，采用侧位测量法较为准确，但腰 2 椎体和肋骨及腰 4 椎体和骨盆的叠加导致只有腰 3 椎体测量结果比较可靠，但脊柱侧位的测量精确度较正位有所下降。DEXA 测定髋部的骨密度特点是可分别测定颈部、粗隆部及 Ward 三角区三部分，通常颈部骨密度值最高，粗隆部其次，Ward 三角区最低，因而测定 Ward 三角区的骨密度最能反映骨小梁的代谢情况，对于预测髋部骨折最有价值。

第三节　定量 CT 扫描法与定量超声测定法

一、定量 CT 扫描法 (QCT) 测定

在骨质疏松患者中，骨皮质和骨松质均丢失，但由于骨松质更新重塑率较高，所以，骨松质的丢失速度是骨皮质的数倍，因而对骨松质的密度测定是最敏感的指标，尤其是在骨质疏松的早期阶段。脊柱主要含有骨松质，所以，QCT 测量脊柱的骨密度具有很高的灵敏性。QCT 的最大优点是能对骨皮质和骨松质进行三维方向的定位；能独立测量脊柱的骨皮质和骨松质的含量能精确再定位、重复性好。但其缺点是费用昂贵，而且测定受脊柱周围的脂肪影响较大。其准确度较差，仅为 12% ～ 30%，双能量 QCT 能帮助解决这个问题，但使用双能量 QCT 测量骨密度的精确度下降并且放射剂量较大，临床应用受到限制。脊柱的 QCT 与 DEXA 的相关性稍好 (r=0.76 ～ 0.85)。

二、定量超声测定法

近年来一种利用超声波透射的衰减变化情况来测量骨的质量和结构的方法被应用到临床上，主要是测量髌骨和跟骨。它的优点是无放射性辐射，仪器体积小，操作移动方便。

定量超声测定法基本原理是由换能器所发出的超声波穿过骨以后，被另一侧的换能器认知后变为数字资料，通过电子计算机打印测定结果。各型机种的测定原理基本上是一致的。

目前，已开发多种非损伤骨密度测定方法。并且取得了较好的临床效果。然而随着人们认识的提高，发现造成骨折的因素并非仅仅由骨量决定，而是由骨量成长和骨结构变化两种因素共同决定的，骨密度测量仅能测定骨量的变化而不能测定骨结构的变化。这也是为什么单纯用骨量变化难以对骨折预测作出准确解释的原因之一。骨强度指骨的弹性、抗外力的强度，是骨折敏感性的决定因素。尽管骨强度与骨密度之间有较好的相关性，同时骨密度变化能够代表 80% ～ 80% 的骨强度变化，但是这些仍然不能满足临床的需要。超声波骨质测量仪的出现受到广泛的关注。有希望成为一种早期诊断和骨折预测的理想的检查方法。

超声骨密度仪是新一代超声骨密度测试仪，适用于所有年龄组医院普查和出诊等各种场合。

第四节 适应证和禁忌证

一、适应证

美国骨质疏松基金会科学顾问委员会提出骨密度测量的适用范围如下。

1. 绝对适用范围

(1) 雌激素缺乏的妇女，在决定进行雌激素替代治疗之前，测量骨密度是否有明显骨量下降。

(2) 脊柱畸形或 X 线片提示有骨量下降，为下一步继续治疗，应测量骨密度。

(3) 长期服用皮质醇激素，为调整治疗方案须了解骨密度的变化。

(4) 无症状的甲状旁腺功能亢进，在决定外科手术前须了解骨密度变化。

2. 相对适用范围

(1) 大规模的普查，筛选。

(2) 对治疗疗效的监测。

(3) 对疾病影响骨量变化过程的监测。

(4) 对高危患者的评价，如月经不调、继发性甲状旁腺功能亢进、神经性厌食、过量饮酒、抗惊厥治疗、多发性非创伤性骨折和慢性制动。

3. 预测骨折的危险性

通过与正常同性别同年龄人群的骨密度比较，可以发现骨量减少的人群，为预测骨折危险性提供依据。大量的前瞻性和回顾性的研究均发现，BMD 或 BMC 值与骨折发生率密切相关。骨折阈值的概念是 Meunier 等人在 1981 年对骨组织的形态计量学分析时首先提出的。他们发现 106 名至少有 1 个椎体有压缩性骨折的妇女中，95% 的人骨小梁体积数值低于 14%。故把这条线所表示的数值称为骨折阈值。Nordin 建议骨折阈值应定在小于年轻正常峰值平均骨密度低 2 倍标准差或更少。大量的研究表明，当骨密度在骨折阈值以下时，骨折发生率明显增高。在不同的骨骼，其骨折阈值是不同的。徐顺清等测量了 82 例骨折患者和 171 例正常人桡骨骨矿含量，结果表明，骨折患者骨矿含量明显低于正常人。骨矿含量每下降 $0.1g/cm^2$，骨折危险性增加 1 倍。以骨折危险性高于 20% 作为骨折高危人群，得到男性骨折阈值为 $0.5g/cm^2$，女性骨折阈值为 $0.54g/cm^2$。腰椎的标准前后位和侧位骨密度测量结果表明，侧位 BMD 与椎体骨折的发生率和相关性更强。DXA 影像，髋关节轴长与髋关节骨折的发生率相关。股骨近端骨皮质厚度和小梁骨区域的宽度均与髋关节骨折有关。此外，DXA 扫描桡骨的几何结构参数可预测骨折的发生。

根据 WHO 规定的骨质疏松的诊断标准，检测骨密度和骨矿含量是诊断骨量减少、骨质疏松及其严重程度的重要依据。

二、禁忌证和影响因素

(一) 骨密度测量的禁忌证

(1) 妊娠。

(2) 在测定前 2 ~ 6d 口服了影响图像显影的药物。

(3) 近期进行了放射性核素检查，如 ^{99}mTc-SC 肝扫描 (48h 内)；^{131}I 扫描 > 3.7MB 9(100μCi)(48h)；在腰椎上有骨转移灶使浓聚时间延长。^{99}mTc-DTPA 肾扫描 (24h)。

(4) 不能平卧于检查床上，或不能坚持平卧 5min 者。

(5) 脊柱严重畸形或脊柱上有金属内植物 (但有骨科特殊软件者除外)。

(二) 干扰因素

(1) 身上佩戴的金属物，如纽扣、硬币、挂钩、拉锁等，这些在测量前应除去。

(2) 近期服用了肠道内不能吸收的药物，如钡剂、钙剂、椎管造影剂等。

(3) 一般食物不影响测量，但最好在餐后 2 ~ 4h 进行测量。

(4) 在做前后位脊椎测量时，由于骨质增生 (包括骨性关节炎)、腹主动脉钙化、脊柱侧弯、椎小关节退变和椎间盘变性椎管狭窄，骨的移植物等可使测定结果偏高，对老年人尤为突出。此外，椎板切除和测定区域也会干扰测量。而增宽的椎间隙又使测量值偏低。

采用腰椎侧位测量以小梁骨为主的椎体骨矿含量，可以减轻测量中髂骨嵴重叠的影响，但并不能排除肢体厚度和软组织重叠的影响。新型 DXA 分析仪使用旋转式管球探测器解决侧位扫描存在的不足，利用 C 型臂，转动管球，使患者于仰卧位时即可行侧位扫描，减少骨重叠的干扰。一些研究表明侧位像与椎体骨折发生率的相关性更高。为了保证仪器测试的稳定性，每日测量前都必须用体模校准。

第二章　影像引导下的创伤骨科手术的进展

第一节　计算机辅助骨科手术概述

计算机辅助骨科手术 (CAOS) 是利用计算机对数字化的医学影像的高速处理及控制能力，通过虚拟手术环境为骨科医生从技术上提供支援，使手术更微创、更安全、更准确的一门新技术。正因为这是一项基于术中图像，应用相应定位手段，对手术部位及术中的手术器械进行实时跟踪、显示、引导而进行手术的技术，其工作原理犹如 GPS 导航一样。所以也有很多学者 CAOS 叫作影像辅助导航手术。

CAOS 应用的是以计算机图像处理工作站及影像跟踪设备为核心的手术系统，此系统的基本功能是将医学影像设备提供的图像进行信息化处理，并结合立体定位系统对真正的人体肌肉骨骼解剖结构进行显示和定位，借助计算机和医用机器人进行手术。骨骼和其周围的肌肉等软组织构成了人体最重要和复杂的运动系统，在手术中，如何避开错综复杂的神经血管结构，以最小的手术侵袭，准确地固定和修复骨骼，一直是也伤骨科医生的梦想和面临的挑战，CAOS 的出现，使这个梦想变为可能。近年来，伴随 CAOS 技术和设备的不断发展，越来越多的骨科医生开始在临床工作中应用 CAOS，作为开展创伤骨科微创手术的主要技术和手段。由于 CAOS 综合了计算机、医学图像处理、精密机械制造、医用机器人技术，是多学科智慧的结晶，使其在很多方面具有传统骨科手术无法比拟的技术优势，极大促进了骨科手术向真正意义的外科微创化、智能化目标发展。

一、计算机辅助骨科手术发展的简单历史回顾

近年来发展迅速的手术导航系统，是集经典 (框架) 立体定向技术、现代影像诊断技术、微创手术技术、电子计算机技术和人工智能技术相结合的产物，在世界范围内已得到了迅速的推广和发展。近 10 年来，随着计算机技术和精密机械自动控制技术的日益成熟，医学影像设备质量的不断提高，结合计算机医学图像处理及三维可视化、医用机器人、空间三维定位导航系统和临床手术，由定量诊断、手术模拟和预测、立体定向导航和远程医疗等组成的计算机辅助外科手术 (CAS) 系统已成为生物工程研究的热门领域之一。

计算机辅助外科 (CAS) 的临床应用已有 20 余年的历史，最早用于神经外科，当时神经外科领域的脑立体定向导航手术，使脑组织的解剖结构能够直观、立体地被计算机三维重建，利用最初的定位导航框架，能够对深在的脑组织实施精准、微创手术。从 CAS 转向计算机辅助骨科手术 (CAOS) 是从 20 世纪 90 年代初开始的，1990 年枢法模公司推出全球第一台针对骨科的光学手术导航系统并投入临床使用。20 世纪 90 年代，美国医师 Steinmann 等将计算机辅助手术导航系统用于脊柱外科，被认为是脊柱外科发展的里程碑。1995 年，Nolte 等应用计算机辅助微创导航手术系统在赫尔辛基实施了世界第 1 例腰椎椎弓根螺钉内固定术，后逐渐应用到颈椎、胸腰椎等前后手术中。自此，CAOS 在骨科手术中优势逐渐凸显。CAOS 能为骨科手术精确术前、术中定位，在计算机图形处理工作站上可进行术前模拟操作、手术路径规划，在术中可实时跟踪、监测、显示手术器械、病灶及周边组织、内固定物、人工假体的相关位置。CAS 在矫形外科及创伤外科领域最先被应用于辅助安放腰椎椎弓根钉。在髋关节手术中，CAS 技术可以帮助提高全髋置换及髋周围截骨手术的成功率。在膝关节手术中，CAS 用于全膝置换和膝关节韧带手术。创伤科手术往往需要解剖复位内固定，现在导航技术在创伤骨科的应用包括：骶髂螺钉固定、经皮固定髋关节骨折、长骨的复位及固定以及脊柱骨折的治疗等。这些手术可以通过 X 线导航或 CT 导航来进行。

在国外主要有日本 IBM 公司东京研究所开发的 CLIPSS 系统，Medtronic(美敦力) 公司开发的 FluoroNavTM 骨科手术导航系统，瑞士 Medvision 系统，德国 OrthoPilot 系统等，而美敦力公司与 GE 公司联手研制的术中磁共振 MRI 导航系统能够彻底解决现有的红外线光学手术导航系统术中影像漂移的问题，但是目前主要应用于神经外科，且全世界只有少数规模大的神经外科中心具有术中 MRI 导航系统。在国内，已知的导航系统有安科公司的 ASA-610V 手术导航系统、北京中西集团公司开发的 BJ38-ASA-620 立体定向手术计划系统等，目前，骨科导航系统最新的产品为美敦力 O 型臂多功能术中影像平台，兼具 CT 和 C 型臂的功能，可进行 CT 三维扫描提供多平面二维摄像和透视影像，而且分辨率极高。O-ARM 系统可与导航无缝连接，三维影像自动传输到 STEALTHSTAT1ON 导航系统，无需注册，直接手术，导航接口始终安装在 O-ARM 上，无需拆卸，导航接口可自动检测患者左右位置，也可允许患者侧位进入而且能实现机器人自动定位。

二、CAOS 在创伤骨科手术中应用的基本工作原理

CAOS 是应用不同的跟踪定位手段对经过计算机处理过的手术部位及手术器械进行导航。目前的跟踪定位手段有光学定位、超声波定位、机器人定位、电磁定位，这些方法各有优缺点，但结合创伤骨科的手术特点，目前的 CAOS 技术主要应用光学定

位方法中的红外光学定位技术。因为创伤骨科的影像学特点是有移位骨折复位前后的影像变化很大，这就决定跟踪定位的图像是不断变化的，必须被计算机实时采集获取，这就需要影像设备能够随时提供给计算机伴随治疗过程不断变化的术中影像。在创伤骨科，一般应用 C 型臂 X 线机进行术中影像的实时采集。CAOS 在创伤骨科手术中应用的基本工作原理就是在手术室中建立一系列带有红外光反射与接收装置的可跟踪系统，再应用能够识别这些光学信号的摄像机将每个带有光学信号的手术部位（解剖部位）、手术器械、C 型臂 X 线机透视影像进行手术空间的位置跟踪。计算机图像处理工作站能够把摄像机记录的每个跟踪目标的空间位置进行空间坐标的数字化测算，并将数据存储在计算机中；计算机还能够把 C 型臂 X 线机透视影像与真正的手术部位进行空间位置的准确叠加与对应，使手术者能够在计算机上看到手术器械与手术部位及透视图像之间的实时位置。根据不同的创伤骨科手术步骤，应用与之相应的手术软件，就能够让医生按照计算机的操作界面提示进行精确的手术操作。CAOS 的关键技术就是影像对应技术及空间定位技术，直接影响导航手术的精确性。骨科医生应该对上述工作原理有正确的认识，并且对相应手术部位的解剖有充分了解，在开展导航辅助下手术之前，一定要积累足够的非导航辅助下手术的临床经验，才能够把自己的临床思维与计算机的导航界面进行很好地结合，完成手术。

三、CAOS 在临床手术中的关键技术

CAOS 是将术前或术中的多模医学影像进行计算机的数字化处理，存储在计算机导航工作站；利用专用的计算机手术规划软件，结合术中专用视频追踪设备，将计算机中存储的影像与术中的实际手术部位的医学图像进行准确的空间对应和匹配，并生成可获取的导航手术图像，存储在计算机导航工作站；使用安装可追踪装置的手术工具以及能够被视频追踪设备识别的内植物，在被视频追踪设备可示踪的手术区域内进行手术。上述操作在实施过程中，医生要严格按照计算机导航工作站的手术规划软件界面的指示进行人机交互操作。目前，国际上将上述关键技术概括为跟踪、注册、可视化和确认。跟踪是实时将变动的手术器械和骨科的内植物的位置参数输入到计算机；注册是要在手术区域内建立能够确保实际术中图像和计算机虚拟图像始终重合和对应的统一空间坐标系；可视化是把手术区域内操作工具、内植物、骨骼图像实时更新，生成可用计算机道上手术软件规划的图像界面；确认是要在手术过程中不断修正校准计算机中的导航图像与实际术中图像之间的差异，确保导航图像空间的准确性。骨科医生在开展 CAOS 时，除认真实施传统的骨科手术操作外，要同时应用不同于传统骨科手术的上述四种技术以确保手术顺利进行，即在手术进行中稳定牢固的安装可被计算机视频定位装置跟踪的示踪标记物于手术工具和骨骼上，任何手术操作都不能造成标记物的变动；术前及术中要

利用医学影像设备采集符合注册需要的图像输入到计算机中，这是关系到手术成功的关键，这些影像要包括标记点、手术工具、内植物、骨骼的全部导航信息，才能够被计算机所识别和生成；在术中要对导航图像进行复核。由此可见，要顺利开展 CAOS，就要理解 CAOS 的工作原理、全面把握关键的四个技术环节并熟练掌握 CAOS 的工作流程。单纯把 CAOS 系统当作简单的手术工具去使用、机械的按照导航软件的界面操作提示去完成手术步骤、不深刻理解 CAOS 的特点、没有将传统的手术操作同 CAOS 的工作流程有机的结合，就会造成手术的中断或失败。

四、CAOS 在临床应用的优缺点

(一) 优点

(1) 能够在术中同时提供多幅医学图像，实时显示手术工具、手术目标、骨科内植物的位置，而不需要术中反复利用医学影像设备获取图像。

(2) 有专用的手术软件，针对不同的骨科手术，在计算机导航软件界面上可以进行术前规划和术后评估，配有针对肢体和关节的轴线参数和角度参数的数据库，依据术中所见，在专用软件支持下进行个体化的手术规划。

(3) 可以对术中的内植物的长度、直径进行准确的测量，可提高骨科内固定物置入的准确性。

(4) 减少术中 X 线透视成像的次数，从而降低了手术医生和患者以及其他手术室人员受 X 线放射损伤的危险性。

(二) 缺点

(1) CAOS 专用设备和现有手术室的环境在空间上有一定的交集，CAOS 的设备连接、摆放位置、术中调整，在某种程度上影响了术中影像设备、麻醉机、手术床、患者体位的摆放。

(2) 使用 CAOS 系统需要准备时间，包括连接机器及注册等，客观上增加了手术步骤，可能延长手术时间。

(3) 对医学图像要求高，若图像注册失败，会造成手术中断或失败；术中有出现影像漂移的可能，致手术失败。

(4) 现有 CAOS 设备价格昂贵，增加了医疗成本。

(5) 不同于传统骨科手术操作，对计算机及专用导航手术工具的使用要经过必要的培训，需要较长的学习曲线。

在实际应用中要客观评价 CAOS 的优缺点，有些缺点是其本身基础技术的不足，还有是临床应用中的不方便和环境制约造成的；要充分认识 CAOS 的优缺点，扬长避短，熟悉 CAOS 的功能，尽量将手术操作同 CAOS 的使用优化整合，弥补 CAOS 的不足，发挥 CAOS 的优势。

第二节　计算机辅助骨科手术系统

一、CAOS 的三大功能及系统组成

(一)计算机辅助骨科手术系统具有三大功能

(1) 数据获取及建模，包括图像数据的获取、参考坐标系统的定位、数字模型的建立以及医用机器人的校正。

(2) 术前处理，包括多模图像的注册、组织器官的三维显示、手术方案和手术途径的制订以及术前手术模型的建立等。

(3) 术中处理，包括术中数据获取，如多模图像数据、机器人参数、定位系统的定位坐标、组织器官的位置等；组织器官、机器人、手术器械的术中显示；术中配准及定位，包括多模图像配准、图像与定位系统、手术器械和机器人的配准。术中导航主要是引导手术的进行；机器人控制主要是指令机器人按一定的要求进行手术干预。

(二)系统组成

1. 图像工作站及处理软件

负责储存影像数据、数据处理及处理后的影像显示，包括三维图像模型重建、图像任意旋转、CT/MRI 图像融合、叠视、三维模型的切割模式和前方影像预知功能。

2. 位置探测装置

实质上是一个数字化坐标定位系统，包括患者做 X 线、CT 或 MRI 检查所携带的定位标志球、导航参考架和探测信号接收系统，用来对人体组织器官、机器人和手术器械进行定位。

3. 专用手术工具

专用手术工具和手术工具适配器或医用机器人是指系统提供一套针对各科手术专用工具，使用时器械测量仪可直接注册手术工具到工作站；工具适配器可以与各类手术器械连接，通过手术工具适配器上的定位标志球，使工作站迅速地测量、注册和识别手术器械。

二、基本设备及功能

在 CAOS 系统中，除 C 型臂 X 线机等常规医学设备外，还需要一些必要的定位、导航设备和相关计算机硬件及软件。

(1) 探测信号接收系统，接收并跟踪光学信号。

(2) 导航工作站，处理显示图像资料和数据、计算手术工具的位置，并将手术工具的位置在患者术前或术中影像资料上显示出来。

(3) 追踪器或参考架，安装在患者骨性解剖结构上，用于追踪手术过程中患者解剖结构的位置改变。

(4) 导航工具，可安装追踪器的手术器械，包括定位套筒、电钻、改锥等能够把追踪器与手术器械组装的连接装置。

(5) 校准靶，安装于 C 型臂 X 线机，用于记录扫描影像时 C 型臂 X 线机与患者解剖结构之间的相对位置。

(6) 操作系统和巡航软件，提示医生进行手术。

三、CAOS 的操作步骤

因为创伤骨科的手术种类较多。每种类型导航手术都有其自身特点。所以不可能有一个非常标准的操作步骤适用于所有的 CAOS 病例。骨科医生应该严格遵循 CAOS 的操作程序，才确保 CAOS 手术的精确性和安全性。但对于每一个具体手术，应该结合自身的经验和所用系统的功能特点来开展手术。现结合 CAOS 的操作流程概述 CAOS 的操作步骤。

(一)建立系统连接

摆好患者的手术体位后就应该结合手术特点，明确并放置好 C 型臂 X 线机、导航手术工作站及手术区域的位置。因为信号接收系统的跟踪范围及导航工具的工作长度是在一定在范围内的（每个导航产品都有自己的工作范围）一定要确保导航手术空间的合理布局，既便于术中操作，又不能对导航定位有遮挡。一般应该把导航系统置于患者尾端，C 型臂 X 线机置于术者对侧，术区的导航工具要直接与信号接收系统相对，中间不能有任何遮挡，要与麻醉设备及输液通道相隔离，确保无菌铺单时，能够很好地将上述设备分隔排列。

(二)连接导航系统

把透视追踪器安放到 C 型臂 X 线机上，把视频电缆连接到 C 型臂 X 线机，把导航系统放在患者脚端，探测定位器摄像机对着操作区域，距离 1.5m。校准监视器，以便外科医生不费力就能看清，并且在对准需要的视野时，指示 X 射线技术人员观察监视器，使用 C 型臂 X 线机引导系统。把透视追踪器装到 C 型臂 X 线机上，激活透视追踪器。

(三)安放追踪器 / 参考架

激活患者追踪器 / 参考架，把参考架安放固定于患者术区，患者参考架的任务是让导航系统在手术过程中追踪患者的活动。所有获取的透视影像对患者追踪器起参考作用。

因此，患者追踪器必须稳固地安装在需进行治疗的骨骼上，或者是不与治疗的骨骼一起移动的骨骼上。

（四）组装导航工具，进行注册和校准

在工具追踪器上放入电池，按激活钮激活。手持器械，按点校准器的激活钮，进行注册和校准，软件确认校准成功会发出成功的指示声。

（五）获取术中影像

调节好导航设备后，设定导航 C 型臂围绕手术区域进行自动扫描，获取手术区域的影像资料，软件自动将影像传送至导航工作站，进行影像失真校正，并进行图像三维重建，医生可以根据手术需要的解剖学视角，对图像进行旋转和缩放。为此，软件提供了不同的影像处理功能，按相关键执行各自功能。软件记住所做的处理过程可适用于后面的图像。

（六）导航辅助

导航辅助下进行手术所有器械已经激活，探测定位器已经调整到最佳位置，医生就可以面对导航手术系统的显示屏利用可跟踪的导航手术器械进行内固定物的置入，此时的操作步骤同常规手术大致相同，只不过原来手术是在 C 型臂 X 线机透视图像引导下进行，而 CAOS 是在导航界面提示下进行手术，在这些操作过程，定位探测器摄像机必须校准，以便所有设备在定位探测器摄像机工作范围内恰当放置。这个过程由软件支持，软件会呈现出各种设备的真实位置。

第三节　影像引导下手术实际应用部位

从 CAOS 的技术特点来讲，需要术中图像引导和定位的骨科手术都能利用 CAOS 技术，所以有相当数量的学者把计算机辅助骨科手术 (CAOS) 理解为图像引导手术，但是否此类手术都需要应用 CAOS 来完成，确实需要广大骨科同道商榷。

目前文献中比较认同的适宜应用 CAOS 技术开展的骨科手术有：①髋、膝人工关节置换术；②膝关节前、后交叉韧带重建术；③脊柱椎弓根螺钉内固定术；④骨折的带锁髓内针固定术；⑤骨盆髋臼骨折的经皮空心钉内固定术；⑥髓关节骨折的内固定术；⑦骨盆及长骨的截骨矫形手术。

笔者认为，要结合骨科医生的操作习惯、临床经验及使用的 CAOS 系统的功能特点来开展手术。常规骨科手术技术不能很好解决、需要术中精确定位及需术前/术中规划的手术，都可以应用 CAOS 技术；而原有的常规手术手段能够很好解决的骨科手术就没有必要应用 CAOS 技术。下面就以德国西门子公司的实时三维数字化移动 CT 导航系统为例，介绍导航技术在创伤骨科中实际应用。

一、骨盆骨折经皮螺钉内固定

(一) 经皮骶髂关节螺钉

近年来，经皮骶髂螺钉固定成为骨盆后环固定的一种可行的有效固定方式，研究表明，在骨盆前后环同时固定的情况下，骶髂螺钉内固定在生物力学上优于外固定、骶骨棒及钢板固定，其稳定性接近正常骨盆，而且又可减少出血和感染。但经皮骶髂螺钉固定技术对条件要求较高，手术风险大。传统的方法需通过拍摄骨盆入口位、出口位和侧位片来确定骶髂螺钉的位置但却无法同时观察，无法看清骶孔位置所在，故螺钉置入不准确的发生率高，同时还会引起与内置物相关的神经血管并发症的发生以及固定的丢失，而骨科导航技术为经皮骶髂关节螺钉固定带来了巨大的帮助。应用术中导航系统的操作步骤如下：

(1) 手术可采用俯卧位或仰卧位，有时可根据患者情况或者手术需要确定体位。最佳位置是俯卧位。导航参考架最佳放置位置为病变侧的对侧 (髂嵴或者髂后上棘)。

(2) 三维扫描采集病变区数据资料。

1) 病变区定位：包括正位和侧位，正位要以骶髂关节固定部位为中心；侧位将看见骶骨侧位轮廓。

2) 三维扫描，收集三维图像信息，并将信息传输到导航工作站。

(3) 注册示踪器和探针。

(4) 模拟进钉点、进钉方向及螺钉长度，并用开口锥钻入置钉通道，第 1 枚螺钉的理想位置应定位于 S1 的前上部分，而第 2 枚应定位于 S1 的中下部或 S2 椎体。

(5) 在导航引导下建立置钉通道，探针测深，依据建立的置钉通道置钉。

(6) 术后 3D 扫描或 X 线片可再次确认螺钉置入的准确性。

(7) 注意事项。

1) 术中合理的设计参考架的安放位置，否则会干扰导航系统的操作。

2) 用于导航的导针必须足够坚硬，如果导针始终保持刚性，就双侧骶髂关节螺钉病例术后 X 线所见可以在术中实时监测导针的前进方向和具体位置，减少了因导针弯曲变形产生的误差。

3) 术中应根据导航系统模拟的螺钉长度及直径，选择合适的螺钉。

4) 如果术中不能完全确认螺钉的方向和位置，建议使用骨盆透视图像的入口位和出口位加以确认。

Amiot 等报告普通 C 型臂透视下置入骶髂螺钉的偏移率高达 16% ～ 40%，而导航辅助下置入螺钉的偏移率为 5% 左右。

（二）骨盆前环骨折经皮螺钉内固定

对于耻骨联合分离间隙小于 5cm 者，可以考虑采用导航辅助下经皮螺钉固定，而间隙大于 5cm 者，因为软组织嵌入常需要切开复位，而且间隙较大者闭合穿钉也容易损伤盆腔脏器。耻骨支骨折侧方/分离移位大于耻骨支横断面的 1/2 或小于 1/2，同时合并后环损伤骨盆不稳定者，则可以采用导航辅助下经皮螺钉固定。

1. 手术过程

术中采用仰卧位，先采用复位巾钳行耻骨联合或耻骨支复位，经透视复位满意后，连接导航设备，扫描后 3D 图片传入至导航工作站，显示耻骨联合或耻骨支骨折情况，设计耻骨支及耻骨联合部位的进钉点及方向。按照导航模拟的进钉角度及方向置钉，术后 X 线片确认螺钉的位置。

2. 注意事项

(1) 注册扫描前用大巾钳进行耻骨联合复位固定，使骨盆环成为相对"钢体"。

(2) 肥胖患者皮下通道较长，穿刺切口比消瘦患者要偏外。

(3) 男性患者应注意保护精索。

(4) 对于耻骨支合并耻骨联合分离的患者，手术顺序为先固定耻骨支骨折再固定耻骨联合分离，如果顺序颠倒可能造成耻骨支骨折移位加重导致无法进行微创内固定。

(5) 手术两个阶段必须分别进行注册扫描。

二、髋臼骨折经皮螺钉内固定

髋臼前后柱骨折采用导航辅助下经皮螺钉固定的适应证：①髋臼前后柱骨折间隙在 1cm 之内者，没有错位，头臼匹配良好者；②髋臼前后柱骨折间隙大于 1cm，经牵引复位后间隙小于 1cm，而且头臼匹配良好。

（一）髋臼前柱螺钉

(1) 术前进行骨牵引，确认骨折基本复位。将参考架安放于对侧的髂嵴，注册探针和手钻同前环损伤，扫描后 3D 图片传入至导航工作站，显示髋臼前柱骨折情况。设计髋臼前壁、前柱进钉点及方向。按照导航模拟的进钉角度及方向置钉，术中透视确认螺钉的位置。

(2) 注意事项。

1) 可以顺行或逆行置入螺钉，顺行置入螺钉点位于大转子和髂骨结节突出部之间连线的中点。

2) 髋臼前柱置钉空间比后柱小得多，螺钉的置入轨迹沿着前柱中央避开髋关节下方和骨盆中部。

3) 因为髋臼的特殊解剖结构单纯透视可能无法完全精确显示螺钉的位置是否满意，

因此置钉后应常规行术中 CT 扫描以确定螺钉位置。

（二）髋臼后柱螺钉

(1) 通常采用俯卧位，扫描后 3D 图片传入至导航工作站，显示髋臼后柱骨折情况。沿后柱后壁实施操作，设计进钉点、进钉方向、进钉深度，最后在导航实时监测下实施置钉操作并确认。

(2) 注意事项。

1) 通常从坐骨结节朝向髋臼顶方向置入，术中注意髋关节伸直，膝关节屈曲，保持坐骨神经放松。

2) 切口在坐骨结节顶点，入钉点不要过于偏外以免损伤坐骨神经。

3) 术前准备包括消毒铺巾等建议按切开复位内固定术进行，如果导航微创手术位置不满意即行切开复位内固定术。

4) 由于导针置入点的角度非常尖，可以考虑用钻头将入点周围皮质切开，有助于标记好入点位置，便于随后的导针置入。

5) 通常置入 1 枚螺钉即可，其他如髋臼顶骨折也可以采用类似技术固定。

6) 术后通过 CT 扫描和 X 线片评价骨折固定的情况，术后早期患者可以活动。穆卫东等比较了计算机辅助导航和传统透视引导下，在国人骨盆干性标本上模拟术中经皮置入骨盆前后环及髋臼前后柱空心拉力螺钉发现，Iso-C 三维导航组准确率最高，每枚螺钉的平均操作时间最短，传统透视组的平均操作时间及放射时间最长。

三、脊柱损伤内固定

（一）颈椎损伤内固定

颈椎分为上颈椎和下颈椎，根据损伤机制和部位的不同，上颈椎的固定方式主要有前路齿状突螺钉内固定术、后路经 C1 ～ C2 关节突关节螺钉内固定术、寰椎侧块螺钉结合枢椎椎弓根螺钉内固定术等方式，下颈椎损伤的手术方式包括前路椎体切除、后路减压侧块或椎弓根螺钉内固定术，由于颈椎周围解剖结构重要而且复杂，术中显露较为困难，对内固定物的准确性要求极高，应用计算机导航辅助技术能很好地满足上述要求。

1. 前路齿状突空心螺钉内固定术

颈前路空心螺钉内固定术是近年来国内外常用的治疗 II 型和浅 III 型齿状突骨折的方法，具有手术创伤小，最大限度地保留了颈部的生理活动范围，固定效果确实，骨折愈合率高，术后外固定时间短等优点。此术式由 Bohler 于 1981 年最先报道。

(1) 手术过程：术前均行颅骨牵引，了解骨折、脱位复位情况。采用导航辅助手术的要求骨折达到解剖复位或接近解剖复位。术中三维影像系统与脊柱导航系统连接。将参考架固定于 C5 或 C6 椎体或颅骨。然后定位 C2 椎体，平甲状软骨下缘做一个外侧至胸锁乳突肌，内侧至颈前正中线，长 6 ～ 7cm 的横切口。常规手术入路显露 C2 ～ C4 椎体的椎前筋膜。骨刀切除 C3 椎体的前上缘。术中 3D-C 型臂 X 线机 190° 自动扫描，采集完毕后将影像资料进行三维重建并传输至脊柱导航系统工作站，三维重建图像（矢状面、冠状面和横断面）作为手术导航图像。注册并校准智能工具（探针、手钻或电钻），于 C2 椎体下缘图像上选择最佳螺钉入点和方向，制订手术方案验证探针，准确选择螺钉的长度。置入空心螺钉，术后正侧位 X 线片确认螺钉的位置。

（2）注意事项。

1）齿状突复位情况，螺钉固定位置是否合理是手术成败的关键。

2）如果钻入导针位置错误不仅会使固定不牢固，甚至会伤及颈髓危及生命，这就要求术中钻入导针时位置要非常精确，导针置入长度不要超过齿状突顶部，螺钉置入过程中，一定要严密监视导针的位置，避免导针随着螺钉的拧入穿透齿状突伤及颈髓。Yang 等报道在齿状突骨折采用前路螺钉固定手术中，导航组中螺钉的穿透率为 7.7%，而 C 型臂透视组则为 18.8%。

2. 后路经关节 C1 ～ C2 螺钉内固定术

后路经关节 C1 ～ C2 螺钉内固定术，即寰枢椎的 Magerl 螺钉技术，已广泛应用于临床治疗寰枢椎疾病。该术式由 Magerl 和 Seemans 于 1987 年首先报道，由于其显著的生物力学优势和较高的融合率，目前被认为是最为可靠的寰枢椎内固定方式。

（1）手术过程：术前检查要排除椎动脉弓高跨和峡部发育不良等解剖异常。术中取俯卧位，手术最好在颅骨牵引下施行，双上肢贴胸固定于体侧。在透视下检查 C1 ～ C2 复合结构的复位情况。做颈部后正中切口，显露寰椎后弓、棘突、椎板及侧块。在选定的 C4 棘突上安装带有红外光反射球的参考架，牢固固定，与颈椎成一体。三维 C 型臂 X 线机扫描及数据传输至导航工作站，由资料库内选择正、侧位及横断面影像作为手术导航图像。然后注册追踪器，根据寰枢椎解剖，其进针点在枢椎侧块后皮质，一般为枢椎下关节突下缘之上 2 ～ 3mm 与内缘之外 2 ～ 3mm 的交点；进针方向在前后位内斜角为 10°，上倾角为 50°，侧位在完全复位后为指向寰椎前结节。用手钻钻探螺钉进钉点皮质，借助术中三维虚拟影像，从冠状面、矢状面和横断面三个方向观察导针位置，插入定位针，先后穿过四层骨皮质，于距寰椎前结节后方 3 ～ 4mm 处停止，测量虚拟螺钉的长度、直径及进钉角度。准确无误后，置入空心螺钉。术后 X 线片及 CT 扫描确认螺钉的位置。

（2）注意事项。

1）前后位螺钉位置应确保螺钉不能偏离矢状线。

2）由于骨性椎管容积足够容纳脊髓，螺钉穿透 C2 峡部外侧骨皮质的危险性大于螺钉靠内时伤及脊髓的危险，此处椎动脉紧贴并固定于椎动脉孔内，因而螺钉在 C2 椎弓峡部内应尽量偏向内侧部。

3) 患者体位甚为重要，尽量屈曲寰枕关节及伸展下位颈椎可使寰枢关节相对于胸廓处于一个理想的螺钉位置。

4) 准确置入双侧螺钉困难时，可考虑使用单侧螺钉固定，只要中线上有植骨块，加之坚强的术后固定，其同样能提供满意的骨融合率。

5) 峡部钻孔时大量出血可能提示椎动脉损伤，首先在孔内拧入螺钉试图止血，然后严密观察血压及神经情况，判断加压压力是否已足够止血或还有持续性出血，如仍有继续出血，可以尝试钳夹血管，但需要去除足够的骨质。

6) 钻头孔内的出血亦有可能由椎动脉周围的静脉丛出血引起，此种情况下孔内拧入螺钉通常能起到良好的止血作用。

（二）胸腰椎骨折椎弓根螺钉内固定术

胸腰椎骨折的治疗不同于颈椎的治疗，从内固定操作的角度来讲，胸腰椎骨折的治疗较颈椎容易，但从内固定物及适应证选择上具有一定的特殊性。应该按照胸腰椎骨折的分类来指导手术方法及内固定物选择，分类主要是根据损伤的机制、放射学特点或稳定性。普通 C 型臂透视下辅助置入椎弓根螺钉，存在较高的误置率，且术中需反复透视确认椎弓根螺钉的位置，增加手术者及患者的放射线暴露。

1. 手术过程

术前完善各项检查，了解椎弓根的形态及其与脊髓和神经结构的关系，预测椎弓根螺钉置入的人点和置入角度以及螺钉的直径和长度。术中取俯卧位。在选定棘突上安装带有红外光反射球的参考架，使其牢固固定。Iso-C 臂机定位，进行 190° 扫描，收集手术区域三维资料，数据采集完毕后传输至导航工作站。注册示踪器及校准工具。制订手术方案，在内固定椎体图像上选择最佳螺钉人点和方向，调节虚拟探针的直径与长度，使其接近于实际探针，便于准确选择螺钉的长度。经探测器确定置钉长度后置钉，如有神经压迫症状的，予椎板减压并植骨融合，用磨钻打磨椎板后植骨。

2. 注意事项

(1) 导航系统影像扫描也存在一定的缺陷，比如肥胖、胀气、上胸椎受肩部遮挡、患者体位的设计等因素均可影响图像的质量，椎体间移动造成的误差也是困扰脊柱导航精确性的因素之一，它的原因包括患者的呼吸运动以及术者的操作。

(2) 由于骨科手术导航系统是当今高新科技产品，其设备性能较复杂，其操作的掌握仍需要一定的知识基础和时间。Rajasekaranetal 等报道在胸椎畸形矫正手术中，采用 Iso-C 三维导航技术置入椎弓根螺钉的穿透率为 2%，而 C 型臂透视下置入椎弓根螺钉的穿透率为 23%。Nakashima 等报道在 Iso-C 三维导航组中经皮置入腰椎椎弓根螺钉的误置率明显低于 C 型臂透视组。Kosmopoulos 等采用 Meta 分析回顾了 1996 年至 2006 年间的 130 篇文献，发现使用导航系统辅助椎弓根螺钉植入的准确度中位数为 95.2%，而这一数字在没有使用导航系统时为 90.3%，证实了导航系统能提高椎弓根螺钉植入的准确性。

四、髓内钉固定技术

目前，股骨干及胫骨干等骨折髓内钉远端交方法有以下几种：力学导向架（最普遍）、X 线透视引导、电磁引导等，但这些技术还存在很多局限性，如准确性低、较难掌握、辐射危险等。随着近年来计算机辅助导航技术的发展，我们将把髓内钉的优点如生物力学稳定、有限切开等和计算机辅助导航技术的优点如低辐射、高精度等结合起来，使股骨远端锁钉操作更快、更精确、更智能化。

利用透视导航交锁髓内钉远端术中应注意以下问题：

(1) 确定透视的正确力线和角度主钉的交锁孔必须显示完整的圆。

(2) 为了保证导航下透视的准确力线，在主钉置入前必须将主钉的 DRB 牢固地连接到主钉插入手柄。

(3) 追踪器固定在骨折邻近的骨性标志上。

(4) 调整 C 型臂 X 线机使主钉交锁孔呈现完整的圆，并将透视影像传输到导航操作台。

(5) 钻远端交锁孔，当钻接近交锁孔时可在操作台的影像上显示钻头，沿着骨表面移动钻头，直到模拟钻头在影像上位于远端主锁孔的中央。

(6) 将钻的纵轴与远端交锁孔的轴平行，启动测深程序。穿透骨的对侧皮质后，停止测深，在屏搭上显示钻头通过的距离。此时，可确定交锁钉的正确长度。

为了测试透视导航指导髓内钉远端交锁的准确性，Grutzner 等在实验室用 PFN（股骨远端髓内钉）固定人造股骨，模拟远端交锁 60 例，成功率 100%。但是，有 3 例在交锁过程中钻头和主钉之间轻度摩擦。在随后的临床应用中，Grutzner 等比较了股骨转子间周围骨折分别采用导航和机械瞄准交锁髓内钉远端以及下肢骨干骨折分别采用单纯透视和导航交锁髓内钉远端，结果表明机械瞄准组与导航组的平均透视时间相同，而导航组比单纯透视组的透视时间更短 (P < 0.01)。Suhm 等介绍了导航在髓内钉远端交锁的前瞻性临床研究的结果，采用主锁髓内钉治疗的 42 例下肢骨折患者分别采用 C 型臂 X 线机透视下和导航下交锁，透视下置入 1 枚锁钉的平均透视时间是 108 秒，而导航下置入 1 枚锁钉的平均透视时间是 7.3 秒，基于导航所需的透视时间明显减少。

五、四肢骨折内固定

三维 C 型臂 X 线机导航内固定主要适用于无移位或能手法复位的关节周围骨折，主要或者术中采用螺钉加压后能复位固定的骨折，主要包括年轻患者的股骨颈骨折、胫骨平台骨折以及踝关节骨折等。术前应根据标准 X 线片和 CT 扫描重建图像，仔细分析骨折类型及骨折移位情况。有移位者术中应先尝试闭合复位和牵引，并做 X 线评估。若骨折不能闭合复位，则应慎重考虑是否使用此技术。

减小导航系统的误差，提高操作的精度是关键，操作技巧上必须注意以下几点：

(1) 操作前骨折复位很重要，这是决定导航应用成功与否的关键，一旦复位扫描后，受伤肢体不要再大范围活动，避免出现导航误差，导致图像漂移。

(2) 红外线参考架要安装牢靠，不影响手术操作，术中避免碰撞移动，一旦参考架发生松动、位移，整个系统要再重新注册进入导航状态，若参考工具上的参考架发生松动、位移，只需对参考工具重新注册即可。

(3) 必须正确地掌握建立骨模型的方法，活动关节时应慢而匀速，以确保正确的下肢力线和活动中心的建立，以保持匹配的精确性。

(4) 定时通过点击解剖标志点，观察导航棒位置与显示屏图像的对应关系确定的图像匹配精确性。

第三章　骨肿瘤

骨肿瘤主要分为原发骨肿瘤与转移瘤。原发肿瘤包括骨肉瘤、软骨肉瘤、神经纤维瘤等，约10%～15%的原发恶性骨肿瘤5%的软组织肉瘤发生于骨盆区。转移瘤主要包括乳腺癌、前列腺癌和肺癌等。骨盆区解剖复杂，与较多重要脏器毗邻，这一区域的肿瘤发生隐匿，部位特殊，切除与重建风险较大，并发症多，疗效欠佳，死亡率。20世纪70年代骨盆肿瘤的治疗主要采取半骨盆切除或改良半骨盆切除截肢术，自此以后出现多种骨盆肿瘤的切除与重建手术。

第一节　原发性骨肿瘤

一、常见骨肿瘤的种类

1. 良性骨肿瘤

原发良性骨肿瘤中近位于脊柱或骶骨，其发病年龄多见于青少年的脊柱肿瘤发生在一岁。脊柱良性骨肿瘤和瘤样病变症状多轻微，病史长，可以长期无症状，有些是轻微外伤后拍片发现的，例如骨软骨瘤、骨血管瘤等可长期没有症状。

最常见主诉是疼痛，局限性或放射性痛。骨样骨瘤和骨母细胞瘤常有夜间痛，可用水杨酸类止痛，这是其特征之一。儿童背痛少见，应重视此主诉，一般认为，轻微外伤后疼痛，应注意良性肿瘤的可能。儿童、青少年的椎间盘突出症也少见，如果有根性痛，也应排除肿瘤引起的可能。据观察的颈椎良性肿瘤有根性痛。脊柱良性肿瘤的体征中，局部压痛并不特异，需要注意有无脊柱侧凸，有以下特征脊柱侧凸发展快伴疼痛脊柱活动僵硬在病变弯曲的上、下方多无代偿平衡曲度在线片一般无椎体旋转与楔变。这些都与特发性脊柱侧凸不同。当肿瘤压迫或发生病理骨折，影响到神经结构则产生神经系统体征，如根性痛及相应神经功能受损的体征，以及脊髓功能受损的脊髓病表现，如感觉、运动、反射的改变，锥体束征等，尤其是颈椎、胸椎部位的肿瘤，易于引起脊髓功能的损害。

2. 恶性骨肿瘤

脊柱的肿块，最易于在颈椎和骶尾部发现，要比胸椎、腰椎部位的肿块容易触及。

需仔细触诊，并作口咽部检查，也应作肛诊原发脊柱恶性骨肿瘤的临床特征原发脊柱恶性骨肿瘤少见。但是，成人的脊柱肿瘤中是恶性肿瘤。主要临床表现是疼痛，夜间痛是常见主诉。疼痛有时与活动有关，但是当肿瘤引起病理骨折时，则疼痛与活动无关，休息亦不缓解。当影响到神经根时，则出现持续背痛和根性痛。颈椎和腰椎的肿瘤，有单侧根性痛，胸椎肿瘤则易使脊髓受压和或双侧根性痛。主要体征是由肿瘤压迫脊髓或神经根引起。主要表现为肢体无力、痉挛、相应的感觉缺失，甚至大、小便控制功能丧失。按照脊柱病变部位的不同，其神经系统有不同的表现，如果脊髓受压，则有上运动神经元损害的相应体征，如果病损在马尾以下，则有下运动神经元损害的体征。这些体征虽无特异性，但是对判断神经损害的部位有意义。恶性原发脊柱肿瘤也会出现全身症状，如骨髓瘤、淋巴瘤、尤文氏肉瘤等，可有体重减轻、低烧、全身乏力等，晚期可出现恶病质。局部肿块也可见到，如颈椎脊索瘤可发现咽部肿块，骶尾部脊索瘤可由肛诊发现肿块。

二、原发性脊柱骨肿瘤的影像学特征

1. 原发性脊柱良性骨肿瘤及肿瘤样病变影像学表现特征

脊柱原发良性肿瘤多发生在单个椎体，以胸椎最多，其次骶椎和腰椎，颈椎相对少见。脊柱原发良性肿瘤多呈膨胀性生长，受累椎体、附件外形轮廓存在，亦可前后隆突压迫脊髓、神经根。在工像上表现为均匀或不均匀低信号，破坏缘清楚，伴有反应性成骨，一般骨皮质完整或受压破坏后形成骨壳。肿瘤不破坏椎间盘，多数呈均匀强化。椎旁亦少有软组织肿块影，少数肿瘤可见肿块、骨化或累及邻椎。脊柱原发良隆肿瘤因性质各异而有各自特征性表现。

嗜酸性肉芽肿目前病因还不清楚，多数认为该病是一种原发免疫缺陷性疾病。线表现为椎体变形呈楔形或薄脆饼样或、硬币样改变，椎体前后径常增大，超越相邻椎体的边缘，椎体密度增高，椎间隙无破坏变窄，椎旁常可见软组织影。多发者可累及多个相邻或间隔的椎体。比平片清楚地显示椎体内边缘清晰的骨质不规则破坏，而更能显示肿瘤周围的软组织及与周围结构的关系，但病变信号并不具有特征性，呈低信号，工呈高信号，信号可均匀或部分均匀，病灶内的低信号病理证实为残留死骨。

骨巨细胞瘤多位于骶椎，病变常起源于椎管前部附件，偏心性较多，溶骨性破坏，无硬化边和瘤内钙化，常跨越椎间盘或骶骼关节生长。在上，骨巨细胞瘤多为实性或囊实性，常有较多低信号纤维组织，呈囊性或在工出现液－液平面者非常少见，该肿瘤常伴软组织肿块。骨母细胞瘤发生于颈、胸、腰及骶椎的概率无显著差异。

骨母细胞瘤以骨母细胞和丰富的骨样组织为主体，伴有明显的钙化和成骨现象，常呈偏心膨胀性改变，可侵入软组织，但病灶与软组织间有高密度骨质分隔。因此发生在脊椎附件上的膨胀性病变，同时伴钙化骨化时应首先考虑为本病。对病灶小于者应考虑为骨样骨瘤，而大于的病灶应考虑为骨母细胞瘤，介于两者之间的考虑为骨样骨瘤合并骨母细胞瘤。上病灶在呈中或低信号，呈不均匀高信号。

骨软骨瘤好发于颈椎，多发生于后部附件，病灶在上为膨胀性菜花状骨性肿块，边界清晰不规则，可见软骨帽，内部钙化灶形成。骨皮质和骨松质与正常骨组织相延续，软骨帽在工上呈长或中等长信号，若软骨帽异常增厚应考虑恶变为软骨肉瘤可能。

椎体血管瘤一般具有典型线平片表现，椎体呈栅栏状改变，这是由于横行的骨小梁吸收，残存的纵行骨小梁被扩张的血管推挤以及因承重而代偿性增厚所致。有的血管瘤呈网格状改变。表现为边界清晰的含脂肪基质的溶骨区，值常低于一，在低密度的脂肪基质中，增粗的高密度骨小梁呈特征性圆点花纹状表现。和均呈高信号伴点条状低信号，增强扫描明显强化。

动脉瘤样骨囊肿为囊性膨胀性改变，病灶可呈边界清晰单房或多房性结构，其间有或无骨性间隔或骨睛。显著膨胀的病灶常突破骨皮质向软组织生长形成软组织肿块。部分动脉瘤样骨囊肿常能在囊性病灶内见到特征性液液平面。在和工出现的液－液平是动脉瘤样骨囊肿的较特征性改变，但并非动脉瘤样骨囊肿所特有，凡病灶内有出血，出现血细胞血浆分离的病变均可产生这一征象。

三、原发性脊柱恶性骨肿瘤的影像学表现

脊柱恶性原发骨肿瘤的影像学共性多为溶骨性破坏，或溶骨与成骨混合性存在，边缘模糊不整，在 MRT1WI 上未见正常骨髓信号。由于肿瘤的占位效应多使椎体前缘或后缘向外膨隆，这是恶性肿瘤细胞以膨胀和离心性的方式增殖生长。肿瘤虽然呈浸润性生长但是椎间盘一般不受侵犯，椎弓根多整个被侵犯而呈膨胀性结节样改变，肿瘤可累及邻近软组织形成不规则软组织肿块，增强后呈不均匀斑块状强化，肿瘤边缘区域较中心区域强化为快，是由于新生的肿瘤血管主要分布于生长活跃的边缘区，于随诊中，随着恶性肿瘤的生长，而其密度和信号变得更加不均匀，这是由于肿瘤中心血供不足而坏死所致。骨髓瘤多见于中老年，脊椎为好发部位，尤其是胸腰椎，表现为多发性溶骨性破坏及广泛的骨质疏松，溶骨性破坏呈囊状或虫蚀样改变。表现为多发性骨质破坏，呈低信号，呈高信号，均呈高信号，典型者呈"盐和胡椒"改变，椎体受累多为连续性，附件受累及椎旁软组织肿块不常见。脊索瘤是较为常见的脊柱恶性肿瘤，多数位于骶椎，常累及数个椎体，以第、骶椎受累最为常见，多向前发展形成盆腔内巨大包块，向后侵犯的程度相对较低，可侵及椎管内硬膜外腔，但较少侵犯椎板和附件。脊索瘤呈溶骨性破坏，在上边界模糊，一可出现钙化在上，肿瘤边界清晰，因有较多粘液基质，在常呈高信号，典型者粘液基质间可有较多纤维间隔，病变呈多小叶状，小叶内为高信号，小叶间为低信号，较具特征钙化灶因呈低信号，较小时不易分辨。

软骨肉瘤较少见，多发生于胸椎和骶尾椎，在和上主要表现为溶骨性骨质破坏、分叶状的软组织肿块和"环一弧样"钙化，增强扫描，肿瘤周边强化明显。总之，脊柱原

发性骨肿瘤多数具有较特征性的影像学表现，结合临床资料及影像学表现有助于脊柱原发性骨肿瘤的诊断。

第二节　骨巨细胞瘤

一、骨巨细胞瘤研究进展

骨巨细胞瘤 (GCT) 是一种主要的中间型骨肿瘤，具有局部侵袭行为，并且很少发生转移。骨巨细胞瘤主要发生于股骨下端及胫骨上端，而且也可发生在骨盆和脊柱等困难部位，最好年龄在 30 ~ 50 岁之间，估计每年发生率 1.3%。组织学上，骨巨细胞瘤由表达核因子 kappa-B(RANK) 的受体激活剂的反应性多核破骨细胞样巨细胞和表达 RANK 配体 (RANKL) 的肿瘤单核基质细胞组成。RANKL 促进多核破骨细胞的形成，迁移和存活，导致典型的骨巨细胞瘤中出现骨吸收。恶性骨巨细胞瘤主要见于其他常规骨巨细胞瘤内的高级肉瘤区域，或其次在之前的放射或手术之后。21.66% 的患者发生常有潜在行为的肺转移灶，大部分为晚期或复发性骨巨细胞瘤。

目前为止理想的骨巨细胞瘤治疗方法应是手术刮除加辅助治疗，从而达到边缘或广泛切除的目的，既降低肿瘤复发率，又极大限度地保留肢体功能；对出现远处转移的患者无论是术前转移还是术后转移，转移瘤切除前可应用化疗控制病情发展，术后恢复效果好，复发率低。增加局部复发风险的因素包括软组织侵袭，关节内病理性骨折和骶骨或脊柱的复杂的解剖位置。当不能挽救相邻关节时，可以进行整体切除和人工关节置换。然而，手术切除可能与严重的并发症有关，可能不能治愈所有病变。局部复发的高风险，(多) 再次手术的需要以及在某些情况下广泛的手术可能与这种中间但是局部侵袭性疾病的严重发病和功能丧失有关。因此，一方面局部控制肿瘤，另一方面保持功能性的原生关节和生活质量，是治疗这种疾病的主要支柱。目前在成像，功能生物学和系统治疗领域的知识和发展正在引导我们从单纯的手术方式转向多学科的方法。这种方法应该基于适当的成像和组织病理学评估。关于骨巨细胞瘤的全身治疗，最近在两项使用狄诺塞麦 (RANKL 抑制剂) 的前瞻性试验中获得了经验，在唑来膦酸 (二膦酸盐) 的情况下使用次数较少。狄诺塞麦似乎对通过抑制肿瘤性基质细胞募集破骨细胞样巨细胞从而预防通常在骨巨细胞瘤中观察到的骨溶解来优化手术治疗是有效的。此外，它提供了一个钙化的边缘周围的软组织成分经常在先进的骨巨细胞瘤中看到，促进局部辅助治疗，或整体切除，在以后的阶段，在以前的不可固化骨巨细胞瘤。使用唑来膦酸后，已经报道了局部和转移性疾病的稳定，尽管证据水平低。

二、骨巨细胞瘤治疗手段

1. 放射学

骨巨细胞瘤在常规射线照片上显示为典型的偏心性溶解性病变，具有非硬化且清晰的地理边界，大部分位于长骨干骺端并延伸至关节下区的骨骺；因此，平面 X 线仍然是诊断原发性和复发性骨巨细胞瘤的第一步。在更积极的骨巨细胞瘤，可能有一个广泛的过渡带皮层破坏和软组织的组成部分。计算机体层摄影术可用于选定的患者，以评估病灶内手术前的皮质变薄，病理性骨折和骨折巩固。磁共振成像 (MRI) 可用于分期和预测临床行为，并且需要评估骨内和周围软组织中骨巨细胞瘤的程度为了规划一个手术方法。MRI 通常在 T1 加权像上显示低到中等强度，在 T2 加权像上显示中等到高信号强度。血沉素沉积导致信号强度低的区域，特别是梯度回波序列。在骨巨细胞瘤的 10% ~ 14% 中可以看到由继发性动脉瘤样骨囊样改变引起的流体水平。静脉注射钆剂的动态增强 MRI(DCE-MRI) 显示，早期快速进展的增强效果随后迅速消失。如果骨巨细胞瘤对狄诺塞麦反应良好，则普通 X 线照片通常会显示肿瘤周围化边缘的发展和 / 或病灶大小的减少。在 DCE-MRI 上，信号强度曲线有望逐渐改变，最终模仿健康的骨骼。可行的和坏死的肿瘤细胞之间的区别可能是今后骨巨细胞瘤治疗决策的一个有价值的工具，类似于其他肌肉骨骼肿瘤。在氟脱氧葡萄糖内皮层发射断层摄影术中，骨巨细胞瘤由于破骨细胞样巨细胞的高代谢活性而显示出高的脱氧葡萄糖摄取，预计狄诺塞麦治疗后也会减少这种活性。

2. 组织病理学和遗传学

宏观上，骨巨细胞瘤血管良好，有宽阔的胶原纤维组织，出血，血象素沉积和泡沫状巨噬细胞可见，特别常见于较大的肿瘤。与肺结节相关的骨巨细胞瘤通常表现出大面积的出血和血栓形成，这在骨巨细胞瘤中未见到复发或转移。继发性动脉瘤性骨囊样改变见于 10% ~ 14%。

显微镜下，骨巨细胞瘤是圆形单核组织细胞样或巨噬细胞样破骨细胞前体细胞，纺锤形单核细胞肿瘤基质细胞和大型反应性多核破骨细胞样巨细胞的混合物。肿瘤基质细胞定义为细胞质，纺锤形核，有丝分裂活性高达 20 个 /10 个高倍视野，表达平滑肌肌动蛋白，可能有助于鉴别骨巨细胞瘤。破骨细胞样巨细胞具有嗜酸性细胞质和泡状核，并且通常比正常破骨细胞大。非典型的有丝分裂数字提示恶性肿瘤，但细胞异型性与局部更具攻击性的行为之间的潜在关联需要进一步评估。

关于功能生物学，单核瘤肿瘤基质细胞过度表达 RANKL 可促进活性多核破骨细胞样巨细胞的募集，能够通过组织蛋白酶 K 进行腔隙性骨吸收，主要蛋白酶仅在这些破骨细胞样巨细胞中表达。RANKe RANKL 相互作用和巨噬细胞集落刺激因子 (M-CSF) 是破骨细胞生成的关键参与者，募集单核破骨细胞前体细胞分化为多核破骨细胞样巨细胞。因此，巨细胞具有破骨细胞样表型 (CD45+，CD68+，CD33+，CD14+，CD51+，CD163+，HLA-DR)。已经用于靶向急性骨髓性白血病的抗 CD33+ 抗体吉妥珠单抗可能形成骨巨细胞瘤的新型治疗靶点。狄诺塞麦治疗后，肿瘤基质细胞向成骨细胞表型的部分成熟以及纤维和类骨质基质形成。表皮生长因子受体 (一种肿瘤基质细胞达的促进 M-CSF 存在的破骨细胞生成的酪氨酸激酶) 在复发性和转移性骨巨细胞瘤中更为常见，提示与疾病进展有关。此外，存在几种破骨细胞生成的 RANKL 依赖性机制，包括肿瘤坏死因子 -α，白细胞介素 -6，肿瘤生长因子 -β，B- 细胞活化因子，神经生长因子，胰岛素样生长因子 - Ⅰ 和 IGF- Ⅱ；尽管不如 RANKL 有效，但这些可能形成替代的治疗靶点。遗传方面，端粒结合是骨巨细胞瘤中最常见的染色体畸变 (50% ～ 70%)。端粒保护性封闭机制在骨巨细胞瘤端粒长度维持中发挥重要作用，骨巨细胞瘤表达端粒酶维持标志物 (如人端粒酶逆转录酶和早幼粒细胞白血病体内相关抗原) 在单核圆形破骨细胞前体细胞和纺锤形单核瘤新生基质细胞。最近，鉴定了 H3F3A 的驱动突变，其仅在肿瘤性基质细胞中而不在前体或成熟破骨细胞中发现；此外，它有助于鉴别诊断，因为 H3F3A 的驱动突变是骨巨细胞瘤特异性的，H3F3B 是软骨母细胞瘤的特异性突变。复发和转移性骨巨细胞瘤的中心体扩增和非整倍体较高，提示与临床表现有关。1p，9q 和 19q 的等位基因丢失见于原发，复发和转移性骨巨细胞瘤。TP53 和 H-ras 突变仅见于继发性恶性骨巨细胞瘤，可能在恶性变中发挥作用。与细胞外基质完整性有关的 LUM 和 DCN 基因在转移性疾病中的表达较低，并且可能形成转移性和复发性骨巨细胞瘤的生物标志物。

迄今为止，骨巨细胞瘤的组织病理学和遗传学特征尚未明确预测临床行为，例如局部进展和复发或转移的风险。随着对骨巨细胞瘤的基础知识的不断深入研究，可以对其进行进一步评估，并将其与临床和放射学特征结合为骨巨细胞瘤的多学科分类，预测其临床行为并创建个体风险概况。要直接针对肿瘤细胞，更多的肿瘤基质细胞的基础知识是必要的。一种体外方法涉及分离肿瘤基质细胞以进一步研究其成骨细胞分化和破骨细胞形成的能力。目前，由于肿瘤细胞和反应性细胞成分之间复杂的相互作用，缺乏适合骨巨细胞瘤的体内模型；因此对肿瘤生长，侵袭，血管生成和转移的了解甚少。为了进一步研究骨巨细胞瘤所有细胞成分之间的相互作用，提出了在鸡胚尿囊膜上嫁接和生长骨巨细胞瘤的方法。最近，还开发了骨巨细胞瘤荧光素酶转染的增殖性肿瘤基质细胞的裸鼠模型。这些技术可能会被进一步利用，以获得对这种疾病的重要见解，并测试新的治疗剂。

3. 手术

传统上，手术治疗骨巨细胞瘤包括用局部佐剂 (例如苯酚，液氮，PMMA) 或整块切除术进行刮除。理想的情况是，用局部佐剂进行刮骨应该是所有骨巨细胞瘤患者的首选治疗，尽可能维持原有关节的功能。同时，局部复发风险应尽可能降低至整体切除后报道的风险 (0 ～ 12%)，而目前辅助治疗后总复发率介于 27% ～ 31% 之间。局部控制可以在单个 (75%) 或多个 (85% ～ 100%) 病灶内手术后实现，这表明病灶内手术可以达到可接受的结果。骨巨细胞瘤在脊柱和骶骨的手术治疗 (全部骨巨细胞瘤的 2% ～ 8%) 存在多种问题，包括复杂的解剖结构，难以使用邻近神经血管结构的局部佐剂。病灶切除术后复发率为 10% ～ 54%，单纯刮骨术后复发率为 80%。因此，病灶内切除骨巨细胞瘤后的肿瘤学结果仍然值得怀疑。关于佐剂在肿瘤学结果方面的最佳组合，液氮和苯酚的效力似乎是可比的。苯酚与 PMMA 结合使用可能会受到限制，因为苯酚和 PMMA 与 PMMA 单独使用的复发率相似。必须在前瞻性随机试验中研究有或没有苯酚的 PMMA 的功效。后者对于机械助剂的作用也是如此，尽管设计和执行这样的试验将是具有挑战性的。软组织侵袭是唯一强烈增加局部复发风险的个体参数。这可以通过骨巨细胞瘤的局部侵袭特性以及在神经血管结构附近的完全肿瘤切除和局部佐剂应用中的技术困难来解释。在这些情况下，病灶内手术的可行性取决于软组织成分的范围，在用狄诺塞麦进行新辅助系统靶向治疗后可能会有所改善。通常情况下，病理性骨折发生时 (15 ～ 20%)，但不会增加局部复发风险。因此，用佐剂进行刮除是一种可行的治疗选择。如果发生关节外骨折，可在手术前等待骨折巩固，但关节内骨折和脱位则建议立即手术。与整个辅助治疗相比，整体切除和随后的重建整体并发症发生率更高，包括人工假体的无菌性松动，同种异体移植失败。用辅料刮治后，冷冻和骨移植并发症的发生率更高，包括继发性骨关节炎、感染、术后骨折、不愈合和 (暂时性) 神经麻痹。虽然术后骨折是冷冻治疗后最重要的问题，但目前的技术在选择病例时能够充分监测冻结温度和预防性骨缝合，使骨折发生率显着下降 (从 25% ～ 50%)。将来，PMMA 替代具有类似的高温局部佐剂效应，但是具有更有利的骨传导性，骨诱导性和弹性特性可以用于降低继发性骨关节炎的风险。当刮除骨髓和 PMMA 后骨关节炎确实发展时，在全膝置换前，骨移植可能取代骨水泥，与原发整块切除相比，被认为是侵袭性小。对于不能进行病灶内外科手术和全身治疗的患者，禁忌切除，因为这会导致更高的并发症风险和更差的预后。因此，整块切除仅适用于关节内病理性骨折需要立即稳定的患者，或在刮除后不能进行关节重建的患者；由于软组织部件与神经血管结构相邻。

4. 辅助治疗

最近的研究中发现狄诺塞麦可应用于分级较高的骨巨细胞瘤，包括难以完成整体切除或甚至截肢的患者。将其更广泛深入的应用到临床中，并实现即时的局部控制是非常重要和非常迫切的，除此之外，随着药物研发的发展，可能会代替广泛的手术和放疗。放疗在骨巨细胞瘤多学科治疗中的作用逐渐被狄诺塞麦替代。研究人员认为，对于不可切除、残留或复发的骨巨细胞瘤 (例如轴向局部化) 的情况应该限制放疗。选择适合的治疗方式对个体患者的临床决策非常重要，特别是考虑到临界解剖部位手术切除的高发病率和长期疗效，以及尚未知的副作用。放射治疗可以为骨巨细胞瘤患者提供令人满意的预后，并且可以成为不适合手术的骨巨细胞瘤的有效且理想的治疗方式，五年的局部控制率约为 80%。然而，在放疗之后，照射区域的可操作性变数较大并且复发使进一步的手术治疗复杂化。此外，放射性治疗的终生风险也不容忽视 (3 ～ 11%)。因此，对于复杂病例应尽量减少其使用，在考虑放疗前应探索药物全身治疗的可能性。另外由于可能对附近的骨髓瘤造成损伤，使用光子放疗可能对脊柱部位不利。然而，质子治疗或碳离子治疗将来可能会形成合理的替代方案。

理想情况下，骨巨细胞瘤患者的功能恢复和生活质量方面的重大改善可以通过狄诺塞的新辅助治疗来实现，从而避免复杂手术以及术后残缺组织，尤其是对于分级较高的骨巨细胞瘤。然而，临床研究人员仍需要关注狄诺塞麦的有效性和安全性。首先，RANKL 的抑制仅间接影响骨巨细胞瘤，因为肿瘤基质细胞不是直接靶向的。全身治疗的目标更具体地应对肿瘤性基质细胞，应被确定为将全身治疗转化为骨巨细胞瘤的针对性治疗。目前，在一部分患者中，观察到狄诺塞麦的治疗效果为暂时性的，在停用狄诺塞麦后，出现肿瘤的再次生长和大小增加，并且在一部分患者中观察到骨巨细胞瘤的软组织延伸。在人们深刻清楚的研究之前，手术仍然是骨巨细胞瘤的明确治疗方法。但是对于手术无法挽救的骨巨细胞瘤，甚至可能需要终生的狄诺塞麦治疗，因为目前还不清楚最小有效剂量和持续时间，今后或可能安全地给予狄诺塞麦间歇治疗。这也适用于例如年轻的女性、不能进行手术切除的患者和希望怀孕的女性患者或因副作用而疲惫的患者。另外，由于长期的治疗要求，仍应确定安全性和最佳剂量。而且，还没有研究数据可以说明在用于辅助治疗后使用狄诺塞麦的全身治疗是否降低复发风险。根据现有证据，我们不建议在术后立即进行狄诺塞麦治疗，直到高风险骨巨细胞瘤的前瞻性随机试验提供证据支持。其次，狄诺塞麦治疗是否真正适用于分级较高的骨肉瘤患者的争议已经出现。狄诺塞麦治疗可以适用于恶性骨巨细胞瘤，或者在之前的放射或手术之后进行。恶性进展是否由狄诺塞麦引起，仍然不确定，尽管是全身性治疗，不确定的原因或者可能由于活检或错误诊断导致的抽样误差。目前，对于良性晚期骨巨细胞瘤，术前核心穿刺活检或术中冰冻切片仍然需要建立最终的组织病理学诊断，前瞻性报告恶性肿瘤病例以评估与高剂量狄诺塞麦治疗良性晚期骨巨细胞瘤的潜在关系。鉴于狄诺塞麦在骨巨细胞瘤中的疗效，应对每位无疗效的患者进行新的活组织检查。

三、骨巨细胞瘤的病理标志物

骨巨细胞瘤是一种常见的溶骨性疾病，治疗后的复发率较高。骨巨细胞瘤的 X 线检查敏感性低，当骨肿瘤病灶直径达 1 ～ 2cm 或局部脱钙量大 30% ～ 50% 时，才能发现病灶。CT、MRI 等可较早发现骨肿瘤，但仍需骨质破坏到一定程度。PET-CT 和

ECT 虽可以早期发现肿瘤及转移灶，但其假阳性高。如果有一种敏感的血清学指标能够提示其疾病的进展和复发过程，则具有巨大的临床意义。NTx 是 I 型胶原交联氨基末端肽，是骨组织中成熟胶原的降解产物，它在血清和尿中浓度的升高反应了胶原的破坏、分解，是反应破骨细胞活性的指标。很多学着认为骨巨细胞瘤的基质细胞是真正的肿瘤细胞，这些肿瘤细胞通过招募破骨细胞前体和促进他们分化成来功能性的破骨细胞来诱导破骨细胞的骨吸收。而 I 型胶原是细胞外基质的主要成分，存在与骨骼、软组织、皮肤，超过矿化骨中有机基质的 90%。在骨巨细胞瘤中，破骨作用的骨吸收明显增加，I 型胶原降解的标记物能够反应细胞外基质的由肿瘤侵袭引起的骨质破坏。骨巨细胞瘤引起广泛的骨质破坏，而骨形成受抑制。骨巨细胞瘤包括三种主要细胞类型，其中梭型基质单核细胞很可能是最终形成肿瘤组织细胞群，表形上类似结缔组织，能产生 I 型胶原，因此测定血清 I 型胶原交联氨基末端肽 (NTX-I) 升高就有可能显示骨巨细胞瘤的活动情况。Nakashima H 等研究发现由 I 型前胶原氨基端前肽 (PINP) 和 I 型胶原吡啶交联终肽 (ICTP) 决定的 I 型胶原的转换受骨巨细胞瘤刺激产生并反应了骨巨细胞瘤的程度，为患骨巨细胞瘤患者的血清中，PINP 和 ICTP 几乎接近正常。因此，血清 NTX-I 用于监测骨巨细胞瘤的发生和发展是非常用意义的标记物。

第三节 骨脊髓瘤

一、脊柱脊索瘤的研究和治疗现状

脊索瘤是一种少见的发生于中轴骨的原发性恶性骨肿瘤，除浆细胞瘤外，脊索瘤是最常见的脊柱原发恶性肿瘤。1857 年 Virehow 最先对脊索瘤病理进行描述，认为其起源于胚胎发育后遗留的脊索组织。脊索瘤占原发恶性骨肿瘤的 1%～4%，但在骶尾部原发性骨肿瘤中占半数以上。以 50 岁～70 岁为好发年龄，男女比例为 2:1。脊索瘤可发生于脊柱的任何节段，据统计颅底占 35%。骶尾部占 50%，其他椎体占 14%，主要是颈椎，其次是腰椎。颅骨斜坡脊索瘤的发病年龄比骶尾部脊索瘤平均早 10 年，其可能与蝶骨 —— 枕骨部肿瘤生长空间较小有关，因而较早的出现临床症状。

1. 组织病理学研究

脊索瘤起源于胚胎发育后遗留的脊索组织，具有上皮细胞和间叶细胞分化双重特性。肉眼观察表现为灰褐色、质地小均、半透明胶冻状，具有较多黏液、分界较清楚并且有假包膜。切面瘤组织呈灰白色，略量半透明粘液样外观。常被纤维组织分隔成小叶状，可伴有出血、坏死和囊性变，甚至合并钙化和骨化。光镜下见瘤细胞排列方式多样，散在、小团、片块或条索、腺样或腺泡状，多由纤维组织分隔。瘤细胞呈立方状或多边形，胞浆内含大小不一的空泡，胞核呈泡状，称液滴状细胞 (physaliferous cells)。此类细胞奥辛蓝和 PAS 染色阳性，苏丹Ⅲ染色阴性。另一类细胞体积较小，呈星状，胞浆内不含空泡。两类细胞比例各例不同，分化程度不一，并见有过渡形态的瘤细胞。间质内可含大量粘液，使少量瘤细胞状似漂浮于粘液中。此外，常见出血等继发性改变，偶见软骨样结构。按细胞形态分为普通型脊索瘤、软骨样脊索瘤和低分化型脊索瘤。普通型脊索瘤最常见。电镜下：瘤细胞大小形状极不规则，小的瘤细胞呈星芒状，有较多的胞浆突起。多数瘤细胞为多边形，排列呈条索状，细胞外间隙宽阔，见原纤维样及颗粒状物质。瘤细胞之间有闭锁小带，可见桥粒，表面有微绒毛状的胞突。线粒体成簇，可见有一定特征性的粗面内质网包绕线粒体形成的复合体，反映了肿瘤细胞能量代谢与蛋白质合成旺盛的特点。胞浆中还可见核糖体、糖原颗粒、高尔基体、束状张力原纤维和溶酶体，胞膜下可见饮泡现象。一些瘤细胞粗面内质网扩张呈泡状，内含中等电子密度的细颗粒样物质，并见粗面内质网融合成池。这些瘤细胞内的粗面内质网进一步扩张形成液泡，由小到大，并有融合，泡内充满细颗粒的黏液样物质，挤压瘤细胞核至一侧。另外瘤细胞胞质内见一些小空泡，部分内衬微绒毛样突起。瘤细胞之间出现管状空隙，两侧胞膜表面有稀疏的微绒毛样突起，胞膜之间有桥粒连接。

2. 分子生物学研究

脊索瘤是起源于中胚层脊索残余物的一种罕见新生物。最常见的发病部位是颅底和骶尾部，其年发病率仅为二百万分之一，对肿瘤的分子生物学的研究甚少。1857 年 Virchow 首次描述了脊索瘤有特征性意义的空泡细胞。在光镜下它的典型特点是具有索条状的合胞体样细胞。其次是有明显的软骨成分，故有的学者将其戏称为"软骨样脊索瘤"。直到最近，才有学者把软骨样脊索瘤和低分化软骨肉瘤区分开来，主要是利用免疫组化方法进行染色，以识别上皮特异性抗原如上皮膜抗原 (EMA) 或细胞角蛋白等。因为此类肿瘤极为罕见，对脊索瘤的分子标志物的认识也非常有限。随着近来分子靶向治疗的概念被引入临床，需要用分子生物学的方法对此病加深了解。在肿瘤发生发展中的一个重要的信号传导通路称为 RTK(受体酪氨酸激酶) 通路，这些分子是在细胞膜上的细胞因子受体，可以引发细胞内信号级联反应，RTK 原癌基因包括 c-sis(血小板来源的生长因子受体)、EGFR(上皮生长因子受体)、C-Met(肝细胞生长因子受体) 等，所有这些分子都被证实通过酪氨酸激酶磷酸化参与了有丝分裂过程，并可能与恶性转化有关。

Kilgore 和 Prayson 发现，Cyclin D1、MIB-1、p53 和 BCL-2 的表达与预后无关。此外，在一项对良恶性骨肿瘤的研究中发现，RTK(受体赖氨酸激酶) 家族的肝细胞生长因子受体 (C-Met) 在脊索瘤的水平较高。於子卫和董频检测了 12 例脊索瘤和其他 51 例其他肿瘤中 c-Met(肝细胞生长因子受体)，c-ErbB2 和 EGFR(上皮生长因子受体) 的表达，发现 3 种 RTK 在脊索瘤中的表达程度不尽相同，对 EGFR 和 C-Met，大多数脊索瘤染色强阳性，但 Her2/neu 染色的强弱不等，在大多数脊索瘤中 C-Met 的表达水平较高有很重要的意义。C-Met 原癌基因的染色体是位于 7q31。Seheil 等报道，发生在第 7 号染色体长臂的扩增是染色体变异中最普遍的事件，可以达到 69%，所以，由 7q 的扩增引发的 C-Met 表达的提升代表了脊索瘤发展过程中的一个早期事件。在脊索瘤，特别是原发性肿瘤中，C-Met 和 EGFR 表达有显著相关性。Peghini 等在对胃泌素瘤的研究中也发现这两者的关联性，并且与肿瘤的浸润性有关。Scheving 等也指出，EGFR 激酶的特异性药理抑制作用并不能影响 C-Met 的激酶活性，但却阻了 HGF 结合的扩增效应。这在临床上有潜在的应用价值，因为 EGFR 抑制剂有可能通过多重受体酪氨酸激酶信号通路介导抗肿瘤机制。脊柱脊索瘤具有局部侵袭性生长、破坏骨质、损伤邻近组织并可远处转移的生物学行为。肿瘤浸润和转移的先决条件是细胞外基质降解，在这一过程中基质金属蛋白酶 (matrix metallopmteinase，MMPs) 活性明显增加。而在正常生理情况下，除巨噬细胞和中性粒细胞外，绝大多数细胞不表达 MMPs，正常组织中的 MMPs 活性极低。MMP-13 属于 3 型胶原酶，具有 471 个氨基酸，与其他 MMP 相比，具有广泛的底物特性，主要水解底物是纤维类胶原，明胶，纤维连接蛋白等。生理情况下，MMP-13 的表达与快速有效的胶原基质重塑有关，如胎儿骨骼的发育等；肿瘤、关节软骨炎、风湿性滑膜炎、慢性皮肤溃疡等伴有胶原组织结构破坏的病理情况下，MMP-13 具有较高的表达。

头颈部、阴部鳞癌、乳腺癌、膀胱癌、软骨肉瘤、黑色素瘤等恶性肿瘤中 MMP-13 都有较高的表达，且主要表达于肿瘤侵袭的边缘。这提示 MMP-13 的高表达与恶性肿瘤的侵袭有关。而脊索瘤具有高浸润、高复发的特点，以往的研究提示，在 MMPs 参与的蛋白水解酶反应链中，MMP-13 一旦被激活，就显示出强有力的细胞外基质和基膜溶解能力，使得细胞外基质溶解失控，肿瘤发生浸润和转移。因此，MMP-13 可能是参与溶解脊索瘤细胞基质、促使脊索瘤细胞的浸润重要因素。张芮等发现，脊索瘤组织中 MMP-13 有不同程度的表达，肿瘤周组织少有表达，而浸润边缘呈强阳性表达。

软骨化的脊索瘤中含有较多 II 型胶原，而 MMP-13 具有较强的溶解 II 型胶原的能力。我们发现，有骨化的脊索瘤 MMP-13 表达较高，这说明 MMP-13 参与了软骨化脊索瘤肿瘤细胞基质的溶解，这可能是软骨化脊索瘤容易复发的机制之一。MMP-7(matrilysin) 作为基质溶解素的一种，是基质金属蛋白酶家族中分子量最小的成员，具有高度蛋白溶解能力及广泛的底物特异性，并在肿瘤血管形成中发挥重要作用。韩壮和吕刚应用免疫组化 (S-P) 方法对脊索瘤组织中 MMP-7 蛋白表达进行研究，发现 MMP-7 蛋白在脊索瘤中表达较瘤周组织增高，差异具有统计学意义。局部侵袭性生长的原因还可能与脊索瘤的瘤细胞分化较高，凋亡较低有关。Park 等研究了脊索瘤细胞和正常脊索细胞的神经生长因子 (NGF) 及其 2 个受体 p75 和原肌球蛋白受体激酶 A(Trk A) 的表达，发现肿瘤细胞和脊索细胞都高表达 NGF、p75 受体，但无显著性差异；而瘤细胞表达 TrkA 受体明显高于脊索细胞，表明脊索细胞恶性转化可能与 TrkA 受体高表达有关，而脊索瘤细胞凋亡率低可能与 p75 受体低表达有关。Nissi 等报道脊索瘤的侵袭、骨质破坏与 I 型、II 型胶原酶降解邻近间质的胶原和弹力纤维组织有关，免疫荧光染色证实在肿瘤边缘区 I 型胶原酶表达最强。脊柱脊索瘤一般有假包膜形成，含有大量胶原纤维。Naka 等认为纤维隔膜是正常骨小梁与肿瘤相互作用诱发的。在对 122 例脊索瘤的肿瘤移行区和瘤旁组织形态学的对比研究中，发现纤维隔膜阳性率达 64.8%；肿瘤移行区纤维隔膜内含丰富的 I 型和 III 型胶原，偶见骨岛及无成骨细胞的透明基质，瘤旁骨外软组织也可检测到纤维隔膜，此处纤维隔膜大多含肌纤维和周围神经纤维，呈现一种向周围软组织过渡的状态。因此，纤维隔膜可能是脊索瘤组织学边界之一。

脊柱脊索瘤另一生物学行为是术后易局部复发。Triana 等研究显示颈椎脊索瘤细胞神经型钙黏蛋白表达上调和上皮型钙黏蛋白表达下调与患者高复发率和死亡率呈明显正相关。这表明钙黏蛋白可能通过改变肿瘤细胞的黏附能力，使脊索瘤的局部侵袭超过术中肉眼所见边缘，致使切除不彻底，术后复发。c-MET 蛋白是由 c-MET 癌基因编码的蛋白产物，为肝细胞生长因子受体，与多种癌基因产物和调节蛋白相关，参与细胞信息传导、细胞骨架重排的调控，是细胞增殖、分化和运动的重要因素。Naka 等的免疫组织化学结果显示，脊索瘤患者术后标本几乎不表达肝细胞生长因子，但有 70% 的初发和 88% 的复发患者表达 c-MET，并且复发患者高表达 c-MET 与基质金属蛋白酶 1，基质金属蛋白酶 2 及尿激酶型纤维蛋白溶解酶原激活因子 (uPA) 表达呈正相关。而初发者表达 c-MET 只与 uPA 表达呈正相关。这表明，脊索瘤复发可能与瘤细胞分泌相关酶的能力增强有关，而这些酶能够降解细胞外基质，致使复发的脊索瘤的局部侵袭能力更强。

脆性组氨酸三联体 (FHIT) 基因是 1996 年由 Ohta 等用定位克隆及外显子捕获法找到的一种新的候选肿瘤抑制基因。研究报道在多种恶性肿瘤中发现 FHIT 基因的缺失或异常。FHIT 基因区域内含有 t(3:8) 断裂点和一个染色体脆性位点 FRA3B，决定了它是一个在外源性致癌物质作用下经常受累的基因，在人类肿瘤细胞中的异常主要表现为染色体的缺失、插入、重排，很少出现点突变。Sozzi 等检测小细胞肺癌和非小细胞肺癌发现他们分别存在 80% 和 40% 的 FHIT 基因异常转录本。通过广泛检测各种肿瘤，发现 FHIT 基因的异常存在肿瘤特异性。把外源性的 FHIT 基因转染到缺失 FHIT 基因的肿瘤细胞中能抑制肿瘤细胞在裸鼠体内的成瘤作用，支持 FHIT 基因是肿瘤抑制基因。脊索瘤中 FHIT 基因异常以多个外显子缺失为主，这与 Ohta 等及 Sozzi 等的研究结果基本一致；而转录本缺失的起始处与转录本缺失的终止处都不处于外显子的拼接部位。Bayrakli 等发现，初发脊索瘤和复发脊索瘤都存在 1p36，lq25，2p13 和 7q33 染色体突变；但 6p12 染色体突变只发生于初发脊索瘤，表明 6p12 染色体可能与脊索瘤的发生有关。Ricci-Vitiani 等发现侵袭性脊索瘤的瘤细胞端粒较长，端粒酶活性较高。

Hallor 等的研究显示，70％瘤细胞的 9p21 染色体缺失 CDKN2A 和 CDKN2B 基因，提示这 2 个基因可能参与了肿瘤的形成过程。Klingler 等对女性脊索瘤患者的细胞克隆进行培养，发现脊索瘤细胞均表达 2 条 X 染色体的雄激素受体基因，提示脊索瘤是多克隆增殖分化的肿瘤。

二、骨脊髓瘤的治疗现状

目前手术治疗仍为骶骨脊索瘤的主要治疗方式。但脊索瘤早期症状轻微、不典型，至确诊时往往体积巨大，加之脊索瘤属于低度恶性肿瘤，本身即有侵袭性生长和易于复发的特点，因此多数患者经单纯手术治疗后效果不甚理想。近年来，随着手术技术和放、化疗等辅助治疗技术的发展，对脊索瘤进行综合治疗手段的改进，脊索瘤的治疗效果不断提高。

1. 手术治疗

脊柱脊索瘤手术治疗原则为：彻底切除肿瘤、恢复和重建脊柱的稳定性，手术方法有囊内切除、扩大切除和根治性切除。

(1) 颈椎脊索瘤

颈椎脊索瘤，尤其是上颈椎脊索瘤，血供丰富，解剖复杂及手术显露不易，行扩大切除或全脊椎切除术非常困难。对肿瘤侵袭范周广、重要神经和血管被包裹的病例首要目的是解除肿瘤压迫，多采用囊内切除，在保护周围软组织防止肿瘤扩散的同时将肿瘤分块切除。对于较局限的颈椎脊索瘤，目前多采用颈椎脊索瘤边界性的 en-bloc 全椎节切除技术。根据肿瘤侵犯的范围，采用前斜角肌旁入路、两侧前外侧入路或单侧前入路，肿瘤切除后的缺损通过骨移植和脊柱内固定达到脊柱融合，恢复脊柱的稳定性。局部复发的颈椎脊索瘤，因组织粘连，再次手术扩大切除病灶非常困难，多行椎管减压的姑息性切除术。对于复发或难以行扩大切除术的病例，术后多联合高能量放射治疗，提高疗效。

(2) 胸腰椎脊索瘤

胸腰椎脊索瘤相对少见。肿瘤多与硬膜囊有反应带相隔，术中相对容易分开；并且胸、腰椎脊索瘤仅与第 1～2 肋间神经和腰神经关系密切，必要时切断部分肋间神经亦不会引起明显功能障碍。因此，根据 WBB 分期，外科治疗策略为全脊柱切除术，包括前路肿瘤切除与脊柱重建、后路肿瘤切除、小关节融合和后路稳定性重建等。

(3) 骶骨脊索瘤

骶骨脊索瘤的主要临床表现为腰骶部疼痛、肿块及骶神经压迫症状。但其早期症状隐匿，缺乏特异性体征，加之部位深在，两侧有髂骨阻挡，前方有肠道内气体干扰，使得普通 X 线片难以发现病灶，所以误诊和漏诊时有发生。待疾病确诊时，肿瘤多已经体积巨大，向前方可压迫盆腔脏器和大血管，向后方可突入椎管压迫马尾神经，难以进行完整切除。且肿瘤周围解剖结构复杂，毗邻的大血管多，肿瘤的供养血管丰富，因此手术风险大，术中常出现瞬间大量出血，导致患者休克甚至死亡，因此骶骨脊索瘤切除手术又被称为抢救性手术。

2. 手术方式和手术范围以及骶神经功能

脊索瘤属于低度恶性肿瘤，有侵袭性生长和易于复发的特点。理想情况下应彻底切除肿瘤以减少复发，但是因肿瘤体积巨大且常侵袭包绕骶神经，手术难以完整切除。因此手术方式和手术范围决定了肿瘤切除的彻底性以及术后肿瘤复发率。整块切除方法较为彻底，但要切除相应区域内的骶神经，会导致下肢功能、大小便和性功能障碍；而分块切除方法可在一定程度上保留骶神经，但可导致卫星病灶存留，复发率高。骶神经保留与术后功能的关系，多位学者已经进行了相关研究。Stener 等证实仅保留一侧骶神经根就能维持直肠和膀胱功能。Samson 等认为控制括约肌的功能与被保留的神经根数目密切相关；若术中仅保留两侧 S1 神经根，将丧失括约肌功能；若术中将两侧 S2 神经根同时保留，50%的患者可恢复括约肌功能；若再保留一侧 S3 神经根，多数患者可控制大小便功能。本组患者均较好的保留了骶神经根，其中 3 例患者出现暂时性的大小便功能障碍，可能与术中对骶神经的牵拉有关，通过给予神经营养药物和功能锻炼能恢复正常。本研究认为在骶骨脊索瘤切除术中保留骶神经根应遵循的原则为：在不影响肿瘤切除的情况下，尽可能保留双侧 S1、2 及至少一侧 S3 神经根，或一侧 S1-3 神经根，并配合适当的功能锻炼以最大限度保留大小便功能及性功能。

目前根据肿瘤位置和体积以及骶神经受累情况来决定手术切除的方式和范围。病灶位于 S2 以上的高位骶骨脊索瘤患者，一般行肿瘤分块切除，做到肉眼下彻底切除，尽量保留 S1-3 神经根。对于 S3 以下的低位骶骨脊索瘤患者，若肿瘤体积较小，与周围组织界限尚清楚，则行肿瘤整块切除，可一并切除 S4、5 神经根；若肿瘤体积较大，则行分块切除。

3. 腰椎骨盆稳定性的重建

Grunterberg 认为切除 S2 及以下骶骨，将丢失骨盆承受力的 30%，而 S1 切除则会失去骨盆承受力的 50%。骶骨部分切除后会出现腰椎下移，这时腰椎及骨盆环的长期稳定性难以通过疤痕连接完成。因此笔者认为对 S3 以下肿瘤病灶切除后可不进行稳定性重建；而对于 S2 以上的肿瘤病灶切除后则一般需要进行内固定，重建腰椎骨盆的稳定性。

4. 切口相关并发症

因骶骨脊索瘤切除术后，瘤体残腔较大、软组织缺损多、创面渗血多，加之部分患者术前曾接受局部放疗导致皮肤软组织硬化以及术后存在脑脊液漏的可能，使得术后切口感染、延迟愈合或不愈合以及骶尾部皮肤坏死等切口相关并发症较为常见。切口尽量远离肛周、术后延长抗生素使用时间 (7 ~ 10 天)，以及充分引流 (7 ~ 14 天)，有助于减少切口相关并发症的发生率。

三、骨脊髓瘤的辅助性放疗和化疗

虽然手术是骶骨脊索瘤的主要治疗方法，但手术难以彻底切除肿瘤，易于复发。近年来，对骶骨脊索瘤进行辅助性放疗和化疗的开展逐渐完善，使得骶骨脊索瘤的局部控制率不断提高。

1. 放疗

一般不主张术前放疗，因为术前放疗达不到根治脊索瘤的目的，且放疗后可以造成肿瘤组织骨化和软组织瘢痕化，肿瘤体积虽然缩小，但与神经根的黏连更加紧密，不易分离，给手术增加难度，延长手术时间，增加出血量且影响伤口愈合。而且放疗后骶神经耐受手术牵拉刺激的能力减弱，术后神经功能障碍的发生率增加。因此目前一般在术后切口愈合后 4 ~ 6 周行小剂量局部放疗，来杀灭残留的瘤细胞，预防复发。

2. 化疗

一般认为脊索瘤对全身化疗不敏感。但局部大剂量化疗能够起到有效杀灭肿瘤细胞的作用。Kirchen 等研究提示骶骨肿瘤刮除术后采用 MTX 加骨水泥充填，将有利于控制局部复发。还有实验研究显示，马尾神经可耐受高浓度的铂类化疗药物，局部大剂量"浸泡"式化疗，局部浓度甚高 (卡铂 2g/L，顺铂 400 ~ 600mg/L)，无全身中毒之忧，可有效杀灭局部肿瘤细胞，如脊索瘤、巨细胞瘤等恶性肿瘤。

四、复发和预后

骶骨脊索瘤术后复发率高一直是困扰临床医生的一个难题。Bergh 等。报道对 39 例骶尾部脊索瘤随访，平均 8.1 年 (0.1 ~ 23 年)，局部复发率为 44%，远处转移率为 28%。Cheng 等认为骶骨脊索瘤的位置和预后明显有关。高位骶骨脊索瘤较低位容易复发。

目前，脊柱脊索瘤术后局部复发仍是一大难题。由于脊柱的解剖生理特点，术中难以确定肿瘤组织学分界，使脊柱脊索瘤难以彻底切除，术后局部复发率高的重要原因。多次复发的脊索瘤组织中常可见到软骨肉瘤或恶性纤维组织细胞瘤的结构，表明复发脊索瘤的恶性度增高，预后更差。此外，脊索瘤对放射治疗不敏感，化疗几乎无效。如何提高脊索瘤的术后综合治疗效果，降低复发率，也是需要进一步探索的问题。不同种类的肿瘤在不同的发展阶段所涉及的癌基因和抑癌基因的种类也不一样。因此，探讨不同类型肿瘤相关癌基因和抑癌基因是认识肿瘤发生分子机理、开展基因断和基因治疗的基本前提。目前对脊索瘤的研究集中于临床诊治方面，分子生物方面的研究刚刚开始，从细胞和分子遗传学水平研究脊索瘤有助于深刻认识其发生的分子机理，以期找到早期诊断和彻底根治的途径。

第四节　骨盆肿瘤

一、骨盆的结构特点

1.骨性特点

骨性特点是由一对髋骨和骶骨、尾骨及相关的肌肉韧带组织等结构组成。髋骨是由髂骨、耻骨和坐骨融合而成。髂骨为髋骨的上部，其凸隆弯曲的上缘为髂嵴。髂嵴的前后端各有一个明显突起称为髂前上棘和髂后上嵴。髂骨后面的耳状面与骶骨耳状面形成骶髂关节，该关节容易发生移位。坐骨构成髋骨下部，耻骨体构成髋臼前下部。耻骨上下支相接处的内侧面是卵圆形而粗糙的面，称耻骨联合面，当骶髂关节发生移位或错位时，两侧的耻骨联合面就会发生改变。骨盆的骨性部分形成得一个闭合骨关节环，称骨盆环，从力学上看骨盆是一个弓，一个人体的体重以骶髂关节经骨盆后弓的骨质传导至髋关节，再传导至下肢，是人体负重的地方，所以维持骨盆环的稳定性对骨盆肿瘤切除后功能恢复至关重要。

2.覆盖特点

骨盆被肌肉所覆盖，是大量肌肉的起止点，几乎全部的肌肉与骨盆均呈非腱性连接，彼此均有丰富的血管相通而失去屏障，因此骨内的恶性肿瘤容易破骨进入软组织，软组织肿瘤更无阻挡得很快侵蚀骨骼，周围的大神经主要有坐骨神经和股神经等，所以肿瘤组织侵犯周围组织神经的严重程度，决定着保肢的可行性和术后肢体功能恢复的程度。

3.血供特点

骨盆的血供主要来自髂外动脉和髂内动脉诸分支，其中以髂内动脉的分支为主。来自髂外动脉的旋髂深动脉供应髂前区部分，髂内动脉的脏支有膀胱下动脉、脐动脉、阴部内动脉、直肠下动脉，输精管或子宫动脉，壁支有髂腰动脉，臀上动脉，骶外侧动脉，闭孔动脉，这些动脉之间与股动脉分支均有广泛的吻合，由于骨盆的骨质是由松质骨组成，血供非常丰富，加之周围的血管，决定了其成为肿瘤或转移性肿瘤的好发部位，也决定了肿瘤切除前对血管的处理。

二、骨盆肿瘤的分类

发生于骨盆的骨肿瘤一般包括：骨肉瘤、软骨肉瘤、尤文氏肉瘤、淋巴瘤、骨髓瘤、转移癌等 骨盆肿瘤占骨肿瘤3～4%，骨盆肿瘤中恶性肿瘤占63%，骨盆恶性骨肿瘤占全身恶性骨肿瘤的7.6%，软骨肉瘤发病率最高，占30%以上，其次为转移性肿瘤、尤文氏肉瘤、骨肉瘤、多发性骨髓瘤等。骨盆良性肿瘤约占全身良性肿瘤的 4.9%，以骨软骨瘤最多见，其次以软骨瘤、骨瘤、神经纤维瘤等。骨盆瘤样病变以孤立性骨囊肿为多见，其次为嗜酸性肉芽瘤肿、纤维结构不良、动脉瘤样骨囊肿等。骨盆肿瘤中还有比较常见的有骨巨细胞瘤。

三、骨盆肿瘤的生长特点

1. 隐匿性强

骨盆的解剖结构特点决定，肿瘤位置较深，毗邻脏器较多，常不被患者和医务人员注意和重视，肿瘤生长早期不易发现，当临床上触及包块时，肿瘤已经生长很长时间了。

2. 瘤体大血供丰富

骨盆是大量肌肉的起止点，几乎全部肌肉与骨盆均呈非腱性连接，彼此有丰富的血管相通而缺乏屏障，因此骨内恶性肿瘤容易破骨进入软组织，软组织肿瘤也无阻挡能很快侵蚀骨骼肿瘤，生长变大形成包块，可以充满盆腔并向内向上扩展超过脐和腹中线，把膀胱和直肠推向健侧，向后生长的包块侵犯臀肌。闭孔环的肿物，侵犯闭孔肌肉和内收肌，肿块可以深入到大腿内侧后侧，肛门指诊可触及包块并有压痛。

3. 生长缓慢

由于骨盆肿瘤发病率低，临床工作中极少遇到，加之不同于四肢长骨恶性肿瘤生长迅速的特点，骨盆肿瘤患者的病情持续时间长，则使得医生在接诊该类患者时常首先考虑常见疾病如腰椎间盘突出症、梨状肌综合征、腰椎管狭窄症、肌腱炎和滑囊炎、局部肌肉劳损以及髋、膝关节退行性病变等。

四、骨盆肿瘤的诊断

1. 临床表现

腰骶部痛、腰腿疼痛，骶前肿块，局部疼痛史、肿块与髋关节功能障碍，严重的有大小便障碍。

2. 影像学检查

轻微的溶骨性破坏是多数骨盆肿瘤（尤是骶骨肿瘤）的早期 X 线表现 CT、MRI、CTA 与 ECT 检查对准确判断肿瘤的大小、性质和范围尤其重要。

3. 病理诊断

病理诊断包括肿瘤穿刺针吸活检病理检查，切开活检病理检查与术中冰冻切片病理检查。

五、骨盆肿瘤的外科部位分类

肌肉骨骼系统肿瘤协会提出了骨盆肿瘤切除术的分型，按解剖学部位（髂骨区为 I 区，髋臼区为 II 区，闭孔区为 III 区）将手术类型分为：I 型（髂骨切除）；II 型（髋臼切

除)；Ⅲ型 (闭孔区切除)；Ⅳ型 (涉及骶骨的切除)。若同时切除两个或以上区域，则切除类型为相应区域的组合，如同时切除髂骨和髋臼区，则手术类型为Ⅰ、Ⅱ型。切除整个骨盆为Ⅰ、Ⅱ、Ⅲ型。若同时切除股骨头，则为 H 型 (如Ⅱ H；Ⅰ、Ⅱ H，Ⅱ、Ⅲ H)。如病变穿透髋关节，则冠以 H Ⅰ。

六、治疗的原则

早期诊断、早期治疗，综合治疗，以手术治疗为主，辅以化疗、放疗、生物治疗等。

七、手术治疗

良性肿瘤局部的切除一般可获得痊愈，但一些肿瘤瘤体较大，侵犯较广泛的亦可考虑重建，效果较之恶性预后好。

1. 肿瘤切除术分型

Ⅰ型：远端手术切除边缘为坐骨结节或髋臼后方，近端手术切除边缘是骶髂关节；入路可采用标准髂腹股沟切口加脊柱中线切口，手术中无需暴露股动静脉；若瘤体切除后余留髂骨仍可维持骨盆环的稳定性可不进行重建，但若肿瘤切除后破坏了骨盆环的稳定性，则可考虑重建；Ⅱ型：远端手术切除边缘为髋臼前柱耻骨上支为基地，近端是髋臼后柱或坐骨，上方可平髂后上棘水平；该范围是负重区，大多需要手术重建；Ⅲ型：入路除了采用标准腹股沟切口外，也可取自耻骨结节向下垂直于髂腹股沟的辅助切口，以暴露耻骨下支和坐骨结节；切除范围内侧至耻骨联合及其耻骨下支、坐骨结节，外侧可至耻骨上支髋臼内侧；切除时特别需要注意不能损伤膀胱、输精管以及避免可能的腹股沟疝的发生；Ⅳ型：骶骨区域肿瘤的切除与骨盆其他区域切除方式不同，手术入路从后路 L5 至尾骨，以便于在合适的平面切除肿瘤。

2. 术前准备

术前介入栓塞瘤体主要供血动脉，骨盆肿瘤血供及侧支循环丰富，出血一直是困扰骨科医师手术的一个难题。术中大量出血可导致术野不清，肿瘤边界模糊，切除时容易损伤周围其他重要组织，还可由于出血迅速、输血不及时经常导致患者失血性休克，为了减少术中失血，预防各种并发症的发生，临床上术前或术中临时阻断双侧髂内动脉栓塞、髂内动脉结扎或腹主动脉是采用的术前准备方法。

术前放化疗，恶性肿瘤的治疗目的在于延长寿命，提高生活质量，有效的术前放化疗可使大部分原发灶内的肿瘤细胞坏死，减少瘤体体积，减少术中肿瘤细胞播散及接种的机会，可使瘤体周围炎性水肿反应减轻和肿瘤新生血管减少，瘤体体积缩小，能获得较为安全的外科切除缘，减少复发率，增加保肢手术的成功率。

3. 重建方式

(1) 选择原则：①尽可能选择合适、简单、容易的重建方式；②充分考虑患者的年龄和活动量，以及肿瘤的性质来选择合适的重建方式；③根据涉及不同区域的骨盆肿瘤的负重选和几何形态，个体化设计不同的重建方式。

(2) 重建的种类：最近国内学者采用计算机辅助设计 (CAD) 骨盆假体和可调式半骨盆假体技术重建 II 区恶性肿瘤切除后的骨缺损，取得较好的功能效果，标志着我国在骨盆肿瘤切除重建方面已达到国际先进水平。目前骨盆肿瘤切除后的重建方式为①融合；②异体骨重建；③马鞍状假体；④可调式人工半骨盆假体；⑤计算机辅助设计的假体 (CAD)；⑥复合重建。

4. 简单骨融合术

简单骨融合术包括耻股、髂股、坐股和骶股融合术，其中髂股、坐股融合术应用较多，Enneking 对 II 型骨盆肿瘤切除后是采用股骨颈与髂骨残端之间融合；如果髋臼和股骨大转子区同时被切除，则应采用股骨残端与坐骨结节间融合。该类术简单易行、稳定性好，但失去了关节的活动度；此外，这种方法有较高的不愈合率、疲劳骨折和感染的发生率；简单骨融合术可能还导致严重的下肢短缩，尤其是骶股与髂股之间融合，植骨加融合术虽可解决下肢短缩问题，但增加了手术复杂程度和不愈合的发生率；文献报道坐股融合、耻股融合的总成功率仅有 50%，一旦融合失败，效果相当差。据 O'Connor 报道，7 例髂股、骶股融合的病例中有 5 例融合，有 2 例形成了稳定的假关节；髂股融合的 14 例患者中，仅有 6 例融合，有 4 例形成了稳定的假关节，4 例失败，另外由于需要长时间的固定制动，融合术功能恢复的时间较长。

5. 同种异体或自体骨重建

简单骨融合术缺点主要在于没有恢复骨盆环的应力传导功能，关节的活动丧失，并且不融合的几率较大，用自体骨，如腓骨，有学者用带血管蒂的自体腓骨移植重建骨盆环，若成活，术后血供丰富，愈合快，抗感染能力强，增强了骨盆环的结构强度，重建后就可达到生物性永久性骨盆稳定，但失去活动能力的髋关节会给生活和工作均带来不便，尤其对女性患者的生活影响较大，另外，还对移植骨供区造成一定的伤害，手术比较复杂，可靠地固定也较为困难。同种异体半骨盆，术前用直线加速器照射，来达到减轻抗原性和灭菌的作用，该手术既切除了肿瘤，又维持了髋关节的完整性，术后患肢功能恢复满意，但由于来源缺乏和抗原异体反应，加之术后骨吸收，虽临床上有成功案例，但推广不易。

(1) 马鞍形假体重建

1979 年德国人首先应用马鞍形假体重建髋臼缺损和治疗髋臼周围的肿瘤。后来有许多作者应用于髋臼肿瘤切除后的重建术后直立行走虽好，但髋关节活动明显受限，不过其优点有：结构简单、安装方便、支撑力强。对于病变常较为广泛的恶性肿瘤，采用鞍形假体置换只能做到姑息性的瘤内切除，仅能改善患者症状，虽临床上取得了较好的疗效，但髋臼周围骨量的丢失、假体的附着（假体与瘤体周围骨螺钉固定）远期问题、年轻患者活动量大的问题、以及人工半骨盆费用昂贵等问题制约着该类手术的实施，鞍状关节置换术后关节功能情况虽然大多不尽人意，由于保留了患者的肢体，挂拐可进行日常生活，对恶性肿瘤患者来说不失为一种较好的治疗方法。

(2) 可调式人工半骨盆假体

2003 年，徐万鹏教授为解决人工骨盆模型因术中骨盆肿瘤切除范围的改变而导致的与自体骨盆间的匹配困难这一问题，设计了特制人工骨盆假体，假体上方有接骨板与髂骨截骨端（或髂骨翼）相连接，中间部分为连接套筒，该人工骨盆具有固定牢靠、结构简单、安装方便，力学传递接近生理要求，保留和重建了有活动的髋关节，假体周围可达到生物学修复的优点，近期随访效果比较满意，该假体通过螺钉固定于髂骨翼，如果髂骨翼残留较少，固定会比较困难。

(3) 计算机辅助设计的假体 (CAD)

21 世纪初，骨盆恶性肿瘤切除重建的主要目的是在安全边缘切除肿瘤并最大限度获得骨盆的稳定及下肢行走的功能。既往多是通过 MRI、CT、X 射线片等二维资料来评估切除范围，具有相当的主观性，缺乏术前设计。计算机三维重建则可从整体及各个切面评估肿瘤侵蚀范围，从而做到精确确定肿瘤切除的范围。但由于存在术后深部感染、螺钉断裂、假体松动、皮肤坏死等并发症，从而使这种新型假体的在位率远远低于患者生存率，同时功能结果也不理想，平均 MSTS 评分为 23%～39% 不等。此外，假体制作费用较高，周期较长，术中肿瘤切除的不可预见性导致与假体不符，有时也限制了这种假体的使用。

(4) 复合重建

复合重建则是目前兴起的骨盆的结构与功能重建的较好方法，因为其重建原理，是依据患者个体情况，个性化设计复合患者情况的一种重建方式，是对上述术式的一种复合重建。自体植骨＋钢板重建固定既保持了原有的外形，又克服了异体骨及人工假体不易愈合及松动的弊端，同时因骨盆重建钢板可多方塑型以满足骨盆形状需要，可使固定更为牢固。不仅使患者早期：

①骨盆肿瘤符合手术切除保肢手术适应证。

②患者全身基本状况能耐受肿瘤切除及重建手术。

③患者心理上能接受重建手术，并有经济条件。

④肿瘤切除后，骨缺损程度不重，植骨可重建骨盆稳定性 ISOLA 钉棒系统得重建固定，对于骶骨不完全切除者，选择性可将骶骨钉植入 S1，2 椎体，若骶骨切除的较多，无法植钉者，下方可将钉植入双侧髂骨，上方再将钉植入 L4 或 L5 椎弓根，然后连接金属棒，病灶处及骶髂关节处可采用自体髂骨、腓骨或混合人工骨进行大量植骨，重建骶

骨及骨盆环的稳定性；McCordetal (1992 年) 检测了 10 种不同的腰骶内固定系统，证实了经髂骨钉棒系统是具有最强的抗负荷能力；这样患者可以早期佩戴支具下床活动，不会由于脊柱不稳而产生的神经根症状；但是，该手术也存在许多并发症，由于骶骨肿瘤切除后，大多会留有很大空腔，表面缺乏肌肉层覆盖，再加上局部血运循环差，空腔内易出现积液，植骨也容易出现不愈合，甚至感染；一旦出现感染，内固定器械就必须立即取出，后果较为严重；大多学者认为此技术优点为：

(1) 植入髂骨的是椎弓根螺钉，螺纹的抗拉能力强。

(2) 力学传导既恢复了骨盆环，同时又可使身体重力沿腰、内固定及所植骨传至骨盆。

(3) 自体植骨后可使骨盆环具有更大的稳定性。

钉棒系统联合钛网系统重建骨盆环是本文主要探讨的一种新型的个体化设计重建骨盆坏，钉棒系统的优点在于：钉棒系统连接锁紧后，在后环处可形成一个强有力的内支架结构，两端螺钉分别向前下方置入髂骨内外板之间，形成良好且稳固的把持力，其棒与钉在加压状态下可锁定连接，形成后环前下方三维固定；骶骨上宽下窄，嵌合于两髂骨之间，有如拱门或石桥结构，负重越大嵌合力越紧，骶髂关节属于滑膜微动关节，其耳状关节面凸凹不平相互嵌合，骶髂骨韧带复合体的结构类似悬吊式桥梁的钢索；钉棒固定时可通过适度三维加压，配合后环自身构特点，使后环垂直和旋转不稳定得到强有力的固定，并能通过这种间接可固定恢复骶髂骨 – 韧带复合体的结构及关节微动。髂后上棘处较厚，置钉在髂骨内外板间较容易，不易失误，可使用万向钉使钉棒连接灵活易操作后路进入可显露方便清楚，易复位，手术操作空间较大。因此该手术损伤小，无需透视就可完成手术。钉棒系统良好的弹性材料及生物力学原理已经在胸腰椎固定的治疗中得到肯定。钛网的运用主要在于其独特的性能：

①钛具有 " 亲生物性 "。在人体内，能抵抗分泌物的腐蚀且无毒，对任何杀菌方法都适应。因此被广泛应用于制医疗器械，制造人造髋关节、膝关节、肩关节、胁关节、盖骨，主动心瓣、骨骼固定夹等。当新生的肌肉纤维环包在这些 " 钛骨 " 上时，这些钛骨就科开始维系着人体的正常活动。

②钛的耐热性好。

③钛材在人体稳定性能是好的，不易变形，仅是在气压大比较明显的地方，会明显感觉不适。

④钛与其他金属材料相比，还有有下列优点：抗拉强度大，而密度仅为钢的 60%。耐蚀性好，在大气中钛表面可立即形成一层均匀致密的氧化膜，具有抵抗多种介质侵蚀的能力。通常钛在氧化性、中性介质中具有良好的耐蚀性，海水、湿氯气和氯化物溶液中的耐蚀性能更为优异。但在还原性介质，如盐酸等溶液中，钛的耐蚀性能差。弹性模量低，热导率小，无铁磁性。

钉棒系统联合钛网系统重建骨盆环，因其个性化设计，结构简单，实用、费用低、安装方便、稳定性好，是目决骨盆肿瘤切除后重建难题的一个最好的方法。股骨头旷置术，肿瘤切除后不做重建，只缝合修复各层软组织，患肢做骨或皮牵引使股骨头颈维持原来的位置，经过 4～6 周后，腹膜外肿瘤因切除后的空腔血肿可机化成强硬的瘢痕组织，与股骨头颈一体，有一定稳定性，可代替髋关节，传递身体和下肢负荷，大多数患者能扶拐走路，少数患者因有套叠而走路困难；由于手术未做功能重建，节约了手术时间，减少了出血，减轻了患者的经济负担，术后患者疼痛消失，肢体的稳定性及负重能力均能满意，行走疼痛症状消失，生活能自理，能独立行走，可以减少病残率。但此手术亦有其弊端：肿瘤切除后易可引起肢体短缩，关节不稳可致疼痛，个别患者甚至不能站立行走。

八、重建并发症

重建骨盆的稳定性：不稳定的重建骨盆带来的后果往往不如不重建，所以术前充分评估是否采用重建及重建方式是首要考虑的肿瘤的复发或转移，关系到治疗的成败，因此切除的范围一定要广泛，不要为了重建而对肿瘤切除范围有所保留，否侧得不偿失。

九、术后放化疗及其他治疗

不少作者报道，结合放、化疗的重建手术与非重建截肢手术相比较，患者 5 年生存率没有统计学意义，但在功能上却优于非重建手术，因此国内外开展骨盆肿瘤切除重建手术日益增多，部分病例由于肿瘤体积大、侵犯范围广或有远处转移失去手术机会，骨盆骨肿瘤解剖关系复杂，瘤体巨大、侵犯范围广泛给手术切除带来较大风险。据报道骨盆骨肿瘤手术切除病例术中大多失血量在 2000～8000ml，甚至更多。有些肿瘤由于失血过多难以全部切除，甚至放弃手术。对于非手术患者的姑息治疗或手术患者的术前栓塞，介入治疗可以达到理想的治疗效果。部分良性肿瘤通过介入可达到良好的姑息性治疗。骨盆骨肉瘤术前还通过肿瘤靶血管灌注化疗，以提高手术切除率、减少术后复发与提高疗效有一定意义，生物治疗可运用主动或继承性免疫为基础的肿瘤生物制剂和细胞因子治疗，但因其临床疗效不肯定，尚未扩大应用。所以，骨盆肿瘤的处理是外科医师必须面对的巨大挑战。完整切除瘤体后的重建是有必要的。

十、骨肿瘤领域新的发展方向

1. 计算机辅助骨科手术技术

计算机辅助手术技术是近年来在外科手术领域发展较为迅速的一个领域。在骨科手术中的具体应用被称为计算机辅助骨科手术技术。其含义是利用当今医学领域的先进成像设备如计算机断层扫描、磁共振成像、正电子发射断层扫描、数字血管减影以及医用机器人等先进设备所得到的多模图像数据，在计算机的帮助下，对医学图像信息进行处理并结合定位系统，对人体骨骼的解剖结构及病变部位进行显示和定位，并由计算机规划手术路径，制定合理、定量的手术方案，进行术前手术模拟，利用一定的导引系统，在骨科手术中为骨科医生提供强有力的工具和方法。1986 年人们发明神经导航技术，开启医学机器人新时代，1991 年美国集成手术系统 (Integrated Surgical Systems, ISS) 公司和 IBM 率先共同研发了外科手术机器人系统，自此开启骨科机器人时代，经过近三十年的发展，目前在我国，计算机辅助骨科手术技术在创伤骨科、脊柱外科、关节与运动医学等领域有了长足的发展，自从 2004 年计算机辅助骨科技术应用于骨肿瘤领域后，该技术更是起到了不可替代的作用。Kwok-Chuen Wong 等人研究了一例 47 岁骨盆转移瘤的患者，在计算机导航的帮助下进行精确的骨盆肿瘤切除与重建，患者手术过程顺利，术后病程平稳，无神经血管并发症或伤口感染，术后骨盆平片显示满意的假体对齐，手术后两周，患者被允许行走，并有保护的负重和一个髋关节支架，在术后第四周恢复了良好的髋关节和外展肌控制；支架随后被丢弃，患者可以用全身的重量行走。在术后 3 个月，他可以在没有辅助的情况下独立行走；陈等人研究了计算机辅助下将 3D 打印假体植入骨盆骨肿瘤患者体内，结果表明计算机导航技术可以提高肿瘤切除的精度，在计算机屏幕上实时跟踪手术锯的位置和方向，使外科医生能够根据术前计划进行手术，获得满意的切除边缘，可降低患者术后复发率。

2. 3D 打印技术

随着计算机技术、材料科学等学科迅猛发展，3D 打印技术开始应用于各行各业，近些年来，人们开始研究把 3D 打印技术应用于医学中的相关科室 - 骨科、口腔科等科室；Bagaria 等研究了医学 CT/MRI 扫描、三维重建、解剖学建模、计算机辅助设计、快速成型和计算机辅助植入技术在复杂病例中的应用，他们在髋臼、跟骨、Hoffa 骨折中使用 3D 打印技术来塑造等比例实体模型，结果表明 3D 打印技术的使用缩短了手术时间，减少了麻醉剂量的要求，减少了术中出血量，并且由于减少了手术时间和减少了大量时间来建立、组装和拆卸工具，整个手术室的手术时间也大大减少；由此他们得出结论 3D 打印技术是一种新兴的技术，它有非常多的用途，可以应用于医学的各个领域，特别是骨科手术尤其是在治疗骨关节面、髋臼、跟骨和颅面周围等复杂部位的疾病有显著效果。在肌肉骨肿瘤领域，3D 打印技术也越来越普，有学研究了 4 例使用 3D 打印技术来重建下肢膝关节骨缺损的胫骨近端骨巨细胞瘤患者，在这 4 例患者中，肿瘤的中位切除长度为 7.8cm(范围为 6.5 ～ 8.5cm)，所有患者均植入了根据术前 CT 数据定制的 3D 假体；所有患者均顺利完成手术，3D 打印块准确贴合骨缺损，无明显连接韧带及软组织问题，无切口感染、皮肤坏死等手术并发症 (包括腓神经损伤)，术后 MSTS 评分 13 分～ 24 分，所有患者术后功能有不同程度的改善，术后随访 5 ～ 8 个月，4 例患者均无假体周围骨折或假体松动迹象，没有慢性感染或其他假体相关并发症；故这些研究者得出结论个性化 3D 打印胫骨近端假体成功应用。

于胫骨骨巨细胞瘤患者，可以使患者获得满意的术后功能结果。3D 打印技术使手术精确、安全，对患者有益。由于 3D 打印技术的发展，这项新的手术技术可以得到更广泛的应用。3D 打印技术不仅能应用于四肢骨病变的手术，在骨盆恶性骨肿瘤的切除与重建这类复杂的手术也能起到良好的效果。Ke-Rong 等研究了 10 例行半骨盆切除术、3D 打印定制假体重建的骨盆恶性骨肿瘤患者病例资料，术后随访发现 10 例患者术后 6 周均可拄双拐负重，术后 3 个月可丢弃双拐负重，10 例患者中有 6 例存活且无转移，故他们得出结论：使用 3D 打印定制的半骨盆假体来进行骨盆恶性骨肿瘤切除后的功能重建是一个可选择的治疗方法。另有学者深入研究了 16 例骨盆恶性骨肿瘤患者的病例资料，16 例骨盆恶性骨肿瘤患者均接受了半骨盆切除术，并且都使用了 3D 打印技术定制的假体来重建骨缺损。16 例患者均顺利完成手术，患者术后 3 年存活率为 68.7%，术后 3 个月肌骨肿瘤社会功能评分的平均值为 72%(范围为 63% ~ 82%)。所有幸存的患者都能独立生活，其中 5 名患者能够参加简单的体育活动，如慢跑；他们的研究结果表明，使用 3D 打印技术定制的半骨盆假体进行骨盆重建并不会降低并发症的发生率，但确实有助于适当的功能改善。虽然这种方法依然存在缺陷，但最终他们认为此种方法可能是促进功能恢复的最佳选择，特别是对于那些术后长期存活的患者 (即年轻患者) 来说。

总之，计算机辅助骨科手术技术和 3D 打印技术是科学技术迅猛发展应用医学的产物，虽然这些新技术在理论上有着诸多明显的优势，在现实中，目前这些新技术的应用并不成熟；应用技术的设备造价昂贵、患者的花费巨大、医生的使用不熟练等各种问题仍然亟待解决，故在临床中，这些技术在各医院并不普及，全国只有少数几所实力雄厚的医院可以见到这些新技术的身影，新技术的发展还有很长一段路要走。

第五节　化疗所致骨髓抑制的研究

一、化疗的意义

化疗是恶性肿瘤患者延长生存期的一种重要的治疗手段，它是利用化学药物的特性来杀灭或抑制癌细胞的生长。随着化疗技术的不断改进及完善，可以大幅度的延长恶性肿瘤患者的生存期，甚至是治愈。但是化疗药物是一把双刃剑，它在抑制或杀死肿瘤细胞的同时，因其本身的毒性作用也会对自身的生长活跃的正常细胞造成伤害，尤其是骨髓造血细胞。所以在化疗过程中患者容易出现骨髓抑制，以外周血细胞 (白细胞、红细胞、血小板) 降低为主要表现。据统计，化疗后病患出现骨髓抑制的概率高达 80%。Ⅳ度骨髓抑制相关并发症(如感染、出血、休克等)导致的死亡率高达 4%~12%。所以,骨髓抑制会导致化疗患者化疗周期的延长,甚至被迫中止化疗,无法在预期的时间内完成化疗疗程,最终影响化疗效果。

二、化疗所致骨髓抑制的发生机制

化疗所致骨髓抑制是化疗药物对周围血细胞的损害,导致其数量减少。现代医学认为,化疗药物的选择性的毒性作用或高剂量化疗药物的使用导致造血干细胞的损伤,而大多数的化疗药物,诸如烷化剂、嘧啶类似物、甲氨蝶呤及铂类等化疗药物,对骨髓具有高度毒性,从而造成造血细胞的损伤。目前涉及到分子水平的试验发现,机体内造血干细胞衰退的原因与 DNA 损伤或 p53-p21Cip1/Waf1 信号途径和 RasRaf-MEK-Erk/p38 MAPK 串联活化的 p16Ink4a-Rb 信号途径这两种通路有关。分子水平领域的研究是今后治疗骨髓抑制的一个革新的思路。

三、现代医学对化疗所致骨髓抑制的治疗

1. 白细胞减少

集落刺激因子(Colony stimulating factor,CSF):GM-CSF(粒细胞-巨噬细胞集落刺激因子)和 G-CSF(粒细胞集落刺激因子)。主要用于白细胞降低,使粒细胞增殖、分化速度加快,是当前临床上的主要诊疗药物。具有疗效明确、起效快等优点,但副作用多、价格昂贵、疗效不持久等也是这两种药物在临床使用过程中不可避免的缺点。有研究显示,G-CSF 的长期使用是女性乳腺癌患者并发急性白细胞或骨髓增生异常综合征的风险因素;而 GM-CSF 会增加骨转移的风险。升白细胞药物:如维生素 B_4、鲨肝醇、碳酸锂、利血生等药物,能激发机体造血功能,白细胞生成速度加快,达到增加白细胞数量的目的。但临床上起效时间缓慢,对于重度骨髓抑制的治疗未取得满意的疗效。

2. 血小板减少

重组人血小板生成素(TPO):通过激发巨核细胞生长及分化,使血小板的生成速度加快。临床上偶有出现发热、肌肉酸痛、头晕等不良反应。

3. 白细胞介素(IL)

白细胞介素(IL)是新型血小板生长因子,能促使骨髓造血细胞的生长,上调巨核细胞的成熟分化能力,从而使血小板的数量增加。但临床上会出现乏力、疼痛、寒颤、腹痛、消化不良等不良反应。

4. 红细胞减少

重组人促红细胞生成素(EPO):用于治疗骨髓抑制引起的贫血,通过促进骨髓中红系造血祖细胞增殖、分化及红细胞自骨髓向血液中释放,进而转化为成熟的红细胞。但可出现高血压、血栓和头痛等不良反应,在应用时应当注意。

5. 其他措施

造血干细胞移植：可分为同型基因、异型基因及自体型造血干细胞移植三种方式，主要用于放化疗导致的严重骨髓抑制。目前常用的异型基因造血干细胞移植，在我国已取得巨大的发展并且有很好的发展潜力。但是存在技术难度大、成本高、排斥反应等缺点。

成分输血：根据化疗中出现的血细胞的减少的种类，可输入白细胞、血小板和红细胞来预防因重度骨髓抑制导致的严重感染、出血及贫血等并发症。患者出现中性粒细胞严重减少合并感染，同时应用广谱抗生素感染仍无法控制或集落刺激因子使用后效果不显著时，可以申请浓缩白细胞输注。若血小板数＜ $20×10^9/L$ 时，可以申请血小板输注。HGB 低于 85G/L，同时患者伴有眩晕、心率加快、低血压等表现时，可申请浓缩红细胞输注。但有研究发现长期反复的输血会增加血源性感染等输血并发症，并导致肿瘤的复发和诱发转移。

四、骨转移瘤的生化标志物

骨组织是由骨细胞、骨纤维和骨基质组成，其中骨细胞包括了成骨细胞和破骨细胞。成骨细胞的主要功能是生成骨组织的纤维和有机物质，而破骨细胞的功能则是破坏并吸收分解骨组织。正常成人体内的骨组织处于一个不断更新的状态，它是以破骨细胞进行骨溶解的同时又受成骨细胞的调控进行骨的重构而形成的一个微小而精细的动态平衡。在这一过程中，骨的细胞会产生一系列代谢产物，并将这些代谢产物释放入血液或尿液中。临床上可以通检测这些骨代谢产物来了解骨的丢失速度、骨的转换类型以及相关疾病疗效的判断。骨代谢标志物可大致分为一般生化标志物、骨代谢调控激素和骨转换标志物 3 类。其中，一般生化标志物主要包括钙、磷、镁等，骨代谢调控激素主要包括甲状旁腺激素等。

骨转换标志物包括骨合成标志物和骨分解标志物，其反映了骨的整体代谢状态。现就常见的骨转换生化标志物的特点以及其临床应用现状综述如下。

1. 反映骨形成的标志物

(1) 骨性碱性磷酸酶

碱性磷酸酶 (alkaline phosphatase，ALP) 是一种含锌的糖蛋白，它能催化核酸分子脱掉 5' 磷酸基团，使 DNA 或 RNA 片段的 5'-P 末端转换成 5'-OH 末端。骨碱性磷酸酶 (bone alkaline phosphatase，BALP) 是碱性磷酸酶同工酶中的一个亚型，是成骨细胞的表型标志物之一，它可直接反映成骨细胞的活性。当处于静止状态的成骨细胞转变成活动的成骨细胞的时候，就会合成大量的骨源性碱性磷酸酶，并释放进入血液，以促进骨的生长以及更新。近年来，BALP 在临床上主要应用于老人和儿童，其次是妊娠妇女。在老年人体检中，BALP 可用于骨质疏松症的早期发现和治疗的监测。Ross PD 等通过检验血清中 BALP 和骨密度之间的相关性，发现血清 BALP 的活性在骨质疏松的患者中明显升高，同时，它还可以作为一个特异性指标用来预测骨折的发生。在儿童中，BALP是小儿骨代谢疾病的特异性参考指标，尤其可以用于佝偻病的早期诊断和亚临床鉴别。Tian Y等研究了110例新生儿血清BALP水平，其中60例为极低出生体重儿，结果表明血清BALP在极低出生体重儿代谢骨病的早期发现以及干预方面有较高的敏感性。除此之外，BALP增高还可见于骨营养障碍、骨质溶解转移、肢端肥大等病症，也可用于骨转移瘤患者的早期诊断和疗效的监测。

(2) 骨钙素

骨钙素 (osteocalcin，OC) 又称骨谷氨酰基蛋白 (bone glutamyl protein，BGP)，是人骨骼中主要的和最多的非胶原蛋白，其表达受年龄、性别及绝经状态的影响。OC含46～50个氨基酸，分子量为5669。它是由成骨细胞合成并分泌，比较稳定，不受骨吸收因素的影响。当骨基质降解时，OC会进入血液循环，故其一方面可以反映成骨细胞的活性，另一方面也可反映骨转换情况。OC的大片N端片段比OC全段更稳定，检测的敏感性和重复性更佳。临床上，OC是反映骨代谢状态的一个特异和灵敏的生化指标。其升高可见于肾性骨营养不良、甲状旁腺功能亢进、骨质疏松症、骨转移瘤等，其降低可见于甲状腺功能减低、肝病、孕妇等。除此之外，OC在能量代谢、葡萄糖代谢及脂质代谢方面也扮演着重要角色。Maqni P等指出，血清中OC浓度的减低，会增加心血管事件的发生概率，同时，还会加重糖尿病患者的胰岛素抵抗，引起相关并发症的发生；Du J等研究显示，血清OC浓度和冠心病患者发生非酒精性肝硬化呈负相关 (r=0.260，P=0.010)；Yeap BB等指出老年人血清OC水平越低，出现心肌梗死的危险性越高。另外，OC对雄性生殖也具有调节作用，应用前景广阔。

(3) Ⅰ型胶原前肽

Ⅰ型胶原前肽 (procollagen peptide Ⅰ) 是由成骨细胞合成，其在成熟的过程中被释放入血而被裂解为Ⅰ型胶原羧基前肽 (PICP) 和Ⅰ型胶原氨基末端前肽 (PINP)。两者分子量大，都是三聚的球形肽，均不能由肾脏过滤清除。由于Ⅰ型前胶原主要由骨组织产生，故检测血中PICP和PINP的浓度能反映骨的形成目前，PICP和PINP的应用较为广泛，尤其在治疗骨质疏松症方面。国际骨质疏松基金会 (IOF) 和国际化学与实验医学联合会 (IFCC) 均建议将血清PINP作为临床研究骨形成的参考分析物。Lilly等研究用eriparatide治疗骨质疏松症时发现治疗组血清PINP的浓度比基线至少高了10ncg/L，同时指出PINP是评估此药物用于治疗骨质疏松症疗效的良好指标；Nakatsuka K等也指出血清PICP和PINP可用于对骨质疏松症的治疗评价。PICP和PINP增高还可见于儿童发育期、畸形性骨炎、酒精性肝炎、Paget病、骨转移瘤等疾病。

2. 反映骨吸收的标志物

(1) 抗酒石酸酸性磷酸酶

抗酒石酸酸性磷酸酶 (tartrate-resistant acid phosphatase，TRAP) 是一种结构高度保守的含铁糖蛋白，分子量约 30～40KD，其主要存在于破骨细胞和成熟的巨噬细胞中。当骨吸收时，TRAP 由破骨细胞释放入血液循环中，所以血浆中 TRACP 水平被认为是评价骨吸收的一项生化指标，主要反映破骨细胞活性和骨吸收状态。TRAP 在血液循环中分为 TRAP5a 和 TRAP5b 两个亚型，其中前者来源于炎性巨噬细胞，而后者主要存在于破骨细胞中。TRAP 升高见于原发性甲旁亢、paget 病、肾性骨营养不良、骨转移瘤以及甲亢等。同时，血清 TRAP 在评价骨质疏松症的疗效以及预测骨质疏松患者发生病理性骨折方面也有着一定的价值。除此之外，Kawamura 等认为血清 TRAP 水平在预测和引起胃癌患者的腹膜传播上发挥着至关重要的作用。

(2) 吡啶酚和脱氧吡啶酚

吡啶酚 (pyridinoline，Pyr) 和脱氧吡啶酚 (deoxypyridinoline，D-Pyr) 是Ⅰ型胶原分子之间构成胶原纤维的交联物，起稳定胶原链的作用。其中，3 个羟赖氨酸残基形成 Pyr，2 个羟赖氨酸残基加 1 个赖氨酸残基形成 D-Pyr。当赖氨酰氧化酶作用于成熟的胶原时，D-Pyr 即成为降解产物释放到血液循环中，不经脏进一步降解而直接排泄到尿中。尿中 Pyr 和 D-Pyr 的浓度不受饮食和体力活动的影响，是反映骨胶原降解和骨吸收的最灵敏和特异的生化指标之一。有关研究显示，在因 LEPRE1、CRTAP、FKBP10 等基因的突变而引起的骨不全症的患者中，尿 Pyr 和 D-Pyr 水平较正常者降低，这对于今后成骨不全症的诊断的进一步研究具有十分重要的作用；Krabben A 等研究结果显示，血清 Pyr 水平可以用来预测骨关节炎患者骨质破坏的程度；在恶性肿瘤患者中，检测尿 Pyr 和 D-Pyr 的变化可以用来协助预测骨转移的发生以及疗效的评估。在疗效评估方面，Topkan 等研究显示骨转移瘤患者放疗后尿 D-Pyr 水平呈进行性下降；Hoskin 等检测了 22 例骨转移患者放疗后 Pyr 和 D-Pyr 变化发现，疼无缓解的患者的血清 Pyr 和 D-Pyr 水平明显高于疼痛缓解的患者。

(3) Ⅰ型胶原交联 C 末端肽和Ⅰ型胶原交联 N 末端肽

Ⅰ型胶原交联 C 末端肽 (carboxy-terminal telopeptide of type-Ⅰ collagen，CTX) 和Ⅰ型胶原交联 N 末端肽 (N-terminal telopeptide of type-Ⅰ collagen，NTX) 均是Ⅰ型胶原分解产物。正常情况下，骨胶原被降解的量极小，当破骨细胞活动增强时，大量骨胶原溶解释放出Ⅰ型胶原蛋白，该蛋白在肝脏中分解成为 NTX 和 CTX。NTX 是Ⅰ型胶原降解时产生的交联物的部分，当骨质被吸收时，大部分进入血液，一部分进入尿液。在尿液的含量不受新合成产物和中间产物的干扰，故 NTX 是尿中稳定的骨质溶解最终产物，所以其被广泛认为是反映骨吸收的敏感和特异的生化指标。CTX 是骨组织中的Ⅰ型胶原羧基末端通过吡啶酚类结构连接起来的肽链部分，Ⅰ型胶原降解时，CTX 按Ⅰ型胶原降解的比例 1:1 释放入血液中，目前研究认为，其是评价骨重吸收一个很有价值、可靠的生化指标。

目前，NTX 和 CTX 被广泛应用在骨质疏松症、骨关节病、骨转移瘤、多发性骨髓瘤等疾病中。Szulc 等认为随着年龄的增长，老年男性血中 CTX 含量与各部位 BMD 呈负相关，这增加了骨质疏松的风险；Alcaraz 等研究了膀胱癌和肾癌骨转移患者的血 CTX 含量，发现骨转移瘤的患者血中 CTX 含量均有不同程度的升高；Coleman 等认为，骨转移瘤患者尿 NTX 水平明显升高预示着肿瘤恶化进展，且骨相关事件发生率升高；Alexandrakis 等研究了多发性骨髓瘤患者的尿 NTX，结果显示，其检测值明显高于对照组，这对于协助诊断多发性骨髓瘤有一定的帮助。

3. 尿羟脯氨酸

尿羟脯氨酸 (hydroxyproline，HOP) 是体内胶原代谢的终产物之一，是人体内的一种非必需氨基酸，其中 50% 来自骨胶原的破坏，一旦骨胶原分解，其不再参与骨胶原合成，最后从尿中排除，因此，尿中 HOP 排出的量可以反映骨吸收和骨转换程度。但由于其必须用尿液测定，存在着生理变异大，且要用尿中的肌酐含量表示，测定方法繁琐，易受干扰，同时尿中 HOP 只有 10% 来自骨 Ⅰ 型纤维的降解，其特异性不高。有研究报道称，尿 HOP 含量在不同年龄段的含量变化很大，婴幼儿由于处于发育旺盛时期，骨骼生长较快，胶原代谢旺盛，故尿 IIOP 含量较高，而老年人由于骨新陈代谢率下降，则其含量也就明显下降，临床上也有把尿 HOP 含量作为儿童生长发育的一个监测指标。Koo 等人的研究显示，佝偻病患儿尿 HOP 水平明显升高，且各个时期的浓度也比对照组要高，这说明其也可以用来佝偻病的临床诊断。同时，在骨转移瘤方面，其也是一个很好的监测指标。

第四章　脊髓骨折

第一节　脊髓损伤的诊断和分类

脊髓损伤是由各种原因（外伤、炎症、肿瘤等）引起的脊髓横贯性损害，造成损害平面以下的脊髓神经功能（运动、感觉、括约肌及自主神经功能）障碍，至今尚无有效方法治愈的一种致残性疾病。科学的分类有助于确定正确的临床诊断、选择适当的治疗方案、确定合理的康复目标、制订有效的康复流程、客观地评估临床康复效果并可对预后判断提供一定依据。

一、脊髓损伤病因学分类

脊髓损伤原因依时代、地区、国情或文化习惯的不同而有所差别，过去以战伤、煤矿事故为多，近年来交通事故、高处坠落伤逐渐增加，而运动外伤与日常生活中的损伤亦引起越来越多的关注。脊髓损伤原因概括起来有：

（一）外伤性脊髓损伤

1. 直接外力致伤

如刀刺伤、火器伤等。

2. 间接外力致伤

如各种原因所致脊柱损伤后引起的脊髓损伤。

（二）非外伤性脊髓损伤

1. 发育性病因

包括脊柱侧弯、脊柱裂、脊柱滑脱等。

2. 获得性病因

包括：感染（脊柱结核、脊柱化脓性感染等）、肿瘤（脊柱或脊髓的肿瘤）、脊柱退变性疾病、代谢性疾病及医源性疾病等。

二、脊髓损伤神经学分类回顾与现状

统一的脊髓损伤功能评定标准对于临床及科研人员之间进行正确交流具有重要意义。1982年美国脊髓损伤委员会(ASIA)首次制定了脊髓损伤神经功能分类标准，在1992年

9月7日西班牙巴塞罗那召开的脊髓损伤学术年会上被国际脊髓学会(ISCoS)确定作为国际标准加以推荐,并相继于1996年、2000年和2011年进行了多次修订。国内医师在长期的临床实践过程中,也对ASIA标准进行了分析和研究,提出了自己的见中国康复研究中心脊髓损伤临床康复实践过程中也一直强调临床检查标准的统一和规范,并曾多次组织临床医生参加标准的国际规范化培训。李建军、王方永等曾对ASIA2000版标准进行过系统研究,发现该标准具有较好的可靠性和有效性。该研究同时还发现ASIA标准在脊髓损伤患者神经功能预后和步行能力预后方面具有较好的指导作用。这些工作都为脊髓损伤神经功能评价提供了更全面的依据。

目前最新版的ASIA2011标准综合了ASIA残损分级、ASIA运动评分、ASIA感觉评分,确定了完全性损伤和不完全性损伤的定义,为脊髓损伤神经功能评价提供了一种相对量化的指标。

(一)基本概念

1.四肢瘫

指由于椎管内的颈段脊髓神经组织受损而造成颈段运动和(或)感觉的损害或丧失。四肢瘫导致上肢、躯干、下肢及盆腔器官的功能损害,即功能受损涉及四肢。但本术语不包括臂丛损伤或者椎管外的周围神经损伤造成的功能障碍。

2.截瘫

指椎管内神经组织损伤后,导致脊髓胸段、腰段或骶段(不包括颈段)运动和(或)感觉功能的损害或丧失。截瘫时,上肢功能不受累,但是根据具体的损伤水平,躯干、下肢及盆腔脏器可能受累。本术语包括马尾和圆锥损伤,但不包括腰骶丛病变或者椎管外周围神经的损伤。

3.四肢轻瘫和轻截瘫

不提倡使用这些术语,因为它们不能精确地描述不完全性损伤,同时可能错误地暗示四肢瘫和截瘫仅可以用于完全性损伤。相反,用ASIA残损分级较为精确。

4.皮节

指每个脊髓节段神经的感觉神经(根)轴突所支配的相应皮肤区域。

5.肌节

指受每个脊髓节段神经的运动神经(根)轴突所支配的相应一组肌群。

6.感觉平面

通过身体两侧(右侧和左侧)各28个关键点的检查进行确定。由身体两侧有正常的针刺觉(锐/钝区分)和轻触觉的最低脊髓节段进行确定。身体左右侧可以不同。

7.运动平面

通过身体两侧各10个关键肌的检查进行确定。由身体两侧具有3级及以上肌力的最低关键肌进行确定，使用的检查方法为仰卧位徒手肌力检查 (MMT)，其上所有节段的关键肌功能须正常 (MMT 为 5 级)。身体左右侧可以不同。

8. 神经损伤平面 (NLI)

NLI 是指在身体两侧有正常的感觉和运动功能的最低脊髓节段，该平面以上感觉和运动功能正常 (完整)。实际上，身体两侧感觉、运动检查正常的神经节段常常不一致。因此，在确定神经平面时，需要确定四个不同的节段，即 R(右)- 感觉、L(左)- 感觉、R- 运动、L- 运动。而 NU 为这些平面中的最高者。

9. 椎骨平面

指放射学检查发现损伤最严重的椎骨节段。椎骨平面不包括在当前版本的 ISNC-SCI 检查中，因并非所有 SCI 者都有骨折，骨折程度与脊髓损伤程度并不具有一致性且该术语不能反映神经功能改善或恶化的程度。

10. 感觉评分

该术语指感觉功能总得分。身体两侧轻触觉和针刺觉 (锐 / 钝区分) 总分各为 56 分，身体一侧感觉总分为 112 分。该术语可以反映 SCI 神经受损情况。

11. 运动评分

该术语指运动功能总得分。每个肢体总分为 25 分，上肢总分为 50 分，下肢总分为 50 分。该术语可以反映 SCI 神经受损情况。

12. 不完全损伤

该术语指神经平面以下包括最低段 S4-S5 有任何的感觉和 (或) 运动功能保留 (即存在 "鞍区保留")。鞍区感觉保留指身体两侧肛门皮肤黏膜交界处 (S4-S5 皮节) 感觉，包括轻触觉或针刺觉，或肛门深部压觉 (DAP) 保留 (完整或受损)。鞍区运动功能保留是指肛门指诊检查发现肛门括约肌存在自主收缩。

13. 完全损伤

该术语是指最低段骶节 (S4 ～ S5) 感觉和运动功能丧失 (即无鞍区保留)。

14. 部分保留带 (ZPP)

此术语只用于完全性损伤，指感觉和运动平面以下一些皮节和肌节保留部分神经支配。保留感觉和 (或) 运动功能的最低节段即为感觉和运动 ZPP 的范围，应分为 4 个平面分别记录 (R- 感觉、L- 感觉、R- 运动和 L- 运动)。

(二) 神经学检查

1. 引言

神经学分类国际标准检查包括两部分 (感觉和运动)，下面将分别进行描述。检查的项目将用于确定感觉 / 运动 / 神经平面，并产生反映感觉 / 运动功能特点的评分，并确定损伤的完全程度。该检查不是 SCI 患者神经学全面查体，因其不包括对分类无帮助的检查项目，如腱反射等。虽然感觉和运动功能检查可以更加精确，但现有的检查方法对设备要求最低（安全别针和棉棒丝），实际上在任何临床情况和治疗的任何阶段都可实施该临床检查。

患者检查应取仰卧位（肛诊可取侧卧位），以保证能将治疗各阶段的检查结果进行有效对比。如损伤早期存在脊柱不稳，又无支具稳定的情况下，侧卧位行肛门指诊时应采用轴向翻身（即脊柱无扭转）的方法，或用仰卧位检查来替代。

2. 患者无法进行检查时

当关键点或关键肌因某种原因无法检查时（即因石膏固定、烧伤、截肢或患者无法感知面部感觉等），检查者将记录 "NT"（无法检查）来代替评分。这种情况下将无法评估治疗过程中该点的感觉运动评分以及受累侧的感觉运动总分。另外，伴有脑外伤、臂丛神经损伤、四肢骨折等相关损伤时，可影响神经系统检查的完成；但仍应尽可能准确地评定神经损伤平面。然而，感觉/运动评分和分级应根据延后的检查来进行。

3. 感觉检查：必查项目

感觉检查的必查部分是检查身体左右侧各 28 个皮节的关键点。关键点应为容易定位的骨性解剖标志点。每个关键点要检查 2 种感觉：轻触觉和针刺觉（锐/钝区分）。

每个关键点的轻触觉和针刺觉分别以面颊部的正常感觉作为参照，按 3 个等级评分。

轻触觉检查需要在患者闭眼或视觉遮挡的情况下，使用棉棒末端的细丝触碰皮肤，接触范围不超过 1cm。

针刺觉（锐/钝区分）常用打开的一次性安全别针的两端进行检查：尖端检查锐觉，圆端检查钝觉。在检查针刺觉时，检查者应确定患者可以准确可靠地区分每个关键点的锐性和钝性感觉。如存在可疑情况时，应以 10 次中 8 次正确为判定的准确标准，因这一标准可以将猜测的概率降低到 5% 以下。无法区分锐性和钝性感觉者（包括触碰时无感觉者）为 0 分。

若锐/钝感知发生改变则为 1 分。这种情况下患者可以可靠地区分锐性和钝性感觉，但关键点的针刺程度不同于面部正常的针刺强度。其强度可以大于也可以小于面部感觉。

可以使用身体两侧的关键点来检查 C2-S4/5 的皮节感觉。

肛门深部压觉 (DAP)DAP 检查方法是检查者用食指对患者肛门直肠壁轻轻施压（该处由阴部神经 S4/5 的躯体感觉部分支配）。还可以使用拇指配合示指对肛门施加压力。感知的结果可以为存在或缺失（在记录表上填是或否）。该部分检查如发现肛门处任何可以重复感知的压觉即意味着患者为感觉不完全损伤。在 S4-5 有轻触觉或针刺觉者，DAP 评估不是必须检查的项目，因患者已经可以判定为感觉不完全损伤。即便如此，仍应建议完成检查表上该部分项目的检查。肛门指诊必查的另一个原因是判定运动功能的保留（即肛门括约肌自主收缩）。

4. 感觉检查：选择项目

在 SCI 感觉功能评估中，下列项目为可选项：关节运动觉和位置觉以及深部压觉 / 深部痛觉的感知（注：可在检查表上的评注部分记录此项）。关节运动觉和位置觉的分级方法与感觉分级法相同（缺失、受损、正常）。0 分（缺失）说明患者无法正确报告关节大幅运动时的关节运动情况。1 分（受损）说明患者 10 次中有 8 次能够正确报告关节运动情况，但仅在关节大幅度运动情况下，而无法正确报告关节小幅度运动情况。2 分（正常）说明患者 10 次中有 8 次能够正确报告关节运动情况，这其中包括关节大幅度运动和关节小幅度运动（运动大约为 10°）。可检查的关节包括拇指指间关节、小指近端指间关节、腕关节、足大拇趾趾间关节、踝关节和膝关节。

对轻触觉和针刺觉检查为 0 分（缺失）患者的肢体可以进行深压觉检查（对腕、指、踝、趾的不同部位皮肤施加 3 ～ 5 秒稳定的压力）。因为这项检查主要用于轻触觉和针刺觉缺失的患者，因此以拇指或食指对患者下颌稳定施压获得的感觉为参照，将检查结果分为 0 分（缺失）或 1 分（存在）。

5. 运动检查：必查项目

运动检查的必查部分通过检查 10 对肌节 (C5-T1 及 L2-S1) 对应的肌肉功能来完成。推荐每块肌肉的检查应按照从上到下的顺序，使用标准的仰卧位及标准的肌肉固定方法。体位及固定方法不当会导致其他肌肉代偿，并影响肌肉功能检查的准确性。

肌肉的肌力检查结果分为 6 级。

应用上述肌力分级法检查的肌肉（双侧）如下。选择这些肌肉是因为它们与相应节段的神经支配相一致，至少接受 2 个脊髓节段的神经支配，每块肌肉都有其功能上的重要性，并且便于仰卧位检查。在检查 4 或 5 级肌力时应使用特殊体位。

对脊柱不稳的患者，进行徒手肌力检查时要小心。对胸部以下怀疑急性创伤的患者髋主动或被动屈曲均应不超过 90°，以降低对腰椎的后凸应力。检测时应保持等长收缩并单侧检查。

肛门自主收缩 (VAC) 肛门外括约肌检查（由 S2-4 阴部神经的躯体运动部分支配）应在检查者手指能重复感受到自主收缩的基础上，将结果分为存在和缺失（在检查表上记录为是或否）。给患者的指令应为"向阻止排便运动一样挤压我的手指"。若 VAC 存在，则患者为运动不完全损伤。要注意将 VAC 与反射性肛门收缩鉴别；若仅在 Valsalva 动作时出现收缩，则为反射性收缩，应记录为缺失。

6. 运动检查：选择项目

脊髓损伤评定还可包括其他非关键肌的检查；如膈肌、三角肌、指伸肌、髋内收肌及腘绳肌。非关键肌检查结果可记录在检查表评注部分。虽然这些肌肉功能不用于确定运动平面或评分，但本版国际标准允许使用非关键肌功能来确定运动不完全损伤状态；

即协助确定 AIS 为 B 级还是 C 级 (见后)。

7. 感觉和运动评分 / 平面

(1) 感觉平面：感觉平面为针刺觉和轻触觉的最低正常平面。该平面由一个 2 分的皮节确定。由 C2 开始，向下至轻触觉或针刺觉小于 2 分的皮节为止。位于其上且与该皮节最近的节段即为感觉平面。

因左右侧可能不同，感觉平面左右应分开确定。检查结果将产生 4 个感觉平面：R- 针刺觉、R- 轻触觉、L- 针刺觉、L- 轻触觉。所有平面中最高者为单个感觉平面。

若 C2 感觉异常，而面部感觉正常，则感觉平面为 C1。若身体一侧 C2 至 S4-5 轻触觉和针刺觉均正常，则该侧感觉平面应记录为 "INT"，即 " 完整 "，而不是 S5。

(2) 感觉评分：必查部分身体两侧每个皮节的针刺觉和轻触觉评分相加即产生两个总分，针刺觉总分和轻触觉总分。每种状态的正常情况为 2 分，每侧 28 个关键点，则身体一侧针刺觉总分为 56 分，轻触觉总分为 56 分，二者共为 112 分。若有任何关键点无法检查，则无法计算感觉评分。感觉评分反映感觉功能的量化改变。

(3) 运动平面：运动平面通过身体一侧 10 个关键肌的检查确定，肌力为 3 级及以上 (仰卧位 MMT) 的最低关键肌即代表运动平面，前提是代表其上节段的关键肌功能正常 (5 级)。身体左右侧可以不同。二者中的最高者为单个运动平面。

每个节段的神经 (根) 支配一块以上的肌肉，同样大多数肌肉按受 1 个以上的神经节段支配 (常为 2 个节段)。因此，用 1 块肌肉或 1 组肌肉 (即关键肌功能) 代表 1 个脊神经节段支配旨在简化检查 6 我们可以理解某一块肌肉在丧失一个神经节段支配但仍有另一神经节段支配时肌力减弱。

按常规，如果 1 块肌肉肌力在 3 级以上，则该肌节的上一个肌节存在完整的神经支配。在确定运动平面时，相邻的上一个关键肌肌力必定是 5 级，因为预计这块肌肉受 2 个完整的神经节段支配。例如，C7 支配的关键肌无任何活动，C6 支配的肌肉肌力为 3 级，若 C5 支配的肌肉肌力为 5 级，那么，该侧的运动平面为 C6。

检查者的判断依赖于确定其所检查的肌力低于正常 (5 级) 的肌肉是否有完整的神经支配。许多因素可以抑制患者充分用力，如疼痛、体位、肌张力过高或失用等。

如果任何上述或其他因素妨碍了肌力检查，则该肌肉的肌力应被认为是无法检查 (NT)。然而，如果这些因素不妨碍患者充分用力，检查者的最佳判断为排除这些因素后患者肌肉肌力为正常 (仰卧位 MMT 为 5 级)，此时该肌肉肌力评为 5 级。

对于那些临床应用徒手肌力检查法无法检查的肌节，如 C1 ～ C4、T2 ～ L1 及 S2 ～ S5，运动平面可参考感觉平面来确定。如果这些节段的感觉是正常的，其上的运动功能正常，则认为该节段的运动功能正常。举例如下：

例 1：如感觉平面为 C4，且 C5 无运动功能 (或肌力小于 3 级)，则运动平面为 C4。

例 2：如感觉平面为 C4，且 C5 关键肌肌力大于等于 3 级，则运动平面为 C5。因为 C5 关键肌肌力至少为 3 级，其上一节段运动功能正常；因 C4 感觉正常，假定存在 C4 关键肌，其运动功能应为正常。

例 3：如感觉平面为 C3，且 C5 关键肌肌力大于等于 3 级，则运动平面为 C3。因为 C4 节段运动功能无法假定为正常（因 C4 皮节功能不正常），因此平面以上所有功能均正常这一条无法满足。类似原则也适用于下肢，其中 L2 为第一个关键肌。只有在 L1 及以上节段感觉功能均正常时，L2 才有可能成为运动平面。

例 4：如果上肢关键肌功能均正常，感觉至 T6 均正常，则感觉平面和运动平面均为 T6。

例 5：如病例情况与例 4 类似，只是 T1 肌力为 3 或 4 级，而非 5 级，则 T6 仍为感觉平面，但运动平面为 T1，因 T6 以上的肌肉功能不是都正常。

(4) 运动评分：运动检查结果分为两组成对肌节的运动功能：右侧和左侧。身体肌节的运动得分按上肢和下肢分别汇总得分。运动评分可反映运动功能的量化改变。每块肌肉的正常功能得分为 5 分。每个肢体有 5 个关键肌，因此每个肢体总分为 25 分，双上肢的总分为 50 分。每个下肢 5 个关键肌，双下肢总分为 50 分。任何一块必查肌肉无法检查时即无法计算运动评分。虽然既往将所有肢体得分总分计为 100 分，但已不推荐将上下肢得分相加。运动评分检查的计量特征要求上肢 10 个关键肌功能和下肢 10 个关键肌功能应分开计算，总分各为 50 分。

8. 神经损伤平面 (NLI)

NLI 是指具有正常感觉功能的皮节平面和肌肉力量能抗重力的肌节平面中的最低者，要求该平面以上的感觉和运动功能正常。

根据检查者对关键点和关键肌的检查结果，感觉和运动平面应左右侧分别确定。因此结果可能为四个独立的平面：右感觉平面、左感觉平面、右运动平面、左运动平面。单个 NLI 是指这四个平面中的最高者，在分类过程中使用此平面。如果感觉平面高于运动平面，则推荐上述平面分别记录，因为单个 NLI 会误导功能评估。

注：与 SCI 无关的神经学病变导致的无力也应在检查表上进行记录。如某患者 T8 骨折，伴左侧臂丛神经损伤，应说明左侧上肢感觉和运动障碍由臂丛神经损伤引起，而不是由 SCI 引起。这对于患者的正确分类很重要。

9. ASIA 残损分级 (AIS)

损伤一般根据鞍区功能保留程度分为神经学"完全损伤"或"不完全损伤"。"鞍区保留"指查体发现最低段鞍区存在感觉或运动功能（即 S4-5 存在轻触觉或针刺觉或存在 DAP 或存在 VAC)。鞍区保留消失（即最低骶段 S4-5 感觉和运动功能）即定义为完全损伤，而鞍区保留（即最低骶段 S4-5 感觉和（或）运动功能）存在则定义为不完全损伤。

10. 部分保留带 (ZPP)

ZPP 仅用于完全损伤 (AIS 为 A 级)，指感觉和运动平面以下保留部分神经支配的皮节和肌节。保留部分感觉或运动功能的节段即为相应的感觉或运动 ZPP，且应按右侧和左侧以及感觉和运动分别记录。检查表上有指定位置记录这些情况，记录内容为单个节段 (而非节段范围)。例如，右侧感觉平面为 C5，从 C6 至 C8 有感觉保留，则检查表上右侧感觉 ZPP 应记录为 "C8"。如果运动或感觉平面以下无部分支配的节段，则应将运动和感觉平面记录在检查表上 ZPP 部分。

注意记录 ZPP 时运动功能与感觉功能不一定一致，且运动平面以下记录为 ZPP 的肌肉运动应为主动收缩。某病例根据运动和感觉平面，得出 NLI 为 T4，左侧感觉保留至 T6 皮节，则左侧感觉 ZPP 应记录为 T6，但运动 ZPP 仍为 T4。ZPP 中不包括非关键肌。对不完全损伤，ZPP 不适用，因此在检查表上应记录 "NA"。

11. 临床综合征

不完全损伤综合征在既往版本的手册中已有描述，虽然这些综合征不是国际标准检查和 AIS 分类的一部分，但本版仍予以保留。

(1) 中央综合征：中央综合征是最常见的临床综合征，最常见于颈椎病患者发生过伸性损伤时 (常见原因为摔伤)；可伴或不伴骨折和脱位。临床表现为不完全损伤，上肢无力重于下肢。

(2) Brown-Sequard 综合征：Brown-Sequard 综合征 (多见于刀刺伤) 有代表性的情况为单纯的脊髓半切，导致同侧损伤平面以下本体感觉、运动觉和运动控制丧失，损伤水平所有感觉丧失，而对侧痛觉和温觉丧失。单纯脊髓半切导致的典型 Brown-Sequard 综合征少见，更常见的是临床表现出某些 Brown-Sequard 综合征和中央综合征的特点。有人将这种情况称为 Brown-Sequard-Plus 综合征。

(3) 前柱综合征：前柱综合征较少见，病史常见脊髓前三分之二血运减少或缺血。后柱功能保留，但皮质脊髓束和脊髓丘脑束功能受损。临床表现包括损伤平面及以下运动功能、痛觉和温觉功能丧失，而轻触觉和关节位置觉有所保留。

(4) 马尾综合征：马尾综合征涉及马尾的腰骶神经根，脊髓本身可能无损伤。神经根损伤为下运动神经元损伤，常导致下肢软瘫 (肌肉受累情况取决于损伤平面) 及肠道和膀胱无反射。感觉受损程度类似，且感觉功能可以消失或部分保留。骶反射即球海绵体反射和肛门反射消失。

(5) 圆锥综合征：圆锥综合征临床表现与马尾综合征类似，但损伤位置更高 (L1 和 L2 区域)，常见于胸腰段骨折。根据损伤的平面不同，损伤类型可以同时具有上运动神经元损伤 (脊髓损伤) 和下运动神经元损伤 (神经根损伤) 的表现。某些临床病例与马尾综合征区分非常困难。圆锥高位损伤可能保留某些骶段反射 (即球海绵体反射和

肛门反射)。

三、脊髓损伤神经学分类国际标准最新修订与展望

通过将最新版 ASIA 标准 (2011 年) 英文版，与上一版 (2000 年) 检查标准的英文版进行逐句逐字的对比分析，发现最新版 ASIA 标准 (2011 年) 进行了多处修订，详细阐述如下。

(一) 明确了 ASIA 标准的版本问题

解读：鉴于以往对 ASIA 标准各版本描述的矛盾，本版标准在手册扉页显著位置标出了 ASIA 标准第 1 至第 7 版的时间，即 1982 年第 1 版、1987 年第 2 版、1989-1990 年第 3 版、1992 年第 4 版、19% 年第 5 版、2000 年第 6 版、2011 年第七版。

(二) 对肛门感觉检查提出了标准的检查方法和判定方法

解读：肛门感觉的描述由任何肛门感觉改为肛门深部压觉 DAP。关于 " 压 " 的一致意见是，检查者的拇指和食指末节对肛门直肠壁施压，而不采用其他更剧烈的方法。本项改动对脊髓损伤临床实践将产生较大影响。因为既往关于脊髓损伤肛门感觉的检查包括肛门深部的任何感觉，而压觉仅为任何感觉的一部分。

(三) 对关键点的描述进行细化与明确

解读：其中描述方式有改动的部位有 C2、T3、L2、S2、S3 和 S4-5。这些关键点的部位虽未发生实质性变化，但描述更为准确和详细，便于在临床实践中进行规范和统一。

(四) 明确了轻触觉的检查细节

解读：明确了轻触觉检查时棉棒丝与皮肤的接触范围。

(五) 明确了针刺觉的检查细节

解读：对钝 / 锐觉的区分提出了以 10 次中 8 次及以上正确为判断标准。

(六) 对关节运动觉和位置觉检查提出了细化的标准

解读：关节运动觉和位置觉的分级方法与感觉分级法相同。可检查的关节包括拇指指间关节、小指近端指间关节、腕关节、足拇趾趾间关节、踝关节和膝关节。

(七) 对深觉检查提出了细化的标准

解读：对轻触觉和针刺觉检查为 0 分 (缺失) 患者的肢体可以进行深压觉检查，以拇指或食指对患者下颌稳定施压获得的感觉为参照，将检查结果分为 0 分或 1 分。

(八) 对肌力检查判断标准进行了修改和更详细的描述

解读：新版标准对关键肌 4 ～ 5 肌力检查的体位进行标准化。对徒手肌力检查 5 级中的抑制因素进行明确。对徒手肌力检查 NT 级的原因进行量化，利于临床使用。

（九）肛门收缩的检查细节进行明确

解读：肛门外括约肌检查应在检查者手指能重复性感受到自主收缩的基础上，将结果分为存在和缺失（即检查表上记录为是或否）。给患者的指令应为"向阻止排便运动一样挤压我的手指"。

（十）对损伤平面的判定方法进行修订

解读：提出了C1脊髓损伤的概念及感觉平面在S5的脊髓损伤的记录方法。明确提出单个神经平面概念，即左右侧感觉和运动平面中的最高者。并使用5个典型病例阐述如何确定运动功能无法检查节段的运动平面（如C5以上或T2～L1）。

（十一）对ASIA残损分级标准进行修订

解读：对于B、C、D级原来统一解释为不完全损伤，新标准明确将B级解释为感觉不完全损伤，C和D级解释为运动不完全损伤。强调B/C、C/D级区分时所使用的平面是不同的。区分AIS的B级和C级时使用运动平面；而区分AIS的C级和D级时使用单个神经损伤平面（NLI）。在确定运动平面或运动评分时不使用非关键肌，但在确定感觉和运动不完全损伤（AIS是B级还是C级）时可以使用非关键肌（如果可查）。

（十二）对ZPP判定方法进行修订和细化

解读：对神经完全损伤（AIS为A级）患者ZPP的定义进行修订，以保持与InSTeP一致。

（十三）对临床综合征的定义进行全新阐述

解读：五个临床综合征描述方式均发生变化，其中脊髓半切综合征、圆锥综合征和马尾综合征的描述变化较大。

（十四）提供了网络版学习资料的获取方法

解读：提供了网络版学习资料的获取方法。关于检查和学习培训材料等详细信息也可以从网站获取。

（十五）对检查表和流程图做出相应修改

解读：某些图示也进行了更新，同时对检查表进行了相应的修改以方便临床使用。

如同ASIA标准委员会在脊髓损伤神经学分类国际标准ASIA2011版前言中指出的那样，"标准要在临床实践中不断完善"，相信未来在标准临床使用的实践过程中仍会有新的问题出现。而ASIA标准委员会也欢迎世界各国的脊髓损伤临床康复工作者对标准提出意见和建议，以利于将来对标准进行不断的修订和完善。

第二节 急性脊髓损伤的治疗选择

一、回顾

在过去的数百年中，脊柱脊髓损伤的治疗经历了从闭合复位、保守处理到积极手术治疗(手术复位、减压、内固定等)，及目前结合细胞移植神经修复等措施的综合治疗的过程。特别是近10年来脊柱外科的快速发展，为脊髓损伤的治疗带来了积极的影响。合理选择急性脊髓损伤的治疗方法，应当以减少完全脊髓损伤的发生率和提高脊髓损伤的恢复率为主要目标，包括急救治疗、保守治疗、手术治疗、并发症处理、康复治疗等，以及其他促进脊髓损伤恢复的方法。然而对于医患双方来说，急性脊髓损伤治疗的选择中，最重要的莫过于选择保守还是手术治疗？选择什么样的保守治疗方法？手术治疗是早期还是延期？选择什么样的手术方法？等问题。

在早期，由于麻醉学和外科学的限制，无法行手术治疗，脊柱脊髓损伤的治疗主要通过闭合复位和牵引等外固定方式进行治疗。随着外科学的发展，麻醉学和影像学的进步使得医生能够观察到脊髓损伤时合并压迫的病理表现，使得手术治疗成为一种可能。随着手术治疗的出现，医患双方自然就会面临一个重要的选择，是保守还是手术？尽管很多动物试验证实早期手术减压能够促进神经功能的恢复，但相关的临床研究并不能明确的证实早期手术减压的效果优于保守治疗。手术减压同样也是引起脊髓"继发损伤"一个潜在的可逆性原因。早期 Bedbrook 和 Maynard 等，最近 Tator 等和 Wilmot 和 Hall 的研究表明，手术治疗并不是最好的选择，但他们的研究忽视了手术时间窗的问题。最近，Dickson 等人运用 Meta 分析方法分析了减压手术对胸腰段骨折患者神经功能的作用。结果表明，对神经功能的恢复，手术并没有明显的优于保守治疗。但在此研究中，时间窗的概念再一次被忽视。甚至到现在，仍有很多专家认为完全性脊髓损伤也存在一定的自然恢复率，仍对大多数患者采取保守治疗。

他们不仅忽视了手术时间窗的问题，关键在于复位失败或不减压所造成的脊髓持续压迫，可以造成脊髓损伤的继续加重。有研究表明，脊髓的持续压迫可造成脊髓组织进一步坏死和凋亡，减慢和阻断脊髓内血运，加重继发损伤，破坏神经传导束的功能，从而使得内环境不利于脊髓神经修复和功能重建。而且，LaRosaG 等的 Meta 分析研究检索了 1966—2000 年期间 Medline 所收录的关于脊髓损伤后的手术指征、手术原则、减压时机的文献，并辅以手工检索，分析了符合条件的 1687 位患者，结果发现与保守治疗和延期手术减压(> 24 小时)相比，24 小时内减压可获得更好的结果 (P < 0.001)。FehlingsMG 等的 Meta 分析也同样认为手术较保守治疗能够使患者获得更佳的治疗效果。

虽然在手术与否上存在一定的争议，但对于存在明确的压迫，且通过闭合复位等保守治疗无法解除压迫的脊髓损伤患者，行减压手术在国内外还是存在一定的共识。

二、现状

（一）保守治疗还是手术治疗

当我们面对一个患者的时候，如何进行判断和选择呢？治疗的选择基于术前对胸腰椎脊柱脊髓损伤患者全面和精确的评估。目前关于脊柱脊髓损伤的分类都是将脊柱及脊髓分开评定，如脊柱损伤 Dennis 和 AO 分类，脊髓损伤 ASIA 评分系统，没有将脊柱和脊髓损伤结合起来进行综合评定，回答这个问题，首先需要一个全面和科学的分类评估体系来指导临床。

2006 年，Moore 等报道了一种新的下颈椎损伤的分类方法，即颈椎损伤程度评分系统。这个系统将颈椎分为 4 个柱，前柱、后柱和 2 个侧柱。前柱由椎体、椎间盘、前后纵韧带组成；后柱包括棘突、椎板和项韧带、黄韧带等骨韧带复合结构；2 个侧柱各包括一侧的侧块和关节突关节及关节囊。在 CT 三维重建上，每柱都根据骨折移位和韧带断裂情况进行评分，根据损伤程度的加重分值由 0～5 逐渐升高，1 分代表无移位骨折，5 分表示骨折移位＞5mm 或韧带完全断裂。总分最高 20 分，损伤涉及多节段时以最严重的节段进行计算。Anderson 等对这个分类方法进行了分析，发现可信度和可重复性均较高，平均的 Kappa 值分别为 0.977 和 0.883，总分≥7 的 14 例中，11 例存在神经功能的损害，并在总分≥7 时推荐手术治疗。此评分系统将颈椎损伤的程度进行了量化，仅依据 CT 数据，并未将神经功能的状态考虑进去，存在一定的不足。

最近，美国脊柱损伤研究小组制定了一套下颈椎脊柱脊髓损伤分类系统 (SLIC)，此分类系统包括 3 个方面，即骨折形态、间盘韧带复合体 (DLC) 及神经损伤状态，根据损伤情况评分，最后将 3 个方面的分值相加，其总分可作为选择治疗方法的依据，SUC 评分≤3 分，建议保守治疗；SLIC=4 分，可选择手术或保守治疗；SUC≥5 分，建议手术治疗。有作者分析了此方法的可信度，按照损伤形态、DLC 状态、神经功能状态分别为 0.49，0.57，0.87，可重复性分别为 0.66、0.75、0.90，为中度可信和一致性，治疗推荐符合率为 93.3%。此分类方法将神经功能和骨性、椎间盘、韧带结构的损伤相结合，已被大宗病例研究验证。

2005 年，美国脊柱损伤研究小组制定了一套胸腰段脊柱脊髓损伤程度的评分系统 (TLICS)，TLICS 系统将脊柱和脊髓评估相结合，包括骨折形态、后方韧带复合体状态 (PLC)、神经功能状态三个方面，分项目评分后计算总分来决定手术与否。随后，国内外大量的Ⅱ～Ⅳ级证据的研究证实 TLICS 系统较以往的 A0 和 Denis 分类系统有较高的可靠性和可重复性，TUCS 评估后做出的治疗推荐与临床处理有高度的一致性，且对手术入路的选择具有重要的指导意义。故应通过 TUCS 系统评估选择手术与非手术治疗，其他评分标准或分型方法可辅助判断。TUCS 评分＜ 3 分，建议保守治疗；TLICS=4 分，可选择手术或保守治疗；TLICS ＞ 5 分，建议手术治疗。

然而，评估颈段和胸腰段脊柱脊髓损伤重点和难点就在于如何判断损伤形态、神经功能状态、间盘韧带复合体（颈段）状态、后方韧带复合体状态。如何准确地评估就成为我们面临的主要问题。应通过病史、查体、影像学检查对患者上述几方面进行综合评估。

应详细采集病史，了解致伤因素、暴力程度、受伤机制、损伤时间，还应了解初始暴力接触部位，了解神经功能障碍的演变过程，了解治疗的经过及效果；应观察有无局部肿胀、皮下出血及颈椎胸腰椎后凸畸形，还应观察头皮、颜面部、后枕部、胸腹部有无外伤。常规触诊各个棘突及棘突间隙，判断有无棘突间隙空虚感、台阶感，并检查有无颈前区压痛；应常规行颈椎和胸腰椎 X 线、CT、MRI 检查，以判断损伤的形态、椎间盘韧带复合体、后方韧带复合体及神经结构的状态。

1. 损伤形态评估

下颈椎损伤形态分为无损伤、压缩损伤、爆裂骨折、牵张损伤、旋转损伤、剪力损伤；压缩骨折由轴向压缩和屈曲应力引起椎体压缩，但未造成椎体后壁骨折。当轴向压缩应力可平均分布到前后方的骨性结构，可引起后方椎弓部位的骨折。除在影像学上存在明显脱位和移位的证据，较小的侧块和关节突骨折可由侧方压缩引起，可将其归为压缩性损伤。若骨折累及整个椎体并造成后壁骨折则为爆裂骨折。由牵张应力引起的颈椎轴向解剖结构分离即为牵张损伤，典型的表现为通过椎间隙或关节突关节的间盘韧带断裂，比如椎体间脱位和旋转，关节突关节半脱位或脱位。颈椎过伸伤可导致前纵韧带断裂和椎间隙增宽，甚至后方附件骨折，是颈椎牵张损伤的一种。旋转损伤由旋转应力引起，典型表现为损伤头尾侧节段椎体、棘突和椎弓根的旋转，矢状位 CT 重建可见单侧关节突关节脱位、跳跃或骨折，轴位 CT 可见椎体间的旋转＞ 11°。剪力损伤主要由剪切应力引起，表现为椎体间侧方和前后方的平移，可通过侧位片和 CT 三维重建来确定，影像学上发现相邻椎体间存在与退变不相符的明确位移。另外，双侧关节突骨折脱位和双侧椎弓根骨折都可归为剪力损伤。

胸腰椎损伤形态分为压缩骨折、爆裂骨折、旋转损伤、剪力损伤及牵张损伤；压缩骨折由轴向压缩和屈曲应力引起椎体压缩，但未造成椎体后壁骨折；随着应力增加引起椎体后壁骨折且未造成后方韧带复合体断裂时，称为爆裂骨折。旋转损伤由旋转应力引起，典型表现为损伤头尾侧节段棘突和椎弓根的旋转，矢状位 CT 重建可见关节突关节跳跃或骨折，轴位 CT 可见椎体间的旋转。剪力损伤主要由剪切应力引起，表现为椎体间的侧方和前后的平移，可通过侧位片和矢状位 CT 重建来确定。由牵张应力引起损伤头尾侧脊柱正常结构的分离为牵张损伤，牵张损伤可通过韧带或骨性结构，也可同时通过以上两种结构。其典型表现为后方韧带复合体的断裂、棘突间距增宽、关节突关节分离、椎间隙增宽等。

2. DLC 和 PLC 状态

DLC 的状态分为无损伤、不全损伤、完全损伤。DLC 由椎间盘、前后纵韧带、黄韧带、棘间韧带、棘上韧带和关节囊组成，由于其愈合能力较骨性结构差，易造成颈椎不稳定，常需手术干预。DLC 的状态应根据查体，X 线，CT 重建，MRI 等各项检查综合评定。当出现棘突间距增宽、关节突关节脱位及分离、椎体间半脱位、椎间隙增宽时往往提示 DLC 损伤。棘突间距增大可通过棘突间隙触诊、X 线片或 CT 三维重建来判断。同时，可借助颈椎 MRI，尤其是 T2- 抑脂像，观察间盘、前后纵韧带、黄韧带及棘间韧带的信号变化及连续性。当出现关节突关节脱位大于 50%、关节突关节分离大于 2mm、中立位及过伸位椎间隙增宽则表明 DLC 完全断裂。由于下颈椎棘间韧带较为薄弱，单纯棘突间隙增宽并不代表着 DLC 的断裂，和单纯韧带间盘的 T2 像高信号（抑脂像更敏感）可诊断为 DLC 不全损伤。

PLC 的状态分为无损伤、不完全损伤、完全断裂；PLC 包括棘上韧带、棘间韧带、黄韧带及小关节囊。后方韧带复合体已经作为胸腰段损伤稳定性判断的独立参考指标，并越发受到重视。PLC 的状态可根据查体，X 线，CT，MR1 等各项检查综合评定。PLC 完全断裂的典型表现为棘突间距增宽和关节突关节脱位及半脱位，当查体出现棘突间空虚感和台阶感，X 线片或 CT 重建出现棘突间距增大、椎体间前后移位和旋转时可以诊断 PLC 的完全断裂。MRI 尤其是 T2- 抑脂像可大大提高其诊断的敏感性。MRI 中若存在 PLC 信号的中断可诊断为 PLC 断裂。若没有棘突间距增大、MRI 信号中断等 PLC 完全断裂的征象，但又存在 MRI 信号异常时可定义为不完全损伤。

3. 神经功能状态评估

神经功能评估主要通过查体来判断神经损伤的部位，分为脊髓损伤、马尾神经损伤、神经根损伤等；还要确定神经损伤的程度，可分为无损伤、不完全损伤、完全性损伤；要依据 ASIA 标准进行神经功能检查，需强调的是按照 ASIA 标准对于完全性和不完全性脊髓损伤的鉴别是根据肛门感觉及肛门括约肌自主收缩的有无，而不是下肢活动的全无，所以对脊髓损伤患者特别强调肛门感觉及肛门括约肌的检查。不完全性损伤是指神经平面以下包括最低位的骶段保留部分感觉或运动功能。骶部感觉包括肛门黏膜皮肤交界处和肛门深部的感觉。骶部运动功能检查是通过肛门指诊检查肛门外括约肌有无自主收缩；完全性损伤指最低骶段的感觉和运动功能完全消失。

由于 ASIA 标准对于运动的评定局限于 10 对关键肌，但在临床上有些肌肉不在关键肌中，但其恢复有益于患者功能的恢复，比如上肢的屈腕肌和下肢的缝匠肌，所以任何对患者功能恢复有意义的肌肉都应该检查，在应用 ASIA 标准的同时，应对患者应进行全面详细的神经查体，尤其对于肌力检查，不应局限于关键肌。

神经功能状态是一个动态演变过程，而神经功能状态的演变有可能影响到进一步的处理，所以应反复多次的神经学检查以了解神经功能演变的过程，尤其应在患者转送、搬动、牵引、手法复位后重复进行神经功能检查，以了解有无恢复或恶化。而神经学检查重复的频率应根据患者的状况个体化，但伤后前 3 天每天至少应进行 1 次。

当存在神经功能障碍时应根据 MRI 检查，观察脊髓、神经根的状态，并观察脊髓有无持续性压迫。持续性脊髓压迫是指颈椎损伤导致的颈脊髓压迫不经复位和减压则压迫持续存在的一种状态，其判断需通过 MRI 检查。由于 MRI 可提高椎间盘及脊柱韧带损伤的检出率，故当 X 线及 CT 检查怀疑有椎间盘韧带复合体损伤时，应根据 MRI 检查进一步确定。

（二）保守治疗中的选择

1. 早期药物治疗及相关问题

大剂量甲泼尼龙 (MP) 冲击治疗是唯一被美国 FDA 批准的治疗脊髓损伤的药物，NASCIS 三次 RCT 的 I 级研究证实了脊髓损伤早期应用大剂量 MP 冲击治疗的效果，其治疗方案也被业内广泛接受。但近些年，对于 NASCIS 研究质疑声不断，从研究设计、数据采集、统计分析等不同方面进行了批驳。另外，大量的 I 级证据证实该治疗方法副作用较多，效果并不明确，2008 年的美国成人急性脊髓损伤指南中并未推荐，加拿大脊柱协会已将 MP 冲击治疗作为一种治疗选择而非治疗标准。到目前为止，还没有充分的证据支持将其作为一种标准的治疗方案，但由于其对部分病例确实有效，故可以将其作为一种治疗选择。

由于其副作用大，并发症多，故应严格的掌握其绝对和相对禁忌证。对于无神经功能障碍、脊髓连续性中断的脊髓损伤、损伤时间超过 8 小时应作为禁忌。将消化道出血、溃疡，已存在感染和严重心脏疾患的应作为相对禁忌证。

有研究表明，准确剂量的 MP 才能减轻脊髓继发损伤，剂量过小达不到有效的保护，剂量过大还可能会加重继发损伤，所以对于 MP 用量的计算非常严格。另外，还需要维持正确的静点速度；同时应注意预防消化道出血、感染，注意监测和控制血糖。在治疗过程中，神经症状完全缓解的患者，应尽早停用 MP，以减少副作用的发生。

关于神经节苷脂 (GMI)，尽管基础研究结果显示其有助于提高损伤后神经元可塑性的增高，并具有神经再生和保护等作用，但脊髓损伤后使用 GMI 的临床研究数据非常有限。尽管一项单中心临床研究结果显示在脊髓损伤后连续每天使用神经节苷脂 1 月，对神经功能的恢复有一定益处，但一项具备 760 名受试者的大规模，多中心临床试验发现，使用 GMI 的受试者与安慰剂者相比并没有获得更佳的效果，故不推荐作为常规应用，但由于副作用较小，仅作为一种治疗选择。

2.闭合复位及外固定治疗

对不伴神经损伤的颈椎单纯压缩骨折，可选择保守治疗，可佩戴颈托或支具固定8～12周，在外固定过程中应注意神经功能的变化，并在固定后2周，1月、2月、3月拍片观察椎体高度和颈椎曲度，若出现神经功能障碍应及时改变治疗方式。对于单纯胸腰段压缩骨折，可行闭合复位、卧床休息并作腰背肌功能锻炼4～6周后佩戴支具下地活动，支具固定6～8周后可去除；爆裂骨折不伴神经损伤，且后凸畸形＜25°时，可行闭合复位过伸胸腰骶(TLSO)支具固定。Ⅰ～Ⅱ级证据表明对此类患者采取保守治疗，其术后的功能和疼痛与手术治疗无明显的差异。但在复位、支具固定过程中应注意神经功能的变化，并定时拍片观察椎体高度和后凸畸形，若出现神经功能障碍应及时改变治疗方式。

(三)手术治疗中的选择

1.手术时机选择

手术可进行减压、复位、稳定等治疗，但在手术时机上仍存在一定的争议，虽然有研究表明行早期减压与延迟减压手术效果相似，但也证明了早期手术的安全性，并可以改善神经功能，降低费用。同时Ⅰ级证据认为对任何进展性的神经功能损伤均为积极手术治疗的绝对手术指征，对进行性神经损害的进行减压后可以改善神经功能。故推荐不完全脊髓及马尾神经损伤呈进行性加重时行急诊手术治疗。

文献中对早期手术的定义多为脊髓损伤后24～72小时，虽然国外有Ⅰ级证据表明可将24小时作为脊柱脊髓损伤减压的手术时间窗，但在国内并不现实，24小时入院患者少，而72小时才有现实可行性，故对合并脊髓及马尾神经损伤患者，在条件允许的情况下应在72小时内手术治疗。

完全性脊髓及马尾神经损伤合并严重多发创伤者，待全身情况稳定后，尽早手术治疗，能够降低并发症的发生率。对不伴神经损伤的胸腰段骨折患者，有Ⅰ级证据表明行早期手术可实现早期翻身，减少并发症，缩短住院时间，减少总体费用，故在条件允许的情况下，尽早手术治疗。

2.手术入路选择

(1)颈段：爆裂骨折合并脊髓损伤(损伤形态2分，DLC0分，神经功能状态2～4，SUC=4～6分)，行前路手术；牵张损伤中，过伸伤伴/不伴撕脱骨折(损伤形态3分，DLC2分，神经功能0～4分，SUC=5～9分)，可行前路手术；牵张损伤中，单侧/双侧关节突半脱位/跳跃(损伤形态3分，DLC2分，神经功能0～4分，SUC=5～9分)，MRI显示椎间盘突入椎管内，建议行前路手术，但存在复位不完全和后方韧带打褶的风险；MRI显示DLC断裂，但无椎间盘突出时，建议行后路手术，但存在椎间隙进行性塌陷和节段性后凸的风险。旋转/剪力损伤中，对单侧或双侧关节突骨折脱位(损伤形态

4 分，DLC2 分，神经功能 0 ～ 4 分，SLIC=6 ～ 10 分)，应首先小心谨慎试行牵引闭合复位，若闭合复位成功，建议行前路手术；若闭合复位失败，且合并椎体爆裂骨折、泪滴骨折 (DLC 损伤)、椎间盘突出时，可先行前路手术，若经前路手术复位，则可仅行前路手术；若前路手术无法复位则加做后路手术。中央型脊髓损伤 (损伤形态 0 分，DLC0 分，神经功能 3+1 分，SUC=4 分) 若为多节段压迫且生理前凸存在，可行后路减压；若为 1 ～ 2 节段压迫且颈椎生理前凸消失，可行前路减压或前后路减压。

(2) 胸腰段：胸腰段脊柱脊髓损伤的手术入路的选择争议较大，由于前后路联合手术麻醉时间长，出血多，创伤大，应严格掌握适应证。本共识指出应根据后方韧带复合体的状态、神经功能状态，结合医疗设备及技术条件，从简单到复杂，尽可能在单一入路下完成手术目的。

TLICS 系统指出，影响医生手术入路选择的关键因素是后方韧带复合体的状态及神经损伤的状态，并指出了手术入路选择的具体原则。故对无神经损伤的患者，无论后方韧带复合体断裂与否，建议选择后路手术；当后方韧带复合体断裂合并神经根和完全性脊髓损伤时，TUCS 建议行后路手术；当伴有不完全性脊髓损伤时 TUCS 建议前后路联合，但由于目前后路手术可完成前路的减压重建，为减少创伤可行单一后路手术，故建议有神经损伤伴后方韧带复合体断裂时行后路手术；有神经损伤不伴后方韧带复合体断裂时可根据医生的技术条件可选择前路或后路手术；大量的临床研究认为，当存在明确脱位，为便于脱位复位应选择后路手术或后前路手术。

结合我国经验和临床实际，由国内相关专家达成的《专家共识》所建议的入路选择原则为：无神经损伤患者，无论后方韧带复合体断裂与否，选择后路手术；有神经损伤无后方韧带复合体断裂可选择前路手术；有神经损伤伴后方韧带复合体断裂时可行后路或后前路手术，为减少手术创伤，也可经后路手术行前路的减压重建；存在明确的脱位，应选择后路或后前路手术，以便于脱位的复位。

3. 手术方法选择

行减压手术增加了手术时间和出血，存在医源性神经损伤的风险，且有研究表明，借助撑开等骨折复位手段可使可使突入椎管的骨折块复位，故对于无神经损伤的患者，不建议行减压术。

当伴有神经损伤时，应结合影像学检查判断压迫的方向，根据压迫的方向进行准确和充分的减压，但在解除压迫的同时应尽可能地保留脊柱的稳定结构，以脊柱结构最小的损伤换取充分的减压。

术中应使用内固定重建颈椎的稳定性和曲度，应根据手术入路选择固定方式，前路固定应选择限制性钛板螺钉固定，后路固定可根据术者技术条件选择侧块螺钉、椎弓根螺钉、经关节突螺钉等。

术中应使用内固定重建胸腰椎的稳定性已基本达成共识。但有Ⅱ级证据表明大多数固定技术，尤其是后路短节段固定，存在术后后凸矫正丢失的倾向，但并不影响治疗效果。根据 McCormack 等提出载荷分享分类法，其是基于椎体粉碎程度和后凸的严重程度进行分类并量化，来判断椎体承担前方载荷的能力，判断是否需要同时行前方的重建。其中对于椎体爆裂骨折同时累及上下终板，横截面上骨折粉碎程度较重，术中需矫正的后凸畸形＞10°，推荐行前柱的支撑重建，可减少单纯行后路手术的并发症。

当合并骨折脱位、后方韧带复合体断裂骨折复位不佳时，晚期容易造成局部不稳定，故应行脊柱融合术；虽然近些年来，国内外开展了经椎弓根植骨的方法来填补骨折复位后残留的空腔，试图通过这种方法来减少后路手术矫形丢失和继发塌陷的并发症，但有Ⅱ级证据表明经椎弓根椎体内植骨不能有效地防止术后后凸畸形矫正的丢失。

三、展望

21 世纪初，干细胞治疗帕金森病的初步成功使一些学者认为利用干细胞移植可以用来治疗神经系统的其他疾病，脊髓损伤也在其中。孙天胜指出，这种想法看似顺理成章，但帕金森病的病理基础是原始的成神经节细胞，而其他疾病如脊髓损伤所涉及的是高级的、高度发育的运动神经元，如贝茨细胞。成熟的神经细胞与成神经节细胞在进化谱系中相隔数百万年。早在 19 世纪 70 年代，著名的生物学家特奥多修斯·多布然斯基就一针见血地指出，如果不以进化理论为根据，生物学的一切将毫无意义。脊髓损伤后的修复也应遵循进化论的原则，功能的恢复也是严格按照进化论的规律进行的，即进化低的结构修复能力大于进化高的结构。脊髓中有连接大脑和周围神经系统的所有结构，因此它涵盖了神经系统从最低级原始结构（网状结构）到最高级发达的神经元（贝茨细胞）以及其传导束（锥体束）的广阔范围。按其原则脊髓被修复的先后顺序是网状结构、小脑联结、脊髓丘脑联结、大脑皮质脊髓联结。虽然有关脊髓损伤的动物实验证实，细胞移植治疗有助于脊髓损伤后包括运动功能在内的功能恢复，但这与临床试验的结果并不完全相符。目前，全世界接受嗅神经鞘细胞 (OEG) 移植的脊髓损伤患者超过 1 例，接受移植的大多数病例主要表现为脊髓中进化较低的结构的修复，如脊髓损伤平面以下的温度、颜色、膀胱功能和肠道功能的改善（自主神经功能）、肌张力的恢复（脊髓小脑、红核脊髓的联结）在临床常被忽视且不易测定，部分患者还表现为感觉功能有明显的恢复。孙天胜等对 11 例脊髓损伤行 OEG 移植治疗，得到了相似的结果。

脊髓损伤动物接受 OEG 移植后可以获得较满意的功能恢复，而脊髓损伤患者接受OEG 移植后仅可获得轻度至中等程度的功能改善，功能恢复程度和可能性由高到低如下：

(1) 皮肤营养状况。

(2) 痉挛。

(3) 膀胱和肠道功能。

(4) 浅感觉（最长达 10 个节段）。

(5) 运动（仅限于损伤区域）。

由此不能轻率否定 OEG 移植对脊髓损伤的修复作用。脊髓的复杂性决定了任何单一的治疗干预都不可能解决所有问题，因此尽管移植细胞具备桥接、支持、分泌生长因子、替代等作用，在脊髓损伤修复中发挥的作用是多方面的，可以说基本涵盖了脊髓损伤修复的各个环节，可还是越来越多的学者强调包括细胞移植在内的多种治疗方法的综合干预。

另外，将基础研究成果应用于临床治疗试验应稳定过渡，不能急于求成，应规范细胞移植临床试验的人选标准。有学者认为，细胞移植临床试验最佳人选标准应为无残留压迫的陈旧性（＞6 个月）胸脊髓完全性损伤，脊髓连续性存在，神经功能无进一步恢复的患者，原因有以下几点：

(1) 急性损伤可能存在自发的修复，因而无法判断功能恢复的原因。

(2) 胸神经根主要支配节段性的感觉及运动，细胞注射的占位效应若引起损伤不至于构成严重的功能障碍。

(3) 对残留压迫减压带来的根性恢复与细胞移植的效果容易混淆。

(4) 多项研究显示对于陈旧不完全性损伤减压后仍存在神经功能的恢复。

所以，包括细胞移植在内的脊髓损伤的治疗还需进行更多更深入的研究，但所有的实验都应基于进化理论并严格遵循科学方法学的原理。

第三节 马尾神经损伤手术修复的可能性

脊髓下端逐渐变细并成为脊髓圆锥。脊髓圆锥逐渐变细呈锥状，末端移行为终丝。终丝一部分位于硬膜囊内称之为内终丝并抵达硬膜下界；一部分进入终线鞘内并在骶管内形成扇状，将脊髓固定在尾椎上。脊髓的每个节段都发出一对脊神经根。

脊神经根在椎管内走行方向在各节段有明显不同。在腰膨大部位的神经根纵行向下并围绕终丝形成马尾。

马尾神经损伤给患者带来的后果是灾难性的。腰 1 以下的骨折脱位可引起马尾神经的损伤，主要表现为损伤节段以下感觉运动等神经功能障碍，甚至造成损伤平面以下瘫痪，由于损伤部位的不同也可以出现不同的临床表现。腰 2 骨折脱位表现为双下肢不完全瘫痪；腰 3 骨折脱位残留髂腰肌、股四头肌和内收肌。腰 4 骨折脱位表现为双下肢膝以下的瘫痪；腰 5 骨折脱位表现双下肢膝以下的不全瘫。损伤平面以下感觉减退或消失；患者尿流动力学检查，表现为神经源性无张力性膀胱；根据损伤程度、平面的不同，双下肢股神经、胫后神经及腓总神经体感诱发电位检测可表现为无波幅引出、可引出波幅，但潜伏期延长、波幅降低。神经电生理检查也有助于损伤平面的判断，比如，腰 3 平面完全损伤，股神经 SEP 可引出，但胫后神经和腓总神经的 SEP 无法引出。

一、回顾

由于马尾神经损伤引发的后果是灾难性的，其修复就显得尤为重要。然而，在过去很长的时间里，马尾神经的修复仅仅局限于骨性结构的稳定及骨性压迫的解除，而针对神经结构的修复往往被忽视或让其自行恢复。实际上，骨性结构复位、稳定、减压后，不足以使断裂的马尾神经获得良好的对合和局部稳定，这种情况下需要借助外科的手段进行修复。然而，马尾神经能否进行手术修复的争议由来已久，在 20 世纪 60 年代之前，国外学者甚至认为马尾神经无法进行手术修复，自 Pubmed 上检索马尾神经手术修复的文献少之又少。实际上，马尾神经手术修复的困难主要源于其特殊的解剖结构。

马尾神经纤结构较为特殊，类似于周围神经但又有很大不同。马尾神经纤维漂浮位于椎管内，且条数众多，感觉和运动纤维混杂，且不具备周围神经的神经外膜，无法为缝合提供足够的张力。马尾神经纤维被比较疏松、菲薄，类似于周围神经内膜样的结构所包裹，形成束组样结构，易于分开。这就使损伤后马尾神经的对合和外科吻合存在一定困难。

20 世纪 60 年代以后，学者们对马尾神经做了大量的研究，肯定了马尾神经再生的可能性，其再生的方式类似于周围神经，但再生能力较周围神经弱。深入的解剖学研究也为马尾神经的手术修复提供了科学依据。

(一)马尾神经的解剖特点

1.马尾的神经束结构

椎管内的马尾神经根丝及纤维被类似周围神经的束间组织，束膜和内膜样的结构所包裹，但这些膜都比较疏松菲薄。马尾神经形成束组样结构，容易分开。这就使得马尾神经不具备周围神经的神经外膜，无法为缝合提供足够的张力。但也就是因为马尾神经缺乏神经外膜等结缔组织，损伤后几乎不回缩，这也为手术的修复了便利条件。

2.马尾神经条数

马尾神经条数众多，但排列规律马尾神经根在椎管内的数目，自上而下逐渐递减。由于圆锥一般终止于第 1 腰椎中下 1/3，因此第 2 腰椎水平的马尾神经数量最多。在硬膜囊中，每 1 个神经根由 1 条前根纤维束与 3 条后根纤维束组成，圆锥下从腰 2～骶 5 有 9 对神经根（第 1 腰神经根已穿出椎间孔离开椎管），即每一侧有 36 条纤维束，两侧 72 条，加 1 根终丝，各纤维顺行向下，每下移一个椎节，两个神经根共减少 8 条纤维束，至腰

5 椎间盘水平，只剩下 5 对骶神经根，即 40 条纤维束。在下腰椎椎管中，马尾神经数目逐渐减少，分散漂浮在脑脊液中，每条神经根的 4 条纤维，呈并行状合并为一束，但在手术中容易分开。而在 L1 间盘和 12 椎体椎管内，马尾集合在一起为一大束。

虽然马尾神经纤维数目众多，但其排列有自己的规律，这也是马尾神经可以手术进行修复的重要原因。在腰 3 椎间孔以上，马尾纤维束多密集在一起，各前根纤维束居前半，后根纤维束居后半，终丝在中间。此一特点对马尾断裂伤的修复，甚为重要。众多的马尾神经束，不可能也没必要逐条分开去对合，而是将整个马尾作为一大束，使前根（前半）对前根，后根对后根，选其中较粗的纤维束，用无创针线缝合固定 1 ～ 2 束，即可保持整个马尾对合，不必逐条缝合，为减少缝线刺激，缝合愈少愈好。

腰 3 椎间孔以下，马尾纤维束的数量逐渐减少，并在脑脊液中互相分开，各个神经根的后根束在远侧集合为一束，并与前根纤维束互相接近并行至出各自椎间孔。终丝则向后正中位移至腰骶水平，居后正中浅面，两侧各神经根由中线向两侧排列，腰椎者在两侧前部，骶椎者在后面近中线，横切面上呈马蹄状。每一神经根的前根束在前内，后根束在后外。马尾于此水平断裂，即需逐条缝合修复，上述排列规律可作为判断纤维束归属的参考依据。

3. 马尾神经纤维轴突数量

后根神经纤维的轴突数量，平均每一神经纤维为 311682 条，前根神经纤维为 94983 条，后前根比例 3.2:1。骶神经者，特点是骶 3 以下各神经根较细。肋间神经纤维轴突计数约在 10000 ～ 35000 之间，其中运动神经轴突所占较少。肋间神经运动神经轴突数与马尾中腰骶神经运动纤维轴突数，相差甚远，至少十余倍。因此用肋间神经移植桥接马尾或腰骶神经根以恢复下肢运动功能，从解剖基础看是不合理的。排尿功能的低级中枢在骶 2、骶 3。用肋间神经修复骶 2、骶 3 神经，在纤维数量上是合理的。

4. 马尾神经的血供及营养

马尾神经的血供近端来自脊髓动脉，远端来自椎间孔处的根动两个系统在神经纤维的外 1/3 吻合部血管密度较低，为贫血区。马尾神经血管多浅表且与神经纤维走向平行，神经根在行程中没有来自邻近组织的区域性节段血管来补充血供，一旦断裂或受压易发生缺血。这可能就是马尾神经损伤后比其他周围神经恢复更慢的原因之一。

尽管马尾神经的血运并不理想，但脑脊液可以提供一部分的营养。通过放射性核素追踪法发现，通过脑脊液进入神经根的核素为 58%，而通过根血管只进入了 35%。这说明脑脊液提供给神经根的营养比根血管多。给狗的蛛网膜下腔注入印度墨水，发现神经根的许多微静脉中有染料，显示脑脊液在某种程度上介入了马尾神经的血液循环。有研究表明，在马尾神经的营养来源中，脑脊液来源占 (60.8±7.3)%(50.5% ～ 70.0%)，血液循环来源占 (39.2±7.3)%(30.0% ～ 49.5%)。当马尾神经因断裂导致血运障碍时，脑脊液能够为马尾神经的手术修复提供部分的营养支持。

（二）马尾神经手术修复现状

通过基础研究证实了马尾神经可以再生，且深入的解剖学研究也为马尾神经的手术修复提供了科学的思路和依据。腰椎骨折脱位所造成的马尾神经损伤，单纯通过减压固定恢复脊柱的稳定性和序列，马尾神经自己恢复的可能非常小，特别是断裂的马尾神经因无法对合而失去恢复的机会。手术干预的必要性显而易见。

1. 马尾神经修复的方法

(1) 马尾神经缝合术：马尾神经作为一种周围神经，在修复中首先想到并进行尝试的方法就是马尾缝合术。由于马尾神经没有外膜，通常进行束膜缝合，需要在显微镜下进行。马尾神经束众多，不可能也没必要逐条分开去对合，当在而是将整个马尾作为一大束，使前根（前半）对前根，后根对后根，选其中较粗的纤维束，用无创针线缝合固定 1 ～ 2 束，即可保持整个马尾对合。而当断裂马尾神经位于腰 3 以下节段，则应根据马尾神经局部解剖进行仔细辨认对合后缝合。

这些作者都证实了马尾神经修复的恢复主要是运动功能的恢复，这种恢复不是减压、固定所发生的根性恢复，而是与距离相关的神经再生性恢复。胥少汀等报告了一例男性患者，L1 ～ L2 间横向完全脱位，伤后 48 小时手术，切开复位，切除 12 椎板，见马尾自脊髓圆锥以下完全横断，无明显挫裂损伤。将马尾按照粗细纤维不同进行对合，并将纤维之软膜用细丝线缝合 2 针，将马尾固定对合良好。缝合硬膜，行脊柱内固定。术后经卧床、中药、针刺等保守治疗。术后 10 个月，双侧股四头肌出现恢复，17 个月双侧髂腰肌、股四头肌及股内收肌群肌力达 4 级以上，臀大肌、臀中小肌、阔筋膜张肌等 2 ～ 3 级，小腿诸肌及下肢感觉均无恢复。12 年后复查，除上述已恢复的肌肉，肌力增长至 4 ～ 5 级以外，无新的肌肉恢复，感觉也无恢复。

如此成功的案例在马尾神经缝合的临床研究中并不多见，更多的是暴露出缝合马尾神经的一些问题和缺点。首先，缝线作为一种异物不能被组织吸收，因此对吻合口的影响是长久的；其次，由于马尾神经缺乏结缔组织，因而不易缝合，过多的操作必然会加重吻合口两断端的损伤；并且，缝线会造成吻合口局部的血液循环障碍，最终，由于马尾的神经束无神经外膜，而有相当于周围神经的束膜样组织，即便在手术显微镜下操作也较为困难。纤维蛋白胶黏合的方法应运而生。

(2) 马尾神经纤维蛋白胶黏合术：纤维蛋白胶的临床应用已经通过美国 FDA 的批准，同时也在我国临床广泛应用，已经成功的用于脑神经的临床修复和其他组织的修复中。临床常用的纤维蛋白胶通常含有纤维蛋白原和凝血酶两种成分，可在 3 ～ 5 秒钟内凝结，可以即刻的黏合稳定马尾神经。纤维蛋白胶黏合应在吻合口张力不大的前提下应用。马尾神经后由于神经很少有回缩，一般吻合口张力不大，适合行纤维蛋白胶的黏合。当马尾神经存在大段缺损时，可取外周神经移植黏合修复。

孙天胜等报告了 8 例 L2 和 L3 骨折脱位伴马尾神经损伤的病例，手术整复骨折脱位，侧前方减压，椎弓根内固定系统固定，恢复脊柱的稳定性和椎管的连续性，在 4 倍手术显微镜下进行马尾神经探查，切除部分马尾神经挫伤区，部分病例直接黏合，部分病例缺损较大者取双侧腓肠神经，显微镜下去除外膜，桥结马尾神经，每一断端用 0.1mL 的纤维蛋白胶黏合，或用马尾感觉神经桥接马尾运动神经，2 ～ 3 根马尾感觉神经可以桥接一根马尾运动神经，同样每一断端用纤维蛋白胶黏合。神经纤维修复时应注意神经的上下两端的自然走向，尽量做到按正常的解剖关系修复神经，防止神经纤维的扭转、运动神经纤维与感觉神经纤维错接，但不要刻意强调解剖修复如 L1 的运动神经只能修复 L1 的运动神经。结果显示新鲜的腰椎骨折脱位马尾神经损伤修复后大腿肌肉功能都有恢复，无论腰神经支配的股四头肌还是骶神经支配的臀部肌肉，说明肌肉功能的恢复与神经的再生有关；膝关节以下肌肉全部没有恢复，说明靶肌肉的恢复与受伤部位的距离有关；陈旧性损伤无任何恢复，说明恢复有一时间窗。修复马尾感觉神经与不修复马尾神经的病例一样，与术前相比无任何改变，双下肢股神经、胫后神经、腓神经体感诱发电位与术前相比无明显的变化。

纤维蛋白胶黏合方法与显微缝合相比的主要优点在于手术时间短，可在 3 ～ 5 秒内将神经断端黏合，外科创伤小，不易引起组织缺和异物反应小，利于损伤组织的修复再生，因此用纤维蛋白胶黏合是修复马尾神经损伤较好的方法，而断端良好的对位是神经再生的关键。由于纤维蛋白胶凝固较快，在纤维蛋白胶的使用中应先将神经理顺。纤维蛋白胶粘接神经纤维时，使用 1mL 的双筒注射器以保证每一粘结点没有过多的纤维蛋白胶，过多的纤维蛋白胶会影响神经纤维的再生。

(3) 外周神经桥接移植修复术：当因损伤造成马尾神经出现大段缺损，或通过骨性短缩手术无法达到无张力的缝合和黏合时，需要移植外周神经桥接马尾神经以修复其功能。移植桥接神经修复术应在显微镜下手术，神经来源可取自肋间神经、腓肠神经，术中应在显微镜下剥离周围神经外膜，必要时可取马尾神经感觉纤维进行桥接。修复中应关注神经纤维的条数是否与桥接修复的马尾神经断端相对应，过细的神经和过少的纤维无法修复和桥接较粗及纤维较多的马尾神经，应多股桥接修复。由于桥接神经修复存在两个吻合口，明显影响了轴突的再生和修复效果，所以应尽可能地行直接吻合术。两个吻合口若使用缝合法，由于缝线所带来的问题，则会进一步影响神经的再生，故在桥接修复中，纤维蛋白胶的优点更加突出。

游离神经移植修复脊髓马尾神经损伤自从 Ca-jal 首先报道以来，大家在此方面做了许多工作。移入的游离神经虽然能存活，但很少的神经元长入移植的神经中，这是因为移植的早期组织液难以渗透太长的距离到达中央部位，而后期长入时间长，结果使中央区缺血，造成"中心性坏死"，施万细胞因长时间缺乏营养而变性坏死，成纤维细胞的增殖就会替代施万细胞，留下瘢痕化的神经内膜管和纤维化的神经，阻碍再生轴突的通过。所以移植的神经根不能太粗太长。血管化的多束组神经移植可在一定程度上解决上述的问题。血管化神经在周围神经移植中，其再生神经的轴突的直径、数目及速度均明显优于游离神经。血管化的过程可将移植神经于术前2周埋藏于足背动脉，可将分支血管束植入神经外膜下。研究表明1～2周内周围毛细血管长入预制血管化的神经，于2周时完成了血运的重建，毛细血管再生的质量完好，数量也较多，使不带血供的移植神经较快地血管化。这种再血管化为马尾神经的再生提供了良好的局部微环境，有利于细胞、细胞外基质、弥散因子经新生毛细血管网充分渗透入腓总神经束间和束内，在局部形成部分血管化，避免了因神经移植过于粗大、组织液渗透及血管支配困难而形成的中心性坏死，因此移植神经纤维的质量与马尾神经功能的恢复有很大的关系。

(4) 马尾神经修复术中脊柱结构处理的要点：马尾神经修复术是一个需要在显微镜下操作的复杂操作，首先应复位骨折和脱位，通过脊柱结构复位促进神经结构复位，给予确实的固定，同时应给予彻底的减压，硬膜可作充分的切开，能够有足够的空间清楚的显露马尾神经。当马尾神经出现缺损时，可适当地短缩脊柱，从而利于马尾神经对合，而尽可能地避免移植修复。

2. 马尾神经修复后神经功能恢复的特点和规律

(1) 马尾神经修复后肌肉恢复的顺序及特点：在L1-2椎间盘平面，马尾神经有72根神经纤维束，加1根终丝，手术缝合时并非将每一根马尾都对合缝合，存在对合不准确的可能性。在技术上，由于72根神经束密集一起，也不可能逐一分开进行对合，因马尾断端密集一起，并未散开。而是将上下端马尾作为一大束，进行对合，使粗束对粗束，细束对细束，原位对合进行缝合的，分析一下各神经根支配之肌肉及恢复情况，就可看出并非是对合不准确了。

由表可见，同一个L5～S1或S2神经根支配的臀、股部肌肉有了很好的恢复，而小腿的肌肉则无恢复。说明不是对合不准的问题，而是与肌肉距马尾断裂的距离有关。此例臀、股部肌肉的肌腹中点、距L1～2间马尾断裂处的距离约为350～360mm，按周围神经再生生长速度，每日1～2mm计算，约需10～12个月的时间，与此例术后10个月出现股四头肌开始恢复的时间一致，由L1～2间至小腿中上1/3交界处及中部之距离为650mm约需2年时间的生长才能达到。可能由于时间过长，肌肉神经结合处的运动终板已经退化萎缩，而影响恢复。由此可以认为，马尾断裂后修复的时间，应该是愈早愈好。而陈旧性损伤的患者也可能是同样原因，没有出现任何的功能恢复，腰3以下骨折脱位主要影响双膝以下的肌肉，可能手术修复马尾神经的效果不如腰3以上的马尾神经。因此对于腰2腰3的骨折脱位所致的马尾神经损伤应尽早手术修复马尾神经，可以获得膝

创伤骨科疾病诊疗与围术期学

关节以上大腿肌肉的恢复。

(2) 马尾神经修复后下肢运动及感觉功能恢复的差异：如前所述，在 L5、S2 各神经根支配之大腿肌肉恢复，而同一神经根支配之感觉未恢复，说明不存在对合不准确的问题。正如本章前面马尾解剖一节所述，在 L1～2 椎间孔水平，马尾的前后根纤维是呈圆形排列的，前根纤维在圆的前半，后根纤维在圆的后半，排列紧密。马尾对合缝合手术，是从后面进行的，在直视下对合好的正是后根纤维，前根纤维反而不能直视见到。既然前根支配之肌肉有了恢复，说明前根纤维已对合好，后根纤维在直视之下已对合好，不存在断端对合问题。

感觉根纤维与运动根纤维在神经结构上的不同和再生存在一定相关。运动纤维自离开脊髓前角细胞后，其轴突纤维直接达到效应器官，即运动终板及肌肉。感觉纤维则不然，从后角细胞发出之纤维至后根神经节，经过突触连接，转为周围神经纤维，直达皮肤等感觉终末小体。当马尾断裂缝合修复后，运动纤维再生通过吻合口后，即直达效应器官，获得恢复。感觉纤维则不然，由于需与后根神经节细胞再生通过吻合口之后进入脊髓，根据前面提到的实验观察，感觉神经纤维进入脊髓困难，未能与后角细胞建立联系。

许多实验研究发现马尾运动神经的恢复明显优于马尾感觉神经，作者的临床研究发现患者的双下肢运动均有不同程度的恢复，而双下肢感觉术前与术后无明显差异，双下肢体感诱发电位均未引起任何电位，朱兵等研究发现，猫马尾神经无论感觉运动的神经，在吻合口处都有再生的神经纤维通过，运动神经再生的神经纤维通过吻合口后可以顺利地到靶肌肉，而感觉神经再生的神经纤维，通过吻合口后则无法进入脊髓内与位于髓内的感觉第二级神经元发生突触联系，究其原因可能是：

1) 胶质细胞在神经进入脊髓部位增生阻挡了感觉的再生。

2) 少许胶质细胞分泌髓鞘生长抑制蛋白，进一步抑制再生神经的轴突再生。

3) 马尾感觉神经和马尾运动神经的营养供应不同，前者主要来源于神经根节，而后者主要来自脊髓，由于脊髓内血液循环比后根节丰富。作者的病例中修复感觉神经，与不修复感觉无明显差异，因此就目前修复手段和技术，可以将马尾感觉神经，作为修复马尾运动神经的移植材料，尽管可以取双侧的腓肠神经作为移植材料，但神经外膜很难完全去除，可能会影响神经的再生。

3. 不同节段马尾损伤的修复

(1) L1～3 段马尾断裂的修复：此段马尾神经密集，多不散开。以脑棉填塞头尾端蛛网膜下腔后，盐水冲洗断端，在手术显微镜下观察断端损伤情况。马尾断裂多由于椎管完全错位所引起，系横断性切伤，断面尚较整齐，断端挫伤并不严重。故清洗断端，除去血块后多不需切除马尾断面。如此则如同整复骨干骨折一样，将两断端对合，由于马尾在椎管内的长度储备，将其拉拢黏合或缝合，并无张力。在未切除马尾断面者，按

· 74

马尾后表面神经束的粗细排列位置，可将头尾端对合准确，每一断端用 0.1mL 的纤维蛋白胶黏合或以 11～0 无创伤尼龙针线缝合两侧较粗纤维的神经束膜 1～2 针，即可保持马尾的对合。如马尾断端有挫裂伤，则需将挫灭之纤维切除一段，所造成的缺损可以取双侧腓肠神经，显微镜下去除外膜，桥接马尾神经，也可以取马尾感觉神经桥结马尾运动神经，一根马尾感觉神经可以桥接 2-3 根马尾运动神经，同样每一断端用纤维蛋白胶黏合或缝合。

(2) l3 以下马尾损伤：此处马尾已各自散开，漂浮于脑脊液中，临床所见到的此平面的马尾损伤，很少是整齐横断伤，多是部分断裂断端不整齐，有些纤维被挫裂伤。此时马尾各神经的对合，就要依靠马尾解剖知识，按该束的解剖部位进行对合。逐条神经根纤维束都对合起来是困难的，为了下肢有用功能的恢复，将 L3、L4～S2～3 神经前根的纤维对合是必要的，如有缺损，可取后根纤维束移植修复。

二、展望

总之，马尾神经是可以被修复的。最近，已经有学者用细胞移植来修复马尾神经损伤，虽然目前仍在实验研究阶段，并未在临床上得到应用证实，但也是目前研究的一个方向，对于移植细胞的类型、移植途径、移植剂量均需要进一步研究。另外，自体神经桥接及嫁接移植已经在临床上显示了一定的效果，然而异体神经细胞神经能够作为较好的桥接材料用于修复，目前仍在研究之中；纤维蛋白胶的黏合尤其独特的优势，但随着材料学的发展也可能会有更好的材料黏合神经，快速吸收，并桥接神经，从而为马尾神经断裂的修复提供优良的载体和支架，上述的问题都需要我们进行深入的研究。还有，作为外科医生在关注马尾神经手术修复的同时，还应关注到马尾神经损伤所致神经功能障碍的康复治疗，尤其是排尿功能障碍的康复。

第四节　脊髓损伤的康复治疗

一、脊髓损伤康复概况

脊髓损伤所致的瘫痪是一种严重的肢体伤残，无论对患者的生活自理能力还是心理都造成极大的影响。从临床治疗角度讲，目前在世界范围内尚无有效治愈方法。在脊柱脊髓损伤的临床治疗过程中，外科治疗与早期康复相结合是比较实际的方式。对脊髓损伤的早期康复，可使患者在尽可能短的时间内，用较少的治疗费用，得到最大限度的功能恢复，提高患者的生活质量，减轻家庭和社会的负担。

脊髓损伤患者康复是在 1940 年后由 Guttmann 提出，而后在英美等国逐渐开展起来。自 1940 年以来，随着临床医学的进步和康复医学的发展，脊髓损伤患者的死亡率逐渐下降。20 世纪 50 年代，低位截瘫患者可长期存活。20 世纪 60 年代高位截瘫患者也可长期存活，但四肢瘫的死亡率达 35%。70 年代，由于广谱抗生素的应用和心肺复苏技术的改进，低位四肢瘫患者长期存活率提高。80 年代以来，在发达国家，由于现场急救技术的普及与改进，高位四肢瘫患者 (C4 以上) 存活率大大提升。应用现代康复工程技术，如气控电动轮椅、声控电脑、环境控制系统等，使高位四肢瘫 (C4 以上) 的康复取得了实质性进展。在我国，高位四肢瘫 (C4 以上) 的存活率仍偏低，急救成功者多因早期并发症 (主要是呼吸系统并发症) 而死亡。目前由于技术条件和设备条件限制，我国高位四肢瘫 (C4 以上) 的康复基本未能开展。我国的急救体制也与西方国家有很大不同，脊髓损伤后是进入专业化脊髓损伤中心或还是在一般性综合康复中心接受治疗尚有争论。脊髓损伤康复也需要社会保障体制的有力支撑。

现阶段，我国脊髓损伤治疗绝大多数首诊多在综合医院，脊髓损伤康复治疗中的问题应引起临床医师的重视。这些问题不仅包括技术、人力、设备条件和经济资源利用的问题，也包括对脊髓损伤康复的理解与认识的问题。

二、外科治疗与康复

外科治疗的主要目标是：

(1) 骨折和 (或) 脱位的复位，恢复脊柱解剖学形态和生物力线。

(2) 椎管减压，解除骨折块对脊髓或马尾神经的压迫，为脊髓功能恢复创造条件。

(3) 坚强内固定重建脊柱稳定性。

(4) 利于进行早期康复。在颈椎骨折脱位伴有脊髓损伤的患者尤为重要。即使是颈脊髓完全性损伤，神经根性恢复所带来的上肢功能改善，都会进一步提高患者康复水平。手术仅是脊柱脊髓损伤治疗的重要环节，其主要目的是重建脊柱稳定性，椎管减压以促进脊髓功能恢复，为早期康复训练创造条件。若无早期康复的理念，一些手术治疗就失去了意义，对完全性脊髓损伤尤为如此。

三、早期康复概念与临床分期

以往，国内多数脊髓损伤患者在综合医院骨外科接受急救处理和外科治疗后，便被认为临床治疗结束而通知出院或转入疗养式的医院休养，消极等待可能的恢复。由于没有开展早期康复，患者压疮、泌尿系感染等并发症发生率高，卧床时间延长，关节僵硬挛缩，加之患者的心理状况均不利于康复的实施，导致生活质量显著下降。脊髓损伤功能恢复和住院时间与患者受伤至康复计划实施的时间相关，伤后康复实施越早，所需住院时间越短，经费支出越少，而所获得的功能恢复越多，并发症越少。长期以来，康复被认为是在临床治疗结束以后才开始的，是临床治疗的延续，这种观点是不正确的。康复与临床治疗应同时开始，只是后期以康复为主。

美国脊髓损伤康复统计资料显示，由于开展早期康复，脊髓损伤患者的住院时间和医疗经费有逐年下降的趋势。根据著名的美国脊髓损伤中心 Shepherd 医院 1997 年的研究结果显示：伤后 2 周内开展康复者，平均住院康复的时间最短，功能恢复 (FIM) 的增加值最高；伤后 85 天开始康复者，住院时间为 35 天而功能恢复 (FIM) 的增加值只有 22 分。

研究结论，脊髓损伤后开展康复越早则住院时间越短，康复效果越好。美国脊髓损伤康复平均住院时间在 4 周以内，并有逐年减少的趋势；平均康复住院的经费也相应减少。因此，脊髓损伤必须开展早期强化康复，其含义是根据脊髓损伤的情况确定康复程序，在身体可承受的情况下增加康复训练时间及康复内容，同时完善训练方法，适当增加强度。

(一) 脊髓损伤康复分期

脊髓损伤康复可分为早期康复和中后期康复。早期康复分为 2 个阶段，急性不稳定期 (卧床期) 和急性稳定期 (轮椅期)，中后期康复是在巩固和加强早期康复训练效果的基础上，对有可能恢复步行的患者进行站立和步行训练，对不能恢复步行的患者加强残存肌力和全身耐力的训练及熟练轮椅生活技巧。

急性不稳定期即卧床期，约在伤后 2～4 周以内。此期患者脊柱和病情尚不稳定或刚刚稳定。同时，50% 左右的患者因合并有胸腹部、颅脑及四肢的复合伤以及高位颈脊髓损伤多为多器官系统障碍，因重要生命体征不稳定而采取卧床和必要的制动措施。但是，这一时期也是开展早期康复的重要时期。

急性不稳定期 (卧床期) 康复训练包括：

(1) 在脊柱外固定保护或不影响脊柱稳定条件下，床边进行患者 ROM 训练和肌力训练。

(2) 颈髓损伤的包括协助咳嗽、排痰在内的呼吸功能训练，增强膈肌肌力，预防呼吸系统并发症是重要的。

(3) 在静脉输液停止以后，即可考虑开始间歇导尿和膀胱反射功能训练，目的是预防泌尿系统感染和重建排尿功能。

(4) 定时翻身的体位变换和保持关节活动度，是预防压疮、关节肌肉挛缩、下肢深静脉血拴的重要措施。

(5) 在脊柱和全身病情基本稳定的情况下，抬高床头训练和变换体位，预防体位性低血压。为离床活动作准备。

急性稳定期即轮椅期，约在卧床期结束后的 4～8 周或伤后的 2～12 周。此期患者经过内固定或外固定支架的应用，重建了脊柱稳定性。危及生命的复合伤得到了处理或控制，脊髓损伤引起的病理生理改变进入相对稳定的阶段。脊髓休克期多已结束，脊髓损伤的水平和程度基本确定。应逐步离床，进入 PT 室或 OT 室进行评价和训练。

（二）早期康复目标

早期康复训练计划通过早期康复评定来确定，康复评定依据美国脊髓损伤协会(ASIA) 标准。评定内容包括脊柱脊髓功能评定（即神经系统检查）和康复功能评定，以确定脊髓损伤水平、脊髓损伤程度、运动和感觉评分、FIM(功能独立评分) 及躯体功能评定、心理功能评定及社会功能评定等。早期康复首次评定应由主管医师主持，由责任护士协调，由 PT 师、OT 师、心理医生组成康复小组。首次评定在床旁进行，根据脊髓损伤水平与程度确定康复的基本目标，并分阶段实施。

四、脊髓损伤康复的运行机制

由于脊髓损伤本身尚无有效的治疗方法，早期康复通过康复训练的措施，达到预防功能障碍加重和促进功能恢复，是早期康复最重要的作用。早期康复后续阶段的康复，属于残疾康复的范畴。现有康复医学模式二战后形成于英国。因为它在伤员救治，功能恢复和回归社会等方面显示了巨大作用，而被广泛认可并逐渐在全球普及。二战以来，康复医学经历了国家范围内集中设置若干个康复中心的模式到综合医院内设置康复科室的模式。现在两种模式并存。在康复科进行的多是脊髓损伤的后期康复。目的是提高生活质量和回归社会，具体内容包括平衡训练、肌力训练、坐位训练、轮椅使用、实用性运动功能训练等。脊髓损伤后 1 ～ 2 个月是决定患者功能恢复的关键时期，而这期间诸如颈椎损伤的呼吸功能障碍、低钠血症、复合伤或多发伤等诸多问题不便于康复科独立管理并实施早期康复训练。

（一）脊髓损伤单元利于外科治疗与康复相结合

脊髓损伤单元患者主要来源有两个，脊柱脊髓患者损伤后未治疗立即送往脊髓损伤单元，另外就是在其他医院骨科术后有脊髓损伤患者，为康复而转院。脊髓损伤患者在脊髓损伤单元内要达到预期目标，必须按一定的康复程序（模式）进行，从而达到回归家庭和回归社会的目标。在脊髓损伤单元内，治疗与康复相结合的要点是：SCI 单元须有治疗和康复专家组成的团队，而且治疗和康复两者要兼顾，交流在单元内进行，医师可在短时间内了解病情全貌及需求，决定外科治疗和早期康复介入。在单元内由手术医生和康复医生共同参与，形成手术治疗与康复相结合的模式，开展早期康复治疗，有利于患者尽早的功能恢复。单元内的康复医生角色也可由有手术经验的医生担当，并定期轮换，使单元内的医生既有手术治疗的经验也增加了脊髓损伤康复方面的知识。同时保证团队内部连续、高效、灵活、快捷地工作。这种治疗和康复相结合的模式优点是沟通快捷、便于调整计划；康复 Team 范围小、效率高。

中国康复研究中心的经验，在脊柱外科内建立了脊髓损伤单元模式，设立专职康复医师。管床外科医生接收患者后，在进行外科治疗的同时向科内专职康复医师开出科内会诊单。然后由专职康复医师负责召集，组织康复小组，在床旁对患者进行康复评价，并启动早期康复。管床外科医生在时间允许的情况下参与康复评价，并与专职康复医师密切沟通，提出康复施行中应注意的脊柱外科问题，使治疗和康复有机结合。专职康复医师在伤后早期就能够了解病情全貌及具体康复需求，并及早召集康复专业人员，使早期康复早期介入、及时实施。为提高脊柱外科医生对康复的了解和重视，该中心正在摸索脊柱外科医生与专职康复医师角色定期轮换，相互交流并学习治疗和康复两方面知识的人才培养模式。

（二）脊髓损伤的评价

应用 ASIA 评分是脊髓损伤神经功能评价的基础。ASIA 评分的具体内容已在脊髓损伤诊断与分类一节作了较为详细阐述。ASIA 评分的目的是便于医生在掌握脊髓损伤状况的基础上记忆和使用的一种评价方法。本节主要提示注意的是正确理解和应用 ASIA 评分标准。ASIA 评分标准，脊髓损伤在目前情况下没有定量检查尺度的状态下，专家们人为制订相对半定量的一个标准，使得人们在讨论脊髓损伤时有一个共同遵循的准则，能够使彼此理解所讨论的问题。但它不是完美无缺的，还存在诸多需要改进之处。未来有可能随着人们对脊髓损伤认识不断深入，会发现新问题加以完善。ASIA 评分标准在临床应用过程中，有些易产生混淆之处值得注意。

1. 正确判断运动平面

当上下肢关键肌肌力可以检查时，容易判断运动平面，如果一块关键级的肌力大于等于 3 级，那么它的神经支配水平就代表了运动平面。在无法检查肌力，可以参照以下方法判定。举例说明，如果感觉平面位于 C4，C5 肌力 0 级或小于 3 级，那么可以认为运动平面位于 C4。如果感觉平面位于 C4，C5 肌力大于等于 3 级，那么运动平面位于 C5。如果感觉平面位于 C3，C5 肌力大于等于 3 级，那么运动平面位于 C3 而不是 C4，因为此时 C4 感觉不正常，故认为运动功能也不完全正常。如果上肢都正常，感觉平面位于 T6，运动平面就位于 T6。上肢肌力正常，如果感觉平面 T12，屈髋肌力 (12)3 级，由于 L1 感觉也不正常，因此运动平面是 T12。

2. 正确区分 AIS 中的 B 级和 C 级

脊髓损伤 B 级代表感觉不全损伤，C 级代表运动不全损伤，这是两种截然不同的级别，预后也不同。一定要正确的使用运动平面，才能正确区分。感觉平面位于 C5，运动平面位于 C6，神经学平面位于 (NU) 也是 C5，平面以下有部分感觉及运动功能保留。该患者没有肛门括约肌自主收缩，但如果按照 C5 以下超过 3 个节段运动功能保留，可能错误判断为 C 级损伤，即运动不全损伤。错误原因是 B 级和 C 级的起始判定平面是运动平面，而不是感觉平面。如果以 C6 为起始平面，可以发现此例患者没有超过 3 个运动节段保留，故正确分级是 B 级。

3. 正确区分 AIS 中的 C 级和 D 级

AIS 的 C 级和 D 级代表运动不全损伤，预后更好，所不同的是肌力大于等于 3 级的关键肌数量。C 级要求小于一半，D 级要求大于一半，问题是如何正确判断起始平面。

4. 圆锥综合征和马尾综合征

解剖学上，圆锥是指脊髓末端骶髓变细部分 (S3-5)。骨外科临床中，圆锥、马尾往往笼统地被一并提及，不作细分。但 ASIA 标准中的圆锥综合征与马尾综合征在分类上是完全分开的。圆锥综合征受累范围包括骶髓和腰段神经根，而马尾综合征是指单纯马尾神经部位的损伤。所以 ASIA 标准内不存在 "圆锥马尾综合征"。

5. AIS 分级与残疾关系

AIS，虽被称为残损分级，但其单独使用不能说明残疾的程度。因此有 "同样是 C 级，功能相差甚远" 等临床现象。事实上，利用 ASIA 标准评估残疾的严重程度，首先要确定损伤的节段，按残疾由重到轻可粗分为颈髓、胸髓、腰髓、圆锥和马尾。AIS 分级是损伤平面处脊髓受累的程度，按损害程度由重到轻分为 A、B、C、D 和 E。相同损伤平面的不同 AIS 分级才具有可比性。损伤平面和 AIS 分级联合运用才能像坐标一样锁定残疾严重程度。越是远离原点，残损程度越轻。同一节段或残损分级内的差异可采用运动和感觉评分来表示，评分变化达到一定程度才能跨级或跨越节段。

目前临床上对于 Frankel 分级方法的认识存在一定的问题。需要说明的是，临床经常使用的 Frankel 分级是 ASIA 标准的重要组成部分，已于 2000 年经 ASIA 神经学标准委员会修订后更名为 ASIA 残损分级 (修改自 Frankel 分级)。ASIA 残损分级代表了脊髓的损伤程度，而不是脊髓的损伤节段。同样是 ASIA 残损 D 级，患者功能情况可能差别很大；在不完全性脊髓损伤中，根据脊髓损伤的病理改变，脊髓中的灰质与白质不可能完全恢复。临床上，不完全性脊髓损伤病例难于完全恢复正常，肌力也较难都恢复到 5 级。有些患者往往还残留病理反射，因此，ASIA 残损 E 级患者中感觉和肌力可能完全正常，但部分患者仍可能残留病理反射。再者，四肢与截瘫同用一个 ASIA 残损分级，难于评估。ASIA 评分同时受到脊髓损伤节段和 ASIA 残损分级的影响。如同样是胸 10 脊髓损伤的患者，AIS 分别为 C 和 D 级的评分肯定不同；同样是 ASIA 残损分级 A 级，颈 6 和颈 7 的 ASIA 评分也存在差异。

6. ASIA 评分缺陷

单单按照 ASIA 评分记录脊髓损伤神经恢复，并不能显示恢复状况。例如，颈 6 完全性脊髓损伤，虽然屈腕肌恢复，但 10 组关键肌中没有列出该肌，因此无法认定为神经功能恢复，只有在伸肘肌恢复后才可认定，这样就忽略了屈腕肌恢复的临床意义。同样在 C6 损伤病例中，常可见旋前圆肌恢复。旋前圆肌是屈指功能重建的重要肌肉，但 10 组关键肌中没有该肌，亦无法认定为神经功能恢复。C7 平面脊髓损伤评分以屈肘 5 级，伸腕 5 级，伸肘 3 级，以下皆为全瘫，计算为运动评分 26 分，若治疗后恢复了 8 分，其意义是什么？是屈指肌的恢复还是伸肘肌肌力的增强？并不清楚。对于患者有意义的运动恢复，并未记录在 10 对关键肌中，ASIA 评分也就无法反映出来；而 ASIA 评分有恢复，但对患者的功能提高可能没有意义，因此单纯使用 ASIA 评分缺乏全面性。当前所采用改进的办法是，在尊重 ASIA 评分基础上，记录运动功能评定的结果，详细的记录每块肌肉的力量变化，全面地反映患者神经体征的变化。

五、康复教育

脊髓损伤是可以造成终身残疾的严重损伤。但是患者不可能终生住院治疗，而且因国家资源限制，脊髓损伤的住院康复时间将会明显缩短。因此，患者及家属应通过康复教育了解有关脊髓损伤的并发症预防与康复知识，以便患者返回社区后能开展社区康复，达到生活自理与独立的程度。

脊髓损伤的康复教育应从早期康复入手，从患者的家属开始，特点是：

(1) 患者是早期康复的主动参与者，不是被动接受者，必须通过教育掌握有关知识与技能。

(2) 早期强化康复需要患者及家属的配合，因此家属也应了解有关脊髓损伤康复的知识。

(3) 早期强化康复的目标是患者早日返回社区，开展社区康复。康复教育为社区康复做准备。康复教育课程由病区护士负责组织、实施。专业一体化 (医师、护士、PT 师、OT 师、心理医师、职业工作者和社会工作者) 讲解与脊髓损伤相关的并发症和康复技术。同时，指导患者和家属学习简单易行的康复技术，为出院后开展社区康复做准备，从而缩短住院时间。通过定期随访及问卷调查，回馈患者需求，调整教育内容和改进方法，从而提高康复教育水平。

六、脊髓损伤患者心理变化

在脊髓损伤的急性期，在受伤后神经功能可能部分或全部丧失，作为一个健康人面对一个身体的重大变故，心理层面必然要出现面对未来的担忧和困惑，这是一个正常的心理变化。临床工作者应与患者及家属共同面对这样的心理变化过程。当这种变化长期存在，精神状况长期得不到改善并影响患者临床治疗与康复的时候，才需要进行心理干预。

脊髓损伤者常见心理问题包括：心理创伤、情绪情感障碍、行为异常、心理适应性降低、防御过度、人格障碍等。对于脊髓损伤患者产生的各种心理问题，通常运用支持、认知和行为等心理学方法帮助患者尽早度过心理危险期，树立康复信心，使他们顺利回归家庭和社会。同时，在心理咨询和治疗过程中，还要针对脊髓损伤患者的病情和心理特点，注重心理康复策略。

在脊髓损伤心理康复过程中要建立良好的医患关系。良好的医患关系是心理治疗的基础。心理康复工作者必须重视与患者建立良好的医患关系。同时要把握认识病情的时机，使患者认识到脊髓损伤区别于一般疾病的重要特征是康复周期长，损伤愈合慢，且常伴有肢体残疾。帮助患者全面了解脊髓损伤的特点并接受伤残现实是患者进入医院康复的第一步，也是患者从正常转向残疾生活的开始。另外要明确康复训练的价值和意义，帮助脊髓损伤患者正确认识康复训练的重要性，引导他们将注意力集中于康复训练，既是患者康复的关键同时也有利于患者心理能量的正确释放，缓解心理压力。最后要重建患者的价值取向，使患者认识到残疾并不等于失去自由及一切，也不等于没有作为和价值。要正确认识残疾和残疾后的人生价值，树立正确的价值观，重新找回人生的幸福感，坦然面对残疾和未来。

七、脊髓损伤康复过程中常见的并发症

（一）呼吸系统并发症

脊髓损伤使参与呼吸的肌肉不同程度地失去神经支配，由此必将造成肺功能的损害。对于急性脊髓损伤患者，应尽早根据临床表现和查体结果对脊髓损伤的具体情况如损伤的节段和程度等进行准确的判断，并评估呼吸系统功能情况。在对脊柱制动固定时应注意保持正确的体位并随时清除堵塞于呼吸道内的分泌物或呕吐物。如仍不能使呼吸道恢复通畅或有呼吸衰竭表现，则应紧急建立人工气道，可根据病情需要采用气管插管或气管切开。对于急性脊髓损伤后气管插管的方法，一些作者认为经口腔插管安全性差，容易加重颈髓损伤，因而以经鼻道气管插管为宜。机械通气后可根据病情如肋间肌、膈肌肌力恢复情况尽早撤除机械通气，使用机械通气时间越长，撤除也就越困难。肺不张和肺炎多在急性脊髓损伤后 3 周内发生，好发部位为左下肺，无法咳痰、气管内插管、气管切开以及机械通气等治疗方法均使肺不张或感染的机会增加，应加强预防措施，包括辅助排痰、定时翻身、湿化气道等，并在保持脊柱稳定的前提下进行体位引流。病情平稳后可以作膈肌功能锻炼。

（二）泌尿系统并发症

尿路感染（UTI）是脊髓损伤患者最常见的并发症，脊髓损伤患者不同程度地均有排尿障碍，其中尤以泌尿系感染并发症最为严重，处理不当，可直接威胁患者生命。充分膀胱排空是预防 SCI 患者 UTI 的重要因素。SCI 后常见逼尿肌和括约肌协同失衡。患者大多需长时间留置导尿，引起反复 UTI，也造成膀胱输尿管反流、肾盂积水、尿路结石等。

由于 SCI 患者的泌尿系统病理变化和感染的病菌对多种抗生素耐药等原因使 SCI 患者的 UTI 的治疗变得复杂。UTI 的症状、体征包括发热、肾区或膀胱区不适感、疼痛、突发尿失禁、痉挛加重、自主反射亢进、多汗、尿液混浊或异味及疲乏无力等。对 UTI 的治疗应及时，经验性治疗选用广谱且耐受性好的药物，对已做尿培养，有药敏试验结果的患者应选择敏感、廉价的药物。对没有胃肠道症状的轻度和中度感染患者可以口服氟喹诺酮类药物治疗，如诺氟沙星、环丙沙星和氧氟沙星等。无症状菌尿 (ASB) 在 SCI 患者中非常常见，尤其在留置导尿的患者中。但对 ASB 患者不建议进行预防性治疗。

（三）压疮

局部过度受压及持续压迫时间过长是压疮发生的两个关键因素。压疮一般分溃疡型和滑囊型。其中溃疡型压疮按累及深度又分为Ⅰ、Ⅱ、Ⅲ、Ⅳ四度，而滑囊型压疮又分为Ⅰ、Ⅱ、Ⅲ三度。压疮易发生在骨突起部，包括枕部、肩胛部、骶尾部、大粗隆、腓骨小头、外踝及足跟等部位，其中骶尾部、坐骨结节及大粗隆等部位的发生率最高。处理压疮的关键是预防，特别要强调的是，如果已发生压疮，应预防其他部位发生新的压疮，以及预防已愈合的压疮复发。减除压迫是预防压疮的关键，又是治疗压疮的先决条件。针对压疮产生原因及形成的各种因素可采取一系列措施：如改善全身营养状况、局部换药、各种物理疗法。对经长期保守治疗不愈合、创面肉芽老化、创缘有瘢痕组织形成，且合并有骨、关节感染或深部窦道形成者，应考虑手术治疗。

（四）痉挛

痉挛是通过牵张反射过度活动而产生的肌肉紧张度异常增加的综合征，常发生于下行运动传导束损害的患者。脊髓损伤后肌痉挛的临床表现为肌张力增高、腱反射亢进、阵发性痉挛及肌强直。口服抗痉挛药物是治疗痉挛的首选方法，因为使用方便，对多数患者有效且副作用较少。临床上常用控制痉挛的药物主要是作用于中枢神经系统的巴氯芬、地西泮、替扎尼定和直接作用于骨骼肌的丹曲林。对口服抗痉挛药无效或不能长期坚持服药的患者，可以考虑采用运动疗法和物理治疗。其目的在于降低肌张力和恢复肢体功能，最终使患者生活自理或提高生活质量。另外鞘内注射巴氯芬、绝缘针注射肉毒毒素、经皮注射酚溶液等也可有效降低痉挛。当肌痉挛不能通过药物、神经阻滞、理疗等方法得到控制时，可以通过手术方法使得过高的肌张力得到下降而不损害残余的运动、感觉功能。其中选择性胫神经切断术主要用于缓解踝关节痉挛。选择性脊神经后根切断术 (SPR) 能使肢体痉挛在短时间内得到改善，为术后康复训练打下了基础。康复训练和手术相结合是解除 SCI 后肢体痉挛的最好方法，能更有效地恢复肢体功能。

（五）低钠血症

低钠血症是急性颈脊髓损伤常见并发症，发生率 51%～93%。发生机制目前还不十分明确。除神经－内分泌因素外，但据临床观察，有相当一部分病例在急性期治疗阶段过量输液，尿量增加，尿钠排出增加，也是急性脊髓损伤低钠血症的一个重要因素。急性颈脊髓损伤患者伤后就可出现低钠血症，应引起临床重视。急剧出现的低钠血症常可出现明显的神经系统症状，血钠 < 125mmol/L 时，可有恶心、不适，血钠 115 ～ 125mmol/L 时则出现头痛、乏力及感觉迟钝，再低者可出现生命危险。急性颈脊髓损伤后出现低钠血症的原因较为复杂，应视患者的具体情况，控制饮水量，并采取相应的治疗措施。

（六）下肢深静脉血栓与异位骨化

下肢深静脉血栓 (DVT) 是脊髓损伤常见并发症，不仅影响患者肢体功能，严重者还可引起肺拴塞导致猝死，所以对脊髓损伤致截瘫患者，需提高警惕，积极预防 DVT 的发生；一旦发生 DVT，则要采取及时有效的治疗，以控制或治愈 DVT，防止肺拴塞、截肢、深静脉功能不全的发生。急性 DVT 发生数日内，宜停止所有功能训练及肢体的气体促进泵治疗、肌电生物反馈电刺激治疗、按摩治疗。绝对卧床休息并抬高患肢，避免患肢的大幅度活动，以防拴子脱落引起肺动脉拴塞。可应用湿热敷，以缓解痉挛，减轻疼痛，协助侧支循环的建立，促进炎症的吸收；当全身症状消失和局部症状明显改善后，可恢复双上肢肌、腹肌、腰背肌的肌力训练；恢复健侧肢体各关节被动活动及健侧肢体气体促进泵治疗、肌电生物反馈电刺激治疗；恢复健侧下肢的推拿和针灸治疗。患肢的康复治疗及翻身、起坐、坐位平衡、床上转移、起立床训练仍应禁止；当症状明显改善且经辅助检查 (如彩超、MRI、静脉造影等) 证实静脉血栓消失者，或症状明显改善且病程已超过 10 天者，可逐渐恢复患肢的运动训练及其他所有治疗，运动量和运动幅度应逐渐增加，循序渐进。起床活动后，应穿弹力袜或用弹力绷带，适当压迫浅静脉，促使深静脉血液回流。

异位骨化指在通常无骨部位形成骨组织：多见于软组织中。发病机制不明，好发部位依次为髋、膝、肩、肘。因引起肢体肿胀，常与 DVT 相混淆。发病多在伤后 1 ～ 4 个月内，通常发生在损伤水平以下，局部多有炎症反应。用于治疗异位骨化 (NHO) 的药物有依替膦酸二钠 (EHDP)、非甾体类抗炎药物 (NSAID)、华法林等。

（七）自主神经反射紊乱与体温调节障碍

颈段脊髓损伤后，由于交感神经系统与副交感神经系统失去平衡，短时期内，神经系统各部位的反射弧不能起代偿作用，虽然垂体、甲状腺和肾上腺髓质可以进行体液调节，但甲状腺的作用很慢，肾上腺髓质的作用短暂，作用都很小。交感神经系统较运动、感觉神经恢复较快，多在伤后 1 个月开始恢复，约需 2 年才趋于完善。四肢瘫痪患者的体温因失去调节，常随外界温度而发生变化，甚至翻身、身体与被褥接触或暴露，皮肤温度也不相同。

胸部平面以上的脊髓损伤患者往往会发生自主神经反射紊乱。这种现象也被称作自主神经反射，其特点是突然出现的血压升高、面部潮红、头痛、心动过缓和过度出汗，常伴有焦虑。自主神经反射紊乱是由于损伤平面的伤害性刺激引起自主神经活动亢进所致。这些伤害性刺激常见的有膀胱和 (或) 直肠胀满、膀胱感染和大便填塞等。

(1) 尽快找出和消除诱因：首先检查膀胱是否充盈，导尿管是否通畅，直肠内有无过量粪便充填，有无嵌甲、压疮、痉挛，局部有无感染等。然后检查衣着、鞋袜、矫形器有无压迫或不适，并立即予以解决。

(2) 取直坐位，使静脉血集中于下肢，降低心输出量。

(3) 降血压，用快速降压剂如肼屈嗪 (肼苯哒嗪)10 ～ 20mg 静注或肌注等。

(八) 迟发性脊柱生物力学不稳定

尽管自 20 世纪 90 年代后，经椎弓根内固定技术的普及和对脊柱骨折生物力学的认识加深，使得大部分胸腰椎骨折患者获得了正确的初期处理，但是术后出现迟发性后凸畸形并没有明显减少。在处理迟发性后凸畸形时，重要的是区别这种后凸属稳定性还是不稳定的畸形，只有不稳定的后凸畸形才会发展成进行性的后凸畸形。胸腰椎骨折术后迟发性后凸畸形的手术入路选择包括前路、后路或前后路联合。单一的后路原位融合手术由于没有恢复脊柱正常的矢状面形态，脊柱的后部仍然承受过度的负荷，一方面融合的效果不佳，同时后凸畸形还会继续进展，这种术式逐渐被淘汰。前路手术虽然可以进行椎管前方减压，但由于后柱已融合或自发融合或后柱在长期后凸畸形下被拉长，后凸的矫正效果并不满意，同时它是脊柱延长性的植骨矫形，有神经并发症风险。另外，后方内固定的取出还需要增加一次手术风险。就后凸畸形的发病机制而言，前后路联合手术是最佳选择，可以增加融合率和提高矫形效果，但对患者的创伤明显增加。

(九) 创伤后脊髓空洞症

创伤后脊髓空洞症最早由 Hallopean 于 1871 年报道，后来脊髓积水被用来描述脊髓中央管扩张。创伤后脊髓空洞症的发病机制与原发性脊髓空洞症不同。文献报道创伤后脊髓空洞症约占脊髓损伤后的 3.2%，出现症状的时间约在伤后 3 个月至 32 年。症状的进展常逐渐产生。共同的始发症状包括节段性疼痛和感觉缺失。疼痛是创伤后脊髓空洞症最常见且最早出现的症状，其性质多为钝痛、刺痛或烧灼痛，程度常比较严重，咳嗽、打喷嚏及屏气用力均可使疼痛加重。疼痛可为间歇性或持续性，数周至数月后疼痛消失而出现其他神经系统损害症状。MRI 显示的空洞常呈不对称性、腔室性、多形性。MRI可以用来监测创伤后脊髓空洞症的进展，有助于选择脊髓切开和引流的位置，并可评价治疗的结果。

八、工程学在脊髓损伤康复中的研究进展

(一) 功能性电刺激 (FES) 和脑肌接口 (BCI) 技术

虽然 FES 很早就用于临床并取得了显著疗效，但是其刺激信号的控制问题制约了 FES 的进一步发展。因为如果找不到合适的刺激信号，FES 就不能达到很好的治疗效果，而且其对残肢的运动控制只能根据预设的模式进行，不能实时地根据患者意愿来随意进行肢体的运动控制。更重要的一个现实问题是，FES 似乎对瘫痪者上肢的功能恢复没有找到合适的办法，直到脑机接口技术的出现。

脑机接口技术 (BCI) 这项形成于 20 世纪 70 年代的杂交技术，涉及神经学、心理认知科学、康复工程、生物医学工程和计算机科学等多学科，在过去的十多年间得到迅猛的研究发展，使得人类利用脑信号同计算机或其他装置进行通讯成为可能。BCI 技术的独特之处在于，不依赖于大脑的正常输出通路 (即脑 - 脊髓 - 外围神经 - 肌肉组织)，就可以实现人脑与外界，如计算机或其他外部装置的直接通信。

BCI 技术的本质是提取和翻译神经细胞的活动。它一方面能够让大脑发出指令，控制计算机或者智能假肢，另一方面，它也能让我们直接解读神经活动的部分信息，通过图像、声音的形式反馈给使用者。

从 2008 年开始相继有基于 BCI 与 FES 技术结合的研究。华盛顿大学的研究小组将神经元活动与一个 FES 设备连接起来使动物学会了激活单个神经元来调控 FES 设备，移动操纵杆。匹兹堡大学研究人员通过植入微电极阵列，采集多个神经细胞的放电信号，经过计算机的实时处理，转换成电动假肢的控制命令。美西北大学研究人员设计了功能强大的神经假体装置，可直接植入大脑的多电极芯片，作为 BCI，利用该芯片可以检测大脑 100 个脑细胞的活性，解码生成肌肉和手部运动的信号；通过 FES 设备，将电流传送至瘫痪肌肉，引起肌肉收缩。尽管如此，此方面研究给脊髓损伤患者带来了希望但临床应用尚有诸多问题值得研究。

(二) 康复机器人及智能外骨骼系统

康复机器人是医疗机器人的一个重要分支，是工业机器人和医用机器人的结合，可以帮助患者进行科学有效的康复训练，使患者的运动功能得到更好的恢复。20 世纪 80 年代是康复机器人研究的起步阶段，美国、英国和加拿大在康复机器人方面的研究处于世界领先地位，1990 年以后康复机器人的研究进入到全面发展时期。目前，康复机器人已经广泛应用到康复治疗方面。

洛克马下肢康复机器人由瑞士一家医疗器械公司与瑞士苏黎世大学医学院康复中心合作推出，这个全自动下肢康复机器人主要由固定髋部和双下肢的外骨骼式矫正器、减重支持系统和运动跑台组成。

近年来，美国伯克利仿生技术公司研制出一种由电池提供动力的外骨骼系统，这种外骨骼系统可以帮助截瘫患者摆脱轮椅，自由行走。外骨骼系统被命名为"eLEGS"，由一个机械框架组成，机械框架通过拐杖进行控制。日本的研究人员也在这方面作了深入研究，据报道主要用于老年人和神经损伤的残疾人。

所谓的外骨骼就是一种可穿戴的、人工智能的仿生设备。在医学上，医生们正在研究外骨骼的另一种用途，即帮助那些身体上的伤残人士。在健康领域，外骨骼的应用不仅仅是向截瘫患者提供机械腿，它还可以教他们如何学习再次行走。

(三) 高位颈脊髓损伤神经电刺激技术重建呼吸功能

高位颈脊髓 (C1 ～ C3 髓节) 损伤时，不仅肋间肌功能丧失殆尽，而且膈神经支配的膈肌也处于完全瘫痪状态，更严重者延髓呼吸中枢亦可同时受到波及。此类患者由于几乎所有的呼吸肌均已麻痹，需要带呼吸机才能长期生存。

膈神经刺激是通过电脉冲刺激膈神经，引起膈肌持续而有节律地收缩，构成了近似生理的呼吸运动，达到一定程度上取代呼吸机的目的。在实际运用过程中，膈肌刺激器是通过膈神经运动神经元的传导实现的。1969 年，Glinn 等发明了植入体内的高频诱导型膈神经刺激器并于 1972 年用于治疗高位截瘫患者的通气功能障碍。20 世纪 70 年代以后，Auerrach 与 Dobelle 报道已有 1000 多例患者接受了 DP 治疗，许多患者持续已达 10 年以上生活自理，很少有呼吸道感染发生，比常规机械辅助呼吸并发症少得多。

目前植入式膈神经刺激器的既有产品局限于美国和芬兰等个别发达国家的品牌系列。SynapseBiomedicalInc 在 2011 年得到了美国 FDA 的批准，Atrotech0Y 得到了欧盟的 CE 认证 (CE0123)，AveryBiomedicalDevicesInc 的产品也将进行临床三期试验。

(四) 磁刺激在脊髓损伤康复中的研究进展

磁刺激是利用时变电流流入线圈，产生时变磁场，在组织内出现感应电流，使某些组织产生兴奋的无创性诊断和治疗技术。1985 年 Barker 等改进了磁刺激器，首先创立了经颅磁刺激运动皮层在相应肌肉上记录动作电位的方法。近几年这一技术被广泛推广，应用于评价脊髓运动神经传导的研究中，使脊髓损伤的研究有了突破性进展。除了在诊断上的价值，人们发现磁刺激是治疗脊髓损伤非常有潜力的无创性康复治疗手段。磁刺激对脊髓损伤后运动、呼吸和膀胱直肠功能障碍、痉挛、疼痛等都有不同程度的治疗作用。

第五节　脊髓损伤后神经细胞修复技术展望

中枢神经组织损伤严重影响人类生活，在中枢神经组织损伤中脊髓损伤 (SCI) 受到越来越多的关注。随着社会的发展，脊髓损伤导致截瘫已经是医院中常见的疾病，年发生率为 20 ～ 40 人 / 百万人。目前 SCI 呈高发生率 (美国为 3.0 ～ 3.5/10 万)、高致残率 (全瘫占 67%)、高耗费 (美国为 5 万～ 7 万美元 / 患者 / 年)、低死亡率 (＜ 5%) 的特点。据估计，我国现有脊髓损伤患者超过 200 万人，并且以惊人的速度在增长，受伤者以中青年损伤为最多。每年用于治疗脊髓损伤方面的费用达几百亿人民币。同时，随着现在医学技术的发展，脊髓损伤后患者死亡率降低，大多数患者后半生都将在轮椅上度过，为家庭和社会带来了极大的负担。

对于脊髓损伤现在主要是采用手术、药物、康复锻炼等综合性疗法，还没有确切有效的治疗，但近年来的动物实验表明，采用神经细胞移植能够促进脊髓损伤后功能的恢复，这为脊髓损伤的治疗提供了全新的可能是革命性的治疗进展。国内外的学者在这方面做出了许多研究，并取得了可喜的成果，部分研究开始尝试应用于临床。实验研究所应用的神经细胞包括：神经干细胞、新生儿脑星形胶质细胞、施万细胞、嗅鞘细胞和骨髓间充质干细胞等，目前移植修复脊髓损伤最常用的神经细胞主要是神经干细胞、嗅鞘细胞和骨髓间充质干细胞。

一、神经干细胞移植

(一) 神经干细胞的概念

神经干细胞能自我更新，并在一定条件下能分化为神经元、星形胶质细胞和少突胶质细胞等细胞。神经干细胞具有两个基本特征：自我更新和多分化潜能。它有两种不同的分裂方式：一种是对称分裂，即分裂所产生的子代细胞为两个干细胞或两个祖细胞；另一种是不对称分裂，即产生一个干细胞和一个祖细胞，祖细胞再分化为具有明确分化方向的前体细胞，直至分化为各类不同的神经细胞。

(二) 神经干细胞的分布

哺乳动物胚胎脑中的神经干细胞主要位于如下部位：嗅球、室管膜上皮、脑室下带、海马、脊髓、小脑和大脑皮质。

在成年哺乳类动物的中枢神经系统中，比较明确的有三组干细胞：

(1) 位于邻近脑室的脑组织内，称为脑室带。

(2) 连接侧脑室和嗅球的条带区域 (此区在人类未获证实)。

(3) 海马区。

(三) 神经干细胞的来源

主要有以下 5 方面：

(1) 胚胎组织来源 NSCs：包括胚胎脑组织来源和胚胎干细胞来源。

(2) 成体组织来源 NSCs：包括从出生到成年期脑组织的广泛区域。

(3) 神经嵴细胞：神经嵴细胞能自我更新，能够分化形成多种细胞类型。

(4) 原代细胞培养：原代细胞培养即从脑内特定的部位分离出 NSCs，并在体外合适的条件下培养，可直接用于神经细胞移植。

(5) 建立" 永生化"NSCs 系，最常用的方法是通过反转录病毒将编码癌基因蛋白克隆到胚胎 NSCs 中，改变细胞的表型，使部分细胞度过细胞分裂的危象期而获永生化。

(四) 神经干细胞移植治疗脊髓损伤的基本机制

目前，神经干细胞移植治疗脊髓损伤的结果比较肯定，而对于其作用机制，一般认为有以下几点：

(1) 神经干细胞在适宜的环境下可分化为神经元细胞，替代缺失的神经元细胞，与宿主细胞重新建立神经联系。并能保护损伤脊髓中的神经元细胞，减少神经元细胞的死亡。有足够数量的神经元存活是脊髓损伤修复的先决条件，因为轴突再生所需物质只能在神经元胞体内合成。一旦神经元胞体死亡，轴突就不可能再生，也可以说神经元胞体存活越多，轴突再生的希望也就越大。

(2) 促进残存神经元细胞轴突再生，现代观点认为哺乳动物中枢神经系统 (CNS) 损伤后神经元轴突仍有再生潜力，有新的神经元产生并能形成新的突触联系，只是由于 CNS 内部微环境不适合，致使绝大部分轴突的再生努力归于失败，其中神经营养因子或诱导因子不足是最重要的限制因素之一。而神经干细胞及其分化子代细胞具有产生神经营养因子或诱导因子的功能。

(3) NSCs 分化形成胶质细胞，使残存脱髓鞘的神经纤维和新生的神经纤维形成新的髓鞘，保持神经纤维功能的完整性。

(五) 神经干细胞移植方式

1. 单纯神经干细胞移植

直接移植神经干细胞。

2. 基因修饰神经干细胞移植

基因治疗脊髓损伤的基本策略主要是通过转基因技术形成基因修饰神经干细胞，在移植入脊髓损伤局部以后持续表达合适的促神经生长因子，为脊髓损伤修复提供合适的微环境。主要的因子有神经营养因子 (NGF)、脑源性神经营养因子 (BDNF)、睫状神经营养因子 (CNTF)、神经营养素 3(NT3)、神经营养素 4P5(NT4P5)，以及同时具有保护神经元和促细胞分裂作用的碱性成纤维细胞生长因子 (bFGF) 等。

3. 复合生物支架神经干细胞移植

通过生物支架做载体，复合神经干细胞，再移植入脊髓损伤部位。理想的组织工程支架，应具有良好的神经组织相容性，具有多孔隙或有序化微结构，在体内具有合适的降解时间。

（六）神经干细胞的移植时机

NSCs 移植如选择急性期，由于大量自由基及兴奋性氨基酸等物质的存在，NSCs 存活和分化数量少，再通的神经纤维数目少。如果选择恢复期，则可能出现存活的细胞数量较多，但损伤区域胶质瘢痕已经形成导致再通的神经纤维数目少。动物实验证明移植的最佳时机应该是损伤后 1 ~ 2 周，最佳移植时机需大量临床试验作进一步的总结。

二、嗅鞘细胞移植

（一）嗅鞘细胞的概念

嗅鞘细胞 (OECs) 是广泛分布于嗅黏膜、嗅神经和膜球，在成熟阶段还有生长能力的特殊类型的胶质细胞。同时具有中枢神经系统中星形胶质细胞与周围神经系统中施万细胞的某些特性。

（二）嗅鞘细胞的分布

嗅鞘细胞分布在嗅神经、嗅球的第一、二层和嗅上皮。它包绕于嗅神经轴突，伴随它们从鼻走行到大脑，并在那里形成突触和嗅球的帽状细胞。嗅鞘细胞就存在于从嗅神经上皮到嗅球神经纤维层的过渡区，也是中枢神经系统和外周神经系统的边界，也就是说，它存在并迁徙于周围神经和中枢神经之间，可以穿越两者之间的屏障。

（三）嗅鞘细胞的来源

到目前为止用于修复 SCI 所用的 OECs 绝大多数都来源于嗅球。最初的来源是新生儿的嗅球，后来也可以来源于尸体、脑外伤患者、猪等。但现在发现可以从自体嗅黏膜或嗅球直接取材，一般不会影响嗅觉，这是一个便捷而充足的来源，而且不涉及伦理道德问题。且经外鼻孔作简单的活检就可以取得嗅黏膜固有层，其明显的优势就是鼻腔中的嗅黏膜容易获得。

（四）嗅鞘细胞修复 SCI 的作用机制

1. 改变 CNS 损伤的局部环境功能

在体外培养和体内研究中发现，OECs 能分泌大量不同种类的神经营养因子和支持因子，如 BDNF、NGF、NT23、NT24，以及血小板源生长因子、神经肽等，嗅鞘细胞膜上有与细胞黏附和轴突生长有关的分子，如层黏连蛋白、含唾液酸的分子和神经细胞黏附分子，这些特性为神经轴突的再生建立了良好的内在环境，有助于损伤轴突的伸长、生长，促进轴突到达靶点，帮助神经功能恢复。

嗅鞘细胞独特的成鞘作用可以使受伤神经纤维和周围不利于生长的微环境隔绝，从而有效保护新生轴突并为其生长提供适宜的微环境。

2. 促进轴突和髓鞘的再生

Devon 等通过实验证实在神经脱髓鞘的情况下，OECs 在体外能帮助神经轴突髓鞘再生和加速神经电生理传导速度。Franklin 等则首先提出 OECs 能在体内髓鞘再生。

OECs 不但能使单个神经轴突髓鞘化，也能围绕一组神经轴突形成神经束。最大优点是利用其能诱导神经轴突的再生和中枢神经轴突的髓鞘再生双重作用，促进神经功能的恢复。

3. 帮助神经轴突穿越瘢痕和伸延作用

嗅鞘细胞能与周围的星形胶质细胞和小胶质细胞表达的远肌球蛋白激酶受体 (Tr2kA、TrkB、TrkC) 结合，诱导他们分泌大量的胶质源性神经生长因子并抑制其反应性增生，从而抑制损伤后的胶质瘢痕形成。它能伴随新生的轴突迁移入周围神经系统和中枢神经系统，即使是受伤和瘢痕组织也能穿过。作为一种具有中枢神经系统星形胶质细胞和外周神经系统施万细胞特性的独特细胞类型，嗅鞘细胞在正常情况下也存在于中枢神经系统内，与中枢神经的整合与在其内的迁移是自然的，也就使得嗅鞘细胞所形成的支架桥梁 — 神经胶质桥，能够穿越再生轴突无法通过的胶质瘢痕，达到相应的靶点，恢复损伤的神经功能。

4. 在脊髓实质内迁移的能力

Vedue 等将预先标记的嗅鞘细胞注射到 T12、L1 脊髓处，15 天后在 T9、10，L4 ～ L6 的脊髓处发现这些预先标记的嗅鞘细胞。Boruch 等报道在脊髓背侧半切后，嗅鞘细胞能在受损的脊髓背侧迁移，但它们并没进入未受损脊髓的腹侧。最后，有试验表明移植到宿主体内的嗅鞘细胞能在宿主内最长存活 7 个月。所有这些表明嗅鞘细胞有能力在受损部位为轴突再生和延伸提供一个较长时间的有利微环境。

（五）嗅鞘细胞移植方式

1. 单纯嗅鞘细胞移植

直接移植嗅鞘细胞。

2. 复合生物支架嗅鞘细胞移植

通过生物支架做载体，复合嗅鞘细胞，再移植入脊髓损伤部位。

（六）嗅鞘细胞的移植时机

Andrews 等比较了脊髓损伤后延迟 1 周移植嗅鞘细胞和伤后即刻移植的区别，相比较而言，伤后即行移植效果略佳，并将这归因于延迟移植的嗅鞘细胞对于一些抑制分子的下调表达略偏晚。

所以在治疗患者时，考虑到要避免急性损伤的炎症反应，是伤后即刻移植嗅鞘细胞还是延迟移植，尚值得进一步深入研究。

三、骨髓间充质干细胞

(一)骨髓间充质干细胞 (BMCs) 的概念

存在于骨髓中的间充质干细胞 (MSCs)。具有定向或多向分化的潜能，可以分化为骨细胞、软骨细胞或脂肪细胞等。而利用多种细胞因子诱导后，骨髓间充质干细胞可向神经元样细胞分化。

(二)骨髓间充质干细胞的分布

骨髓间充质干细胞主要存在于全身结缔组织和器官间质中，以骨髓组织中含量最为丰富，胎儿脐血中亦可分离得到。

(三)骨髓间充质干细胞的来源

骨髓中存在大量的间充质干细胞，是骨髓间充质干细胞研究的主要来源。实验证明，机体内除了骨髓外，在脐血、外周血中也存在有 MSCs，另外，在造血系统以外，从骨滑膜组织、胚胎、成人以及老年人的肌肉、真皮中也可分离得到 MSCs。

(四)骨髓间充质干细胞修复 SCI 的作用机制

骨髓间充质干细胞经诱导分化后产生的神经元和胶质细胞可以分泌多种神经营养因子，改善损伤脊髓局部的微环境，促进轴突再生，同时它们还能产生多种细胞外基质，填充脊髓损伤后遗留的空腔，为轴突的再生提供支架。

骨髓间充质干细胞经诱导分化后产生的神经元和胶质细胞补充缺失的神经元和胶质细胞。

骨髓间充质干细胞经诱导分化后产生的胶质细胞使残存脱髓鞘的神经纤维髓鞘化，以恢复神经纤维结构的完整性。

(五)骨髓间充质干细胞移植方式

1. 直接移植

骨髓间充质干细胞至脊髓损伤部位。

2. 复合生物支架骨髓间充质干细胞移植

通过生物支架做载体，复合骨髓间充质干细胞，再移植入脊髓损伤部位。

3. 基因修饰

骨髓间充质干细胞后，直接或复合支架移植入脊髓损伤部位。

4. 注射移植

骨髓间充质干细胞将骨髓间充质干细胞经鞘内注射或注射至外周血中进行脊髓损伤治疗。

（六）骨髓间充质干细胞的移植时机

在治疗患者时，考虑到要避免急性损伤的炎症反应，是伤后即刻移植骨髓间充质干细胞还是延迟移植，需进一步深入研究。

四、神经细胞移植的展望

脊髓损伤的修复包括四个层次的修复：组织水平的修复、细胞水平的修复、分子水平的修复以及基因水平的修复。最早期脊髓损伤的修复是尝试组织水平的修复，包括脊柱短缩脊髓吻合、脊髓移植、外周神经移植等，但脊髓损伤后的修复不像外周神经的修复一样，外周神经通过直接吻合或者通过神经移植可以很好地修复，而脊髓损伤以后通过组织移植的方法修复，效果很差，有研究证明在脊髓背侧柱横切损伤后行病灶部位坐骨神经移植，对损伤近端的感觉神经轴突重新穿过损伤部位进入损伤远端的白质帮助不大。脊髓损伤后行细胞移植，发生复杂的细胞间相互作用，早期的细胞间相互作用可引起继发的一系列相关联的反应。如此复杂的细胞间相互作用限制了目前基因水平修复的成功进行。现在脊髓损伤的修复集中在细胞水平的修复，复合作用机制比较明确的分子，行分子水平的修复。

脊髓损伤后损伤水平以下感觉、运动和反射障碍主要是由于脊髓内部上下行传导束受损所致，所以脊髓损伤后的修复主要就是上下行传导束的修复。上下行传导束即轴突在发育过程中向远端延伸，与相应的目标相连，并发挥有效的连接作用。这个过程的具体发生机制现在还不清楚，但已经证明包括了众多的分子作用机制。在成年脊髓中大部分介导轴突生长和定向的分子作用均丧失了，而在发生脊髓损伤之后，这些分子作用进一步损失，造成轴突修复有限，形成杂乱无章的轴突。并且脊髓损伤之后从白质和胶质细胞释放大量的轴突生长抑制因子。这些都是造成脊髓损伤修复效果较差的主要原因。由于脊髓损伤后轴突延伸的众多分子作用机制还不清楚，无法进行完全分子水平的修复，所以只能通过提供神经细胞来达到改善局部微环境，促进轴突延伸的目的。

在非成熟期和成熟期的轴突之间存在很大的差异，即成熟期的轴突生长很差，因此对于成熟期的脊髓损伤的修复，主要是提供相对不成熟的神经细胞来进行修复。神经干经细胞由于具有自我更新和多分化潜能，是修复成年脊髓损伤最合适的细胞，国内外学者在神经干细胞移植修复脊髓损伤方面进行了大量的研究工作，包括在啮齿类和哺乳类动物均进行了移植研究，均取得了较好的移植效果，尤其是啮齿类动物的移植，但是离预期的脊髓损伤修复临床应用还差很远，主要是低等动物、部分性脊髓损伤效果较好，而高等动物、完全性脊髓损伤效果较差；细胞移植后的病理学研究发现，移植后的损伤部位以胶质瘢痕为主，近端轴突向远端延伸有限，达不到与远端目标相连的目的。

为了进一步研究神经干细胞的移植效果，研究者开始探究干细胞分化后的移植效果。神经干细胞具有多向分化潜能，在一定条件下分化为神经元、星形胶质细胞和少突胶质细胞。由于神经干细胞的分化是由微生态环境决定的，因此直接将神经干细胞移植于脊髓损伤部位，由于局部不利因素的影响，导致神经干细胞向不利方向分化，从而造成移植效果不佳。基于这种考虑，开始研究 NRP 和 GRP 的移植效果，因为 NRP 和 GRP 已部分分化，所以受周围环境的影响相对要小一些，从而在局部分化为神经元或神经胶质细胞而发挥神经修复作用。嗅鞘细胞作为一种特殊的胶质细胞，能促进髓鞘再生和轴突延伸，对其也进行了大量的研究。脊髓损伤后的内在修复包括两个方面：更新受损的神经元；诱导轴突再生延伸。利用 NRP、GRP 及嗅鞘细胞移植可分别从这两个方面提供修复功能，从而促进脊髓功能的恢复。骨髓间充质干细胞取材最为方便，自体移植安全、没有免疫排斥反应，损伤最小而且体外扩增方便迅速，基因转染率较高，但骨髓间充质干细胞向神经细胞分化的研究仍有一些问题尚未解决：体外骨髓间充质干细胞向神经细胞诱导分化模式和分子调控机制还不甚清楚，体内是否还有更有效的神经细胞诱导分化因子存在？骨髓间充质干细胞分化为神经细胞表型后的维持培养需要什么条件？

目前来说，培养理想的神经细胞作为种子细胞、利用合适生物支架引导和支持轴突定向生长、添加神经生长所需的相应分子来创造适合神经生长的微生态环境，三者综合治疗应该是应用神经细胞治疗脊髓损伤的方向，有望取得不断的进展。随着研究的深入，对于脊髓损伤的认识水平不断深入，可能逐渐认识脊髓损伤修复的分子机制和基因机制，从而可望在分子水平和基因水平进行脊髓损伤的修复。

第五章　膝关节手术

第一节　膝关节关节镜手术

骨科医生在进行关节镜手术操作以前必须进行一定的培训，如同打高尔夫球或者是驾驶汽车，操练越多技术越熟练。本章节的目的并不是提供总体的手术理念或者手术方式的选择，而是讲述一些有助于关节镜手术的基本技巧。

一、手术

（一）患者的准备

患者到达医院后，在进行任何治疗以前，先在手术侧肢体套上脚环。这个步骤也同时让患者确定手术部位。在手术室内做术前准备的工作人员移去脚环，然后手术团队再次确认手术部位。幸运的是，在我们医院从未发生过开错手术肢体的事件。一般都采用全麻，因为全麻可以在手术期间提供彻底的麻醉效果，同时便于管理。对于有些老年、肥胖患者，或者呼吸容量不足、气道不畅患者，可以采用阻滞麻醉，该技术还可提供手术侧肢体的术后镇痛。

（二）患者体位

患者平卧于手术床上，一个垂直的阻挡器放置在大腿中上 1/3 外侧，用来对抗外翻应力，同时在大腿近端放置止血带。关节镜手术的质量和难易程度，取决于清晰的视野和能否进行膝外翻操作（有利于内侧间室手术）。另外一个水平阻挡器置于手术床上，帮助膝关节维持在屈曲位，这个方法可以维持膝关节在 90° 屈曲位（足跟置于阻挡器）和 110° 屈曲位（足趾置于阻挡器）。

本体位还有的优点是适合关节镜手术以及切开手术（比如关节镜术＋开放的髌骨手术或者截骨术）。

患肢皮肤用碘伏或者氯己定（碘过敏患者）消毒，常规铺消毒巾，医用手套覆盖足部。抬高患肢驱血，然后止血带充气。压力为舒张压加上至少 200mmHg，通常止血带压力为 300mmHg。止血带充气时间绝对不能超过 2h。

二、设备

关节镜设备架上的基本设备包括：摄像设备、监视器和光源。我单位还配备了加压泵、刨削器和影像记录仪。影像记录仪可以精确记录术中的发现和操作。

在我们科室，三个手术室有三整套关节镜设备，以及大量的关节镜和摄像头，采用无菌生理盐水作为关节灌洗液，50mmHg 的水压维持膝关节有效扩张。

关节镜鞘上有进、出水口，采用 4mm 直径的 30° 关节镜。在做后交叉韧带或膝关节后方操作时，可采用 70° 关节镜。

三、手术器械

随着关节镜技术的发展，可供选择的手术器械越来越多。但是有些是不可或缺的常规器械，如：探针、关节镜剪刀、蓝钳、大的抓钳和空心套管。蓝钳是半月板手术必备的器械，有直柄和略微弯曲的形状 (可以避开股骨髁)。

四、手术技术

(一) 关节镜入路

三角定位法是膝关节镜手术常用的方法，需要两个关节镜入路，适用于不同的体位：

(1) 前外侧入路。

(2) 两个前内侧入路。

(3) 外上方入路。

(4) 内上方入路。

(5) 后内侧入路。

(6) 后外侧入路。

(7) Patel 外侧髌骨旁入路。

(8) Ph.Beaufils 后内侧和后外侧入路。

前外侧入路和两个前内侧入路最常采用。通过这 3 个入路，你可以进行 95% 的手术操作。其他的入路可以作为辅助入路，内侧入路的选择要根据需要和手术中的发现而定。如果需要，可以做第 3 个入路或者在不同入路间切换关节镜和手术器械。为避免重做入路而采用不恰当的入路，会导致手术失误。

1. 前外侧入路

此入路用于放置关节镜，可以提供膝关节很好的视野。皮肤上的标志：内侧为髌腱的外侧缘、下方是胫骨外侧平台、上方是股骨外侧髁，正好是髌骨的外下方。用 11 号刀片开口向上 (以免误伤半月板) 做皮肤戳创。

如果皮肤切口偏低，会减少关节镜操作的空间，并且存在损伤外侧半月板前角的风险。如果患者是低位髌骨或者手术医生为配合以前的切口，可能会遇到关节镜进口偏低的情况。

2. 两种前内侧入路

(1) 低位前内侧入路：该入路正好在内侧半月板上方进入膝关节前内侧间隙。为了避免损伤内侧半月板，膝关节必须保持 90° 屈曲，足跟抵在远端水平阻挡器上。应该记住低位前内侧入路比前外侧入路更接近胫股关节线，而离髌腱较远。当关节镜从前外侧入路进入关节腔后，可以在前内侧看到透出的光亮，这可以为前内侧入路做引导。

还是用 11 号刀片、刀口向上 (刀口永远不要向下) 做纵向皮肤切口，长 5mm ～ 8mm，在关节镜监视下，可以看到刀口恰好在内侧半月板的上面穿出，然后可以将刀片转 90°，贴着内侧半月板水平方向扩大关节囊切口。该入路正好位于内侧半月板的上面，可以方便地进入膝关节内侧间室进行半月板切除术。如果入路太靠中间，可能会进入髌下脂肪垫，严重影响视野。

(2) 高位前内侧入路：与前外侧入路相对称、比低位前内侧入路更偏中央和更靠近端。高位前内侧入路方便进入髁间窝。下肢处于 "四字位" 时，该入路提供良好的外侧间室视野，方便外侧半月板手术。低位和高位前内侧入路可以同时使用。

3. 外上方入路

该入路位于髌骨的外上方，便于进入髌股关节、髌上囊和股骨外侧间沟。该入路可用于髌股关节软骨面、髌骨轨迹的评估、滑膜清扫和关节松解。

4. 内上方入路

该入路与外上方入路相对应，位于髌骨的内上方。入路在髌骨略微上方一点 (2mm ～ 3mm)，以便置入手术器械。

5. 后内侧入路

该入路可以用来观察后方间室、内侧半月板后角，以及后交叉韧带的胫骨止点。皮肤切口应尽可能高，以便在关节囊上的入口恰好位于股骨内髁的后方。这个位置最适合器械的定位。如果切口偏低，会增加手术的难度。

为了正确的皮肤切口定位，可以先插入腰麻针头。膝关节放置在 "四字位"、关节囊完全扩张。将关节镜置于髁间窝，透出的光亮有助于腰麻针的定位。

6. 后外侧入路

该入路可用来观察后外侧间室和外侧半月板后角。如同后内侧入路一样，腰麻针头有助十皮肤切口的正确定位。膝关节屈曲 90°，腰麻针头在股骨外髁的上方插入。

将关节镜置于髁间窝可以看见针尖，然后用 11 号刀片贴着腰麻针头做皮肤切口。后内侧入路和后外侧入路的联合使用，由 PhilippeBeaufils 推荐。

7. Patel 外侧髌骨旁入路

该入路位于髌骨的外上缘，比典型的前外侧入路更外侧。该入路可以提供良好的外侧胫股间室以及外侧半月板前角的视野。

上述所有的关节镜入路都可以用来放置手术器械。但是，最常用的入路还是前外侧入路和前内侧入路。我们从未采用过 Gillquist 提倡的经髌骨入路，有些医生为了更好地观察髁间窝后方而采用该入路。

(二) 关节镜手术步骤

麻醉成功后，再次进行全面的膝关节物理检查。膝关节屈曲 90°，带闭塞器的镜鞘通过前外侧入路进入关节，然后在伸展膝关节同时镜鞘转向髌上囊。连接进水管扩张关节腔，取出闭塞器，放入关节镜。然后进行系统全面的关节内检查。关节镜手术的步骤是先检视，后探查，最后是治疗。在检视关节的同时，术者还可选定合适的入路来进行器械操作。

膝关节关节镜检视的顺序是：

(1) 髌股间室。

(2) 内侧和外侧胫股间室。

(3) 髁间窝。

1. 髌股间室

下肢中立伸直位放置于手术床上，膝关节检视始于髌上囊。我们不常规使用出水管，除非有严重的关节内血肿。关节镜从前外侧入路进入关节，镜头朝向近端。注水扩张关节腔。

当关节镜镜头位于膝关节近端并朝向髌骨，我们可以看到髌骨的内、外侧关节面以及髌骨嵴。

外上方入路也能够提供良好的髌股间室视野 (常用于髌骨脱位病例)。髌骨和滑车检查结束后，关节镜逐渐回抽直到髌股间室的视野消失，然后镜头转到中立位指向髌上囊，这样可以同时观察到髌骨和股骨滑车。在某些特定情况下，还可以检视到髁间窝上方的滑车，通常我们不检查该区域，但是在减速损伤时该部位常常有损伤。

关节镜头保持 90° 中立位，沿股骨内侧间沟滑向远端进入内侧胫股间室。

2. 内侧胫股间室

抬起患肢置于术者的髂翼，然后膝关节屈曲 30°。此时内侧股骨髁和内侧间室可以完全显露。然后外翻膝关节，助手在止血带部位固定住大腿，防止膝关节过度屈曲。这有助于张开内侧间室，显露整个内侧半月板。检查内侧半月板游离缘以及前后角，用手指在腘窝处将半月板后角向前推，探针从前内侧入路放入，探查内侧半月板，评估半月板边缘，检查潜在的半月板病损以及了解半月板的质地。

用探针触碰内侧股骨髁和胫骨平台的软骨，慢慢屈曲膝关节，仔细评估软骨面的完整性和软骨的质量。

3. 外侧胫股间室

关节镜保持在关节内不要取出，膝关节置于 Cabot 位置，即膝关节屈曲 90° 内翻位

(四字位)。足部置于对侧胫骨，髋关节屈曲外展外旋，这样可以打开膝关节外侧间室全部的外侧半月板均可观察到，还可以看到腘肌腱。画肌腱从胫骨平台后方的起点，向前向上止于股骨外髁。有必要检查一下腘肌腱，因为画肌腱有时有解剖变异。可以看到半月板的侧壁以及半月板 - 腘肌连接部位。注意检查外侧半月板是否有需要治疗解剖变异 (盘状半月板、半月板过度活动)。

4. 髁间窝

为了更好观察髁间窝，将足部置于阻挡器，保持膝关节屈曲 90°。髌下脂肪垫和股骨外髁之间常常有滑膜存在，一般称之为黏膜韧带或者是髌下滑膜皱襞，这会妨碍手术视野。如果出现这种情况，我们常规用刨削器切除位于髁间窝的黏膜韧带，保证其不会影响关节镜的操作。

在髁间窝的上部可以观察到 Humphrey 韧带和后交叉韧带。这两根韧带占据了髁间窝的内 2/3，前交叉韧带在他们的下方相对比较水平地穿过，止于股骨外髁的内侧面。髁间窝一般呈现倒 U 型，如果有骨赘时可能呈现出字母 A 型。

前交叉韧带容易辨认，呈白色，在其表面有一层薄薄的含血管的滑膜覆盖。前交叉韧带通常可以区分出两束。在膝关节屈曲时，其在股骨外髁的止点位置偏后和偏下。探查前交叉韧带的张力，后外侧束在膝关节近乎伸直位时才有张力。

后交叉卸带的前方有 Humphrey 朝带和滑膜组织覆盖。Humphrey 韧带又称为前半月板股骨韧带，我们不要将其误认为是后交叉韧带，它起于外侧半月板后角，然后向前向上越过后交叉韧带，止于股骨内髁外侧面、后交叉韧带止点前方。后交叉韧带可在其股骨髁止点处探及。Humphrey 韧带的表面积比后交叉韧带要小 30%。

尽管在髁间窝有交叉韧带附着，但是还是有可能探查后方间室。膝关节屈曲 90°，采用带有圆头闭塞器的镜鞘，沿股骨内髁在后交叉韧带下方逐渐滑向后方间室。

随着镜鞘的逐渐推进，膝关节慢慢屈曲到 110°，移去闭塞器置入关节镜，此时可以显现后方间室，还可以看到后交叉韧带的胫骨止点。

关节镜手术结束时，屈曲膝关节，用手在髌上囊加压，挤出关节内液体。

有时候小的半月板或者软骨碎片会嵌夹在关节镜入路的软组织内，造成伤口不适或者不愈合。

(三) 术后护理

一般不需要引流，术后 10d 拆除不吸收缝线除非患者有 DVT 的高危因素，不然不需要预防静脉栓塞；不推荐常规使用抗生素。

患者除了有特殊原因需要住院治疗以外，都可以门诊治疗。

术后膝关节制动，建议进行 9 次物理治疗。术后 3 ～ 4d 允许患者开车。

术后第 1 周限制日常活动，根据职业特点限制职业活动 2 ～ 4 周。术后 45d 评估恢复情况，4～6周后允许体育活动。

要告知患者有感染和康复时间较长的风险。要让患者知道，关节镜手术不应该被认为是没有伤害的，我们有1%的患者治疗失败或者病损持续存在。

第二节　关节镜下重建后交叉韧带的手术技术

一、概述

本章主要阐述关节镜下利用自体股四头肌肌腱移植单束重建后交叉韧带(PCL)的手术技术。该手术技术也适用于双束重建。

二、适应证

对于单纯的PCL断裂，我们大多采用保守治疗。外科手术治疗的适应证如下：

(1) 急性后交叉韧带断裂伴有明显的关节松弛(后抽屉试验移位＞10mm)。

(2) 慢性的后交叉韧带断裂伴有持续的膝关节功能性不稳定。

(3) 膝关节多根韧带损伤。

三、手术技术

(一) 患者体位及初始步骤

患者平卧，手术床远端放置水平阻挡器，将膝关节维持在屈曲90°位，大腿外侧放置支撑物，腱移植单束重建后交叉韧带(PCL)的手术技术。该手术技术也适用于双束重建。

髋关节轻度外旋使大腿得以倚靠，帮助膝关节屈曲。常规使用X线透视来定位胫骨隧道的位置。C臂机的图像增强器近手术部位的一侧覆盖无菌敷料保持相对无菌，C臂机的弧形臂绕过手术床的下方以便于拍摄屈膝90°位的影像。

C臂机图像增强器可在足底与头部之间平行移动，以免影响手术操作，术前检查患侧膝关节后抽屉试验。

(二) 切取股四头肌肌腱

做前内侧皮肤切口获取股四头肌肌腱，该切口自髌骨上极向近端延伸长6～8cm。然后暴露肌腱，必要时牵开股直肌远端的肌纤维以确保获得足够长度的肌腱。沿肌纤维方向分离截取肌腱，长度为10cm，宽度为10mm。为防止出现关节囊损伤导致的关节液外漏，我们力求仅截取股四头肌肌腱最表面的两层。截取髌骨端骨块，长约20mm、宽约10mm。使用23号手术刀在髌骨的骨膜表面勾画出截骨的轮廓，选用2.7mm的钻头在骨块上打孔 2 个，该孔可用来穿入金属丝以便牵拉肌腱。

沿骨膜表面轮廓用摆锯切割髌骨前方的骨皮质，然后使用 10mm Lambotte 骨凿撬取厚约 8mm 的骨瓣。将获取的肌腱交给助手以备植入。2 号可吸收缝线缝合关闭股四头肌肌腱缺口。

（三）移植物准备

剥离肌腱移植物表面的肌肉组织，肌腱末端采用不吸收线（常用的是 Fiber Wire)进行编织，长度约为 5cm。修剪骨瓣及肌腱移植物以便于通过 10mm 的骨隧道。使用 0.5mm 的金属丝穿过髌骨骨瓣上的两个孔做 "8" 字缠绕，金属丝尾线长度应大于 20cm 以便于随后的固定。必要时也可采用同种异体肌腱移植物，其植入前的准备类似自体肌腱移植。

（四）关节镜

前外侧入路为观察入路，前内侧入路为操作入路。术中可运用辅助性的后内侧入路，该入路为非常规入路，有助于观察及清理胫骨隧道出口处胫骨后方的组织。通过彻底的关节镜检查来评估交叉韧带、软骨及半月板的情况。为促进移植物的生物性愈合，我们认为应该减少髁间窝及 PCL 残端的清理，同时我们术中尽可能保护半月板股骨韧带。

（五）胫骨隧道准备

钻胫骨隧道时，膝关节保持 90° 屈曲位，这有利于保护腘神经与血管。术中使用特定的胫骨钻头导向器 —Phusis。导向器的臂端经前内侧入路插入膝关节内，通过髁间窝到达胫骨后方的 PCL 窝处。建议在透视下放置导向器以便选取理想的胫骨隧道的位置：导向器放置的标志点在关节边缘远端 1.5cm 处，相当于后腔骨面的中、远端 1/3 交界处钻头导向器的导管部分置于胫骨近端的前内侧。在胫骨结节内侧做一长约 3cm 的垂直皮肤切口，导向器导管由此靠近骨面。两根短钉将导向器固定在胫骨表面。使用导引针在透视下钻孔，防止损伤到腘血管。在矢状面上，导引针与胫骨干成 55° 角。移除导向器导管，固定导向器在胫骨后方的适当位置避免误伤血管。透视下使用空心钻沿导引针钻胫骨骨隧道。胫骨隧道直径由 6mm 逐步扩大到 9mm，最终限定在 11mm。移除导引针并将关节镜置入胫骨隧道，使用刨削刀清理交叉韧带的残端。这是保证移植物顺利通过的关键步骤。若清理不彻底可以经非常规的后内侧入路进行清理，此时关节镜位于前外侧入路，刨削刀置于后内侧入路。

（六）钻取股骨隧道

我们所描述的单束重建技术目的是重建 PCL 的前外侧束。我们采用了一个由外至内的股骨隧道导向器，通过前内侧入路放入。导引针从 PCL 前外侧束在股骨髁止点的中心穿出，这要求患者术中屈膝 90°。此时，右膝关节内隧道开口对应关节内轴平面 1 点钟方向，而左膝对应 11 点钟方向。股骨隧道的前缘位于内侧髁侧壁和髁间窝顶端之间。

在股骨内侧髁前内侧做一 2cm 的切口。识别并向上牵拉股内侧肌的内缘，避免损伤肌腹。导向器的导管部分先贴近股骨，然后经导管将导引针在关节镜直视下钻入股骨髁。移除导向器，使用刮匙套在导引针尖端以维持其位置。使用空心钻钻取股骨隧道。类似胫骨隧道，最初使用直径 6mm 的空心钻钻孔，逐步增加到 10mm 股骨隧道在关节内的开口处，使用刨削刀先后经前内侧入路和股骨隧道进行清理。

（七）移植物通道

将一直径为 0.5mm 的金属丝尾端折成环状。然后，通过放置在胫骨隧道内直径为 6mm 的空心钻。透视下金属导丝的尖端通过胫骨导向器尾端的缺口，同时金属丝末端卡在缺口内。然后，通过前内侧入路将胫骨导向器及金属丝的尾端移出。金属丝的两端用 Kocher 钳临时固定。利用金属丝将移植物引入并部分穿过胫骨隧道。采用 C 臂机透视监查移植物通过胫骨隧道的进程。移植物在胫骨隧道内移动，直到髌骨骨瓣进入关节内的胫骨隧道。移植物的另一端置于髁间窝，此时，使用止血钳很容易将 Fiberire 牵拉通过股骨隧道。

然后，将移植物骨瓣固定于胫骨。将一枚金属导针插入胫骨隧道并定位于骨瓣的前方。9mm×5mm 的可吸收阻滞钉沿金属导针行入直至界面钉尾端与骨面平齐。由于阻滞钉超出螺丝刀顶端 5mm，因而对照 C 臂机透视的图像较容易观察界面钉的进程。

移植物胫骨端使用 4.5mm 皮质骨螺钉在胫骨前方皮质处加强固定。将两股金属丝缠绕在螺钉周围，并把螺钉拧紧。当胫骨正确的屈曲至 90° 时，逐步收紧移植物。移植物在股骨端采用 9mm×5mm 可吸收阻滞钉自外向内拧入。关节镜下及临床上评估移植物的松紧度和胫骨后移程度。

四、术后处理

止血带放气后止血，关节内放置引流管后关闭手术创口。使用夹板固定使膝关节保持伸展位。在小腿下方垫一枕头，防止因重力作用的影响而出现胫骨后移。在患者麻醉清醒前，术者核实患者远端动脉搏动以及毛细血管回流情况。拍摄膝关节正、侧位 X 线片。术后 15d 以内服用预防深静脉血栓形成的药物，24h 内抗感染治疗。术后 15d 拆线，定于术后 1.5 个月、3 个月、6 个月以及 1 年进行随访。防止胫骨后移，可采用平卧位进行膝关节康复训练。

第三节　发作性髌骨脱位

发作性髌骨脱位也称为客观存在的髌骨不稳定或者偶发的髌骨脱位。这种病理状态是由一次或多次髌骨脱位发作的病史而明确的，这些髌骨脱位的发生得到患者、医师和（或）导致脱位的异常影像学表现（髌骨内侧缘撕脱性骨折或者股骨外髁骨折）证实。

在使用专业术语时避免把这种情况称为不稳定。H.Dejour 强调了对于"不稳定"的不同解释以及明确主观性的"不稳定"和客观性的"松弛"之间的区别。毕竟，不稳定只是一种症状而非综合征。在英语国度中，关于客观的髌骨不稳定的术语认知仍旧存在误解。当 DanFithian 结束了对里昂 4 个月的访问学习后，我们决定提出建议来阐明这个问题：使用发作性髌骨脱位 (EPD) 来取代之前的术语。

一、形态学异常

在 EPD 病例中，我们明确了几种形态学异常能够促进或者导致髌骨的脱位。在超过 96% 的 EPD 病例中，通过影像学检查都会发现至少存在以下异常现象中的一项：

(1) 股骨滑车发育异常。

(2) 高位髌骨。

(3) 胫骨结节–股骨滑车沟距离 (TT–TG) > 20mm。

(4) 髌骨倾斜 > 20°。

（一）基本因素

1. 股骨滑车发育异常

根据文献报道以及我们的临床经验，发生髌骨脱位的患者中有 90% 以上存在股骨滑车发育异常。这是 EPD 发生的主要解剖特征，包括股骨滑车沟的上部分变平或者凸起。

2. 影像学特征

膝关节侧位摄片中于股骨滑车沟层面可见"交叉征"和股骨前髁异常突起（隆起、凸起）。

（二）主要因素

这些因素之所以被称为主要因素原因如下。他们在 EPD 患者组中经常出现但在对照组（没有髌骨脱位病史的患者）中不可见。我们能够使用影像学方法对他们进行测量，并可通过已定义的临界值对他们进行校正。

1. 胫骨结节–滑车沟 (TT–TG) 距离

TT–TG 距离可用来评估伸肌装置的旋转力线。这是通过在膝关节完全伸直时，重叠

股骨滑车沟顶点 (冠状位平扫，当股骨凹槽类似罗马拱形时) 和胫骨结节的 CT 扫描影像获得。股骨滑车沟的最深点和胫骨结节的最高点垂直投射于股骨后髁的切线上。这两点之间的距离被定义为 TT-TG 距离。

在 CT 冠状位扫描影像上，TT-TG 距离大于 20mm 被认为是异常的。

2.髌骨高度

正常髌骨在膝关节屈曲第一时间就会进入股骨滑车沟。然而，当髌骨相对于股骨滑车位置太高时，这种啮合就会太晚发生以至于增加髌骨脱位的风险。

在 X 线侧位摄片中，Caton-Deschamps 指数大于 1.2 表示存在异常。

3.髌骨倾斜

髌骨倾斜定位为髌骨横轴相对于股骨后髁切线的倾角。以下几个因素可能导致髌骨倾斜：股四头肌发育不良，股骨滑车沟发育不良以及高位髌骨。处理方法为软组织重建手术，如内侧髌股韧带重建或股内斜肌成形术。

CT 扫描影像示髌骨倾斜大于 20° 为异常表现。

(三) 次要因素

我们之所以将这些因素称为次要因素是因为他们在 EPD 病例中的出现率较低，并且无法获得明确的临界值。我们必须将他们视为潜在因素，但不常规建议将这些因素作为手术指征来进行外科矫正。

(1) 膝外翻。

(2) 膝反曲。

(3) 股骨前倾角过大。

(4) 女性。

二、临床检查

临床检查的结果在诊断 EPD 方面可靠度不高。

(一) Smillie 试验 (恐惧征)

患者仰卧位，膝关节伸直，检查者对患者髌骨施加向外的应力。阳性的表现是患者和检查者均察觉到髌骨有即将发生脱位的趋势。然而，对于 Smillie 试验来说，阴性结果远较阳性结果有临床意义。

Smillie 试验阴性可以排除髌骨脱位可能，而阳性结果却不能明确诊断髌骨脱位。

(二) "J" 或者 " 逗号 " 征

外侧半脱位的髌骨在膝关节从伸直位至屈曲 30° 的运动过程中，髌骨的运动轨迹呈现非线性。

髌骨的向外倾斜称为 " 蚂蚱 " 征，表现为膝关节屈曲至 90° 时，髌骨高位骑跨，向外半脱位于膝关节的外上角。

（三）Q角增大

Q角增大也称为"刺刀"征，表现为髌韧带远端止点相对于髌骨本身和股四头肌过于偏向外侧。但是，这作为临床表现很难定量，并预示着潜在的TT-TG距离过大。为了精确定量胫骨结节相对于股骨滑车沟的位置，应该测量TT-TG距离体格检查的其他方面，诸如积液、压痛、膝反曲和下肢力线作为次要或者间接征象对治疗方案的决定意义不大。

三、影像学研究

（一）滑车发育不良

1. 交叉征

在严格意义上的膝关节侧位片（股骨内外侧后髁齐平）上，正常股骨滑车沟基底的影像学表现为一条明显硬化的曲线，向股骨髁远端及后方延伸。起点为股骨前方皮质，止于股骨髁间窝顶线（Blumensaat线）前方。正常情况下，该线不会与股骨前方皮质切线的延长线相交并到达切线前方。

股骨滑车发育不良的患者滑车沟存在异常的突起，侧位摄片可见其交叉位于股骨前皮质切线的前方，最终与滑车内外侧壁相交。与股骨前皮质交叉的位置越靠近股骨髁远端，则滑车发育不良越严重。

2. 突起

突起也称为滑车沟基底相对于远端10cm股骨前方皮质的"凸起"或"隆起"。突起超过3mm被认为是病理性的。

（二）股骨滑车深度

1. Dejour测量法

在膝关节侧位摄片上标记股骨后方皮质的切线，并通过股骨后髁标记一条该切线的垂线。与垂线向下成15°角标记一斜线，向前延伸与滑车沟线和股骨髁前方关节面相交，两个交点之间的距离就是滑车沟的深度。深度小于4mm被认为是异常的。

2. 胫骨结节–滑车沟(TT-TG)距离

TT-TG距离被用来评估伸肌装置的旋转力线。这是通过在膝关节完全伸直时，重叠股骨滑车沟顶点（冠状位平扫，当股骨凹槽类似罗马拱形时）和胫骨结节的CT扫描影像中获得。股骨滑车沟的最深点和胫骨结节的最高点被垂直投射于股骨后髁的切线上。这两点之间的距离定义为TT-TG距离。

测量TT-TG距离大于20mm被认为是异常的。

（三）高位髌骨

有数个指标可用于评估髌骨高度。这些指标可根据参考胫骨或参考股骨来分类。

理论上来讲，参考股骨来评估髌骨高度更符合逻辑，因为我们最重视的还是髌骨与滑车沟的匹配问题。但是，以股骨作为参考缺乏可重复性。由于这个原因，评估髌骨高度的标准方法是以胫骨为参考的。

1. Caton-Deschamps 指数

该指数需在标准的膝关节侧位片上进行测量。对比髌骨关节面下极至胫骨平台上极的距离与髌骨关节面的长度，该指数即为两者的比值。该指数容易测量，而且不会因膝关节在影像上屈曲角度的不同而发生变化。

该指数大于 1.2 是高位髌骨的特征。

2. Merchant 角

该角度的测量需要在膝关节屈曲 45° 的轴心位片上进行。标记股骨滑车内外侧面所形成夹角的二等分线，然后通过股骨滑车沟最深点和髌骨滑车嵴最低点标记一直线，该直线与二等分线形成的夹角即为 Merchant 角。如果 Merchant 角位于二等分线的内侧，该角度为负值；位于外侧则为正值。该角度正常值为 −6°，Merchant 角大于 +16° 被认为是异常的。

3. 髌韧带长度

需要在 MRI 影像上测量，相比在 X 线侧位片上测量所得的髌骨高度指数而言，测量髌韧带长度在研究髌骨不稳定方面拥有更高的特异性和敏感度。髌骨不稳定患者拥有过长的髌韧带 (通常情况下长度大于 52mm)。

四、保守治疗

非手术治疗并不是这一章节的重点，将不在这里进一步展开。

髌骨疼痛综合征的治疗，保守治疗被视为标准，而手术治疗则可能加重症状。与之不同的是，在 EPD 的治疗中保守治疗所起的作用甚微，尤其当已存在一些明确与 EPD 相关的因素，如高位髌骨、TT-TG 距离增大或髌骨倾斜，以及患者反复发生发作性髌骨脱位。

只有在非频发的髌股关节不稳定，且影像学无明显异常表现，只是以疼痛为主要症状的患者，才予以物理治疗。物理治疗包括股四头肌和腘绳肌的伸展训练和股四头肌加强训练 (尤其是股内斜肌)。

五、手术治疗

手术治疗被推荐用于存在形态学异常的患者。这些患者需要同时满足以下两点：至少一次或多次 EPD 发病史以及一个或多个主要致病因素 (高位髌骨、TT-TG 过大或髌骨

倾斜)。

在这个节中，我们不对 1987 年 H.Dejour 和 G.Walch 建议的股骨滑车成形术做过多的阐述。滑车发育不良是 EPD 发病的基础成因之一，但是滑车成形之所以不被我们推荐作为首选治疗方案有以下几个原因。

绝大部分情况下，滑车发育不良程度均较轻，且患者对轻度滑车发育不良所带来的症状拥有较好的耐受性。手术加深滑车沟只对严重滑车发育不良且存在髌骨轨迹异常的患者有效。而且，较高的手术技术要求使得临床疗效多变。因此，在我们科室，滑车加深成形术只对存在严重滑车发育不良 (突起＞ 6mm，髌骨轨迹异常或者之前手术失败) 的患者才做。

六、技术

以下介绍的手术技术通常都比较简单，但如果没有按照正确的手术操作规范，术中缺乏谨慎将会导致严重的并发症。这些手术技术并不适用于髌骨疼痛综合征，它们可能会导致患者症状加重。

(一) 胫骨结节远端移位术 (TTT)

这个手术用于纠正高位髌骨。患者完善术前准备后于大腿近端尽量高位放置止血带。可先行膝关节镜检查，评估髌骨轨迹和软骨损伤可能。

手术目的是将胫骨结节移向更远端的位置，从而纠正 Caton-Deschamps 指数到 1.0。举例来说，一位患者 Caton-Deschamps 指数为 1.3，AT=39mm，AP=30mm，则为了达到 Caton-Deschamps=1.0，需要将胫骨结节向远端移位 9mm。术中应在移位时额外增加 2mm 以抵消在使用螺钉固定胫骨结节时可能引起的近端移位，最终胫骨结节的远端移位距离 =11mm。

行内侧髌旁切口，远端沿胫骨结节中线延伸，长度为 8cm。皮下组织进行解剖分离。电刀烧灼标示胫骨结节截骨范围，长度为 6cm。暴露髌钮带和髌骨下极。

于胫骨结节中线钻两个直径 4.5mm 的螺钉孔。为了避免皮下触及突起的螺钉头，固定时使用埋头螺钉技术。

使用摆锯和骨凿完成胫骨结节截骨。首先进行外侧水平方向截骨，随后内侧垂直方向截骨，最后行远端的横行截骨。截骨远端需额外截除部分骨量，截除长度等于术前计划中胫骨结节需向远端移位的距离。这样胫骨结节就有足够的空间放置在更远端的位置。游离的胫骨结节置于比术前计划更远端的位置 (图 5-1)，并使用 Farabeuf 牵开器临时固定。将膝关节置于屈曲 90° 位，放松腓肠肌。通过胫骨结节中线的两个 4.5mm 钻孔垂直于胫骨干，使用 3.2mm 钻头钻孔并打穿胫骨后方皮质。随后使用 2 个 4.5mm 皮质骨螺钉固定截骨块。螺钉要求完全垂直于胫骨干置入，螺钉长度需比钻孔轨道长 2mm 以保证切实的固定，避免术后发生胫骨结节分离。

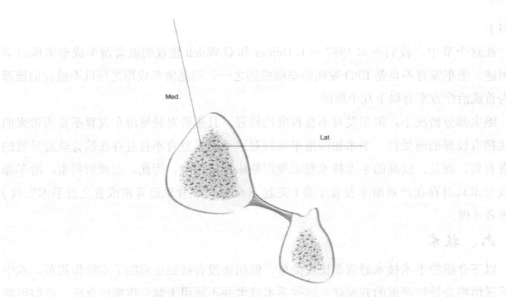

图 5-1　胫骨结节外侧截骨为水平位，内侧截骨为垂直位

螺钉也不能固定过紧，不然的话，胫骨结节的位置可能后移。需要注意的是，移位后的胫骨结节截骨块必须与其之前的位置平行，否则将导致髌骨发生外侧倾斜 (图 5-2)。放置引流后关闭切口。

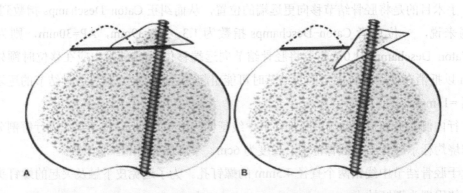

图 5-2　胫骨结节远端和内侧移位手术的正确固定方式 (A) 和错误的固定方式导致的髌骨外侧倾斜 (B)

(二) 髌韧带固定术

该手术需与胫骨结节远端移位术同时进行。适用于髌韧带长度大于 52mm 的患者。

在完成胫骨结节截骨但还未行固定前，在髌韧带的两侧分别置入 1 枚带线铆钉，固定位置位于胫骨平台水平远端 3cm(髌韧带的正常附着水平)。然后将胫骨结节用 2 枚 4.5mm 皮质骨螺钉固定于理想的位置。

胫骨结节固定后，于髌韧带宽度 1/3 和 2/3 的部位，用 23 号手术刀片垂直于髌韧带做 2 个切口。铆钉的缝线穿过切口并内外侧交叉打结固定髌韧带。这样髌韧带的长度就被缩短了。这个在术后 MRI 检查中可以做进一步评估。

剩下的手术步骤与胫骨结节远端移位手术一样。

（三）胫骨结节内移术

这个手术操作用于纠正患者的 TT-TG 过大。行内侧髌旁切口，远端沿胫骨结节中线延伸，长度为 6cm。皮下组织进行解剖分离。与胫骨结节远端移位术一样，胫骨结节截骨块长度为 6cm。暴露髌韧带以及其内外侧附着部位、髌骨下极和胫骨结节。手术的目的是将胫骨结节移向更内侧的位置以获得 TT-TG 距离为 12mm。举例来说，一位患者的 TT-TG=20mm，那么胫骨结节需要内移 8mm。在腔骨结节中心钻一个 4.5mm 的螺钉孔。截骨使用摆锯完成，截骨从外侧开始直至内侧皮质，保留完整的胫骨结节下级部位贴覆于胫骨前方皮质。随后，胫骨结节按照术前计划被移至更内侧的部位。与胫骨结节远端移位术不同，只需使用 1 枚螺钉固定胫骨结节截骨块。将截骨块置于轻度偏近端位置，使用 3.2mm 钻头通过中央 4.5mm 螺钉孔向胫骨后方皮质钻孔，使用 4.5mm 皮质骨螺钉固定截骨块，螺钉长度同样要求比钻孔轨道长 2mm。放置引流后关闭切口。

（四）内侧髌股韧带重建术

这个技术用于治疗髌股内侧韧带稳定装置尤其是 MPFL 的过度松弛。定义为在膝关节屈曲 30° 时，对髌骨施加向外侧的应力导致髌骨 9mm 以上的外侧移位。手术后，髌骨需位于水平位且没有脱位可能。先行关节镜检查以评估相关病损的程度和髌骨轨迹，再通过膝关节外上方的辅助入路完成手术。该手术需要在髌骨和股骨内上髁做 3 个小切口，一个切口为了获取自体肌腱移植物，另两个则为了做移植物固定。

1. 自体半腱肌腱的获取

接下来的步骤就是获取 MPFL 重建所需的自体移植物。行鹅足表面纵形或斜行的 5cm 切口，于腘绳肌联合腱上行 "L" 型切开，断端角向内上方。暴露半腱肌腱，切断其在小腿筋膜和膝关节后内侧角的附着。可吸收缝线缝于半腱肌腱的游离缘，然后将其从胫骨近端附着处完全游离下来。

游离的半腱肌腱作为移植物修剪成条带状。

移植物在后台进行准备。用于 MPFL 重建，移植物的长度应该在 16cm ～ 20cm 范围内。锁边缝合半腱肌腱移植物的另一游离端，随后对折肌腱重叠为两股，缝线缝合重叠处远端 2cm ～ 3cm 的双股肌腱。

2. 髌骨隧道

在髌骨表面、髌骨内侧缘和中线之间做一长度约为 4cm ～ 5cm 的纵向切口。骨膜下分离暴露髌骨内侧 1/3。继续沿 MPFL 与关节囊之间的层次向内侧分离。

于髌骨近端 1/3 依次使用 3.2mm 和 4.5mm 钻头打通 2 个骨隧道。隧道起于髌骨内侧缘，水平方向走行开口于髌骨前表面，距髌骨内侧缘向外侧 8mm ～ 10mm。

股骨内上髁隧道及其解剖于股骨内上髁和内收肌结节之间的棘突表面做一长 5cm 的纵向切口，解剖分离暴露至股骨表面。通过髌骨切口，沿着 MPFL 和关节囊层次之间，用解剖剪刀向股骨内上髁分离，直到打通股骨内上髁和髌骨表面切口。在 X 线透视下，于股骨内上髁近端和内收肌结节远端向股骨外上髁置入导引针一枚。此时，可测试 MPFL 韧带的等距点，用一根 5 号编织聚乙烯缝线一端绕于导引针，另一端穿过髌骨隧道。如果缝线在膝关节伸直位时被拉长，导引针应置于更偏近端的位置；相反，如果屈曲位被拉长则应更偏远端放置。在导引针的位置上钻一直径 7mm，长度约 25mm ～ 30mm 的盲隧道 (足够容纳植入肌腱重叠尾部)。通过一根穿过隧道的导针将移植物拉入盲道内，并用挤压螺钉固定。移植物的 2 个游离端在 MPFL 深层 (即关节囊表面) 穿过 2 个切口之间，分别由髌骨内侧置入髌骨隧道并从髌骨前表面开口引出。随后用非吸收缝线将返折后的游离端与自身单股肌腱移植物做侧侧缝合。在打结前必须中置髌骨以获得适当的韧带张力。在这里定义 " 适当 " 的张力非常困难。通常情况下，在膝关节屈曲 70° 位进行张力的测试。

测试髌骨活动，必须达到良好的髌骨运动终点位置，髌骨可向外侧活动 7mm ～ 9mm；髌骨必须水平位且不应有外侧脱位可能。随后，皮下放置 3.2mm 引流管并关闭切口。

八、术后护理

术后 24h 应用预防性抗生素。LMWH 血栓预防持续 10d。通常情况下局部冰敷持续 5d，直到出院。在晚间睡眠以及行走康复与物理治疗的间隙使用屈曲 30° 的支具进行外固定。术后即刻允许在扶拐保护下的全负重。

TTT 截骨的患者术后需使用伸直位锁定支具固定，直到影像学提示截骨块达到完全骨愈合。每天的物理治疗包括主动股四头肌等长收缩伴随良好的髌骨提升和内外侧活动。被动的膝关节屈曲运动康复术后早期即刻进行，但必须被限制在 95° 范围内。

MPFL 重建的患者，术后第 1d 即可允许扶拐保护下的全负重，膝关节屈曲活动无限制术后 45d 或者截骨块达到骨愈合后，患者可恢复正常行走，但要避免上下楼梯，必须恢复完全屈曲度。术后 60d，允许开始正常的日常活动和驾驶。术后 6 个月内避免做下蹲运动可以做膝关节开链运动。患者在术后 4 个月可开始进行体育活动。术后 6 个月内避免跳跃运动。膝关节同时接受多项手术的患者，术后康复按照限制要求最严的手术进行。

九、并发症

血肿是所有类型的 EPD 手术中最常见的并发症，可引起患者强烈的疼痛以及导致切口切开和感染。这个问题可以通过术中仔细止血以及放置负压引流得到解决。跟其他外科手术一样，EPD 手术同样会发生感染。术后，复杂的局部疼痛综合征可能会加重，并有导致低位髌骨的可能。突出的螺钉头经常引起局部不适或者疼痛。使用埋头螺钉能够很好地避免这个问题。

胫骨结节截骨块固定不充分可能导致截骨块移位、延迟愈合甚至不愈合。一旦出现这些情况，就必须进行翻修手术。所以选择螺钉长度时，适当在钉道的长度上增加 2mm 是至关重要的，可以提供合适的固定强度。胫骨结节截骨时过于激进，可能会导致胫骨干骨折，尤其是远端横行截骨的那一锯，骨折甚至可以在手术数周后再发生。

矫正不足可能导致持续不稳定和脱位。胫骨结节远端或内侧移位不足以及 MPFL 重建或股内斜肌成形张力不够，均有可能导致这种情况的发生。

过度矫正可能导致更糟糕的结果。患者经常出现疼痛以及髌骨内侧撞击的症状。低位髌骨作为较远期的并发症会导致髌股关节压力增大和疼痛。这些并发症引起的膝关节功能缺失更甚于不稳定本身。胫骨结节截骨术后可能导致骨不愈合，术中确保胫骨结节截骨块长度大于 6cm 可以将该风险降到最低。

MPFL 重建若存在过度矫正，可能引起髌骨内侧缘的撕脱性骨折。

第四节　髌韧带短缩术

对于高位髌骨合并髌韧带过长的患者，短缩館韧带比胫骨结节下移更符合逻辑些。因此我们设计了一种方案来治疗这种异常。它尤其适合那些骨骼未发育成熟的患者，而这些患者的胫骨结节下移是具有反指征的。但仍需要小心地使用该项治疗技术。它不是传统意义上的 "Z" 字整形术，它的优点是保持髌韧带后半部分的完整性，减少了术后髌韧带断裂的风险。它常常和内侧髌股韧带重建术同时使用。JackAndrish 最近也描述了相似的技术。

一、切口

髌前正中切口长 30 ～ 35° 内、外侧全层皮瓣分离直达髌韧带并完全暴露髌韧带。切开髌前滑囊和腱旁组织，暴露髌韧带的内、外侧缘并进行测量。

二、髌韧带准备

在需进行部分切断的髌韧带平面标记出计划短缩的长度。此病例的髌韧带计划缩短沿远端标记线、垂直于韧带纤维方向水平切开髌韧带。用解剖刀片小心切开髌韧带，深度为髌韧带厚度的 50%。沿着髌韧带纤维的方向向上水平劈开髌韧带，长度为 25mm。

用不吸收缝线 Fiber Wire 修补和短缩髌韧带。在掀开的 25mm 长前半部分髌韧带下，将 2～3 根缝线从近端韧带穿过远端韧带再穿回近端韧带。

三、短缩（图 5-3）

短缩髌韧带时，将上述缝线在近端抽紧，并用 Kocher 钳夹紧。将劈开的 25mm 长前半部分髌韧带用至少 3 根独立的缝线全层缝合至远端髌韧带的前表面上。在膝关节屈曲 90° 时将缝线打结，固定短缩。检查髌骨轨迹。腱旁组织用可吸收线缝合。

四、术后

术后 21d 内，在伸直位支具保护下可以完全负重。术后 45d 内，屈曲活动限制在 90° 内。

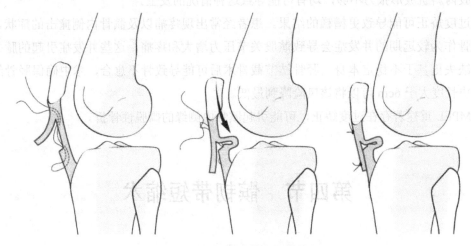

图 5-3 短缩髌韧带使用的技术

第五节 髂胫束综合征

髂胫束综合征 (ITBS)，又称为髂胫束摩擦综合征 (ITBFS) 或者跑步膝，是运动员常见的症状，是长距离跑步者出现外侧膝关节疼痛的主要原因。我们发现自行车运动员也经常会出现相似的病理变化。

髂胫束 (ITB) 与外侧髁之间摩擦，尤其是单腿支撑髂胫束紧张的情况下是引起疼痛的主要原因。多因素病因引起髂胫束综合征，但是导致症状加重的因素往往有以下几点：运动过量，装备简陋（鞋子或场地）以及不正确的训练方式，例如运动前缺乏拉伸训练。

保守治疗通常都有效，包括使用消炎镇痛药物结合休息、改变运动方式和物理治疗

(髂胫束拉伸和深部组织按摩)。对于难治性的病例有时可以采取局部注射治疗。

然而，对于少数保守治疗无效，活动量大的运动员建议采取手术治疗。手术操作包括松解髂胫束在外侧髁后方的纤维。正规保守治疗 6 个月无效后采取手术治疗。手术疗效普遍优良，复发率低，术后能够快速恢复运动。

一、手术指征

手术治疗的主要原因是由于髂胫束肌腱炎，导致外侧膝关节痛从而影响体育运动能力。

二、术前临床评估

系统和详细的病史采集以及体格检查。

病史方面，患者主诉体育运动 (跑步) 时出现膝关节外侧疼痛被迫停止运动。没有膝关节交锁、不稳定和积液等症状出现。

体格检查，Noble 试验可以激发疼痛症状。患者平卧位，膝关节屈曲 90°。膝关节逐渐伸直过程中，持续按压外侧胫股关节线上方 2cm ～ 3cm 股骨外侧髁部位，屈膝 30° 时出现疼痛症状。触诊有时可能出现捻发音。

膝关节活动度正常，没有出现关节腔积液或者韧带松弛症状。诊断主要依据是临床表现，同时需要排除所有可能引起膝关节外侧间室疼痛的其他潜在病因。

三、术前影像学检查

所有患者都需要进行双侧膝关节摄片检查以及疼痛侧膝关节 MRI 检查。

射线评估包括膝关节正位、侧位、Schuss 位和屈膝 30° 髌骨轴位片。所有的摄片结果总体上应该正常。

MRI 检查可以确诊髂胫束综合征 (ITBS)。髂胫束和外侧髁之间高信号区域提示该区域炎症变化范围。有时可见股骨外侧髁中度水肿信号。MRI 检查还能够排除其他合并损伤，特别是排除是否合并外侧半月板损伤。

四、治疗策略

所有病例首先进行保守治疗，包括停止运动、NSAIDs、冰敷和理疗 (包括理疗师深部横向按摩)。进一步治疗包括阔筋膜张肌牵伸和加强臀肌肌力。正规治疗还提倡自我康复训练 (学习自我伸展训练)。

至少经历 6 个月的正规保守治疗无效是外科手术治疗指征。

五、手术技术

手术可以选择全身麻醉或硬膜外麻醉。患者平卧位，大腿近端放置垂直托架。水平托架使膝关节维持在 90° 屈曲位。常规使用驱血带。

六、手术操作分为两个步骤。

(一) 操作为膝关节镜手术

通过前内侧入路 (关节内镜) 和前外侧入路 (操作器械), 进行膝关节的探查。镜下治疗膝关节相关损伤。膝关节镜操作的目的是消除潜在的关节内源性疼痛。常规镜下评估膝关节外侧间室。

(二) 操作为膝关节屈曲位开放手术

切口位于股骨外侧髁后方平行于髂胫束位置, 切口长度 15mm ~ 20mm。切开皮肤及皮下组织, 显露髂胫束后缘。11 号刀片在髂胫束后方纤维做 10mm 的横形切口。髂胫束前方纤维保持完整。后方纤维切开后形成朝向股骨外侧髁的 "V" 形开口。不必进行滑膜切开和滑膜切除术。

七、术后康复

门诊完成手术操作。术后完全负重不需要制动。术后 12 ~ 15d 拆除缝线或皮钉。早期进行康复治疗。通常不需要抗凝治疗。患者一般在 10d 后恢复工作。术后第 2 个月, 患者可以恢复体育运动。

第六章 踝关节融合术

踝关节炎是一种致残性疾病，其治疗无论对于患者还是医师，都可以说是收益与挑战并存。踝关节炎患者最常见的症状为步态异常，并常伴有膝、髋或背部疼痛，影响全身健康。虽然踝关节融合术的术后效果并非完美，但可让踝关节恢复稳定且一般无痛，在正确选择患者的前提下，往往能够极大地改善患者的功能和生活质量。因此，即使一些融合术的替代治疗方案在不断涌现，但踝关节融合术仍然是许多疼痛性踝关节炎患者选择的手术方式。

踝关节的一些生物力学特性决定了其更适宜进行融合术。第一，踝关节属于屈戌关节，虽然旋转轴在胫距关节活动范围内不断变化，但在中立位置上进行固定融合并不会引起严重的下肢生物力学改变。第二，距骨周围结构稳定，轮廓分明，有内踝、胫骨穹顶和外踝支撑，均可以提供骨面以保证融合术后愈合。第三，要维持正常步态一般只需要跖屈10°～12°和背屈20°，因此活动范围减少所致不便的严重程度较髋关节、膝关节更小，对于后者而言，即便是活动范围轻度减少，也会引起明显的日常活动受限。踝关节融合患者正常行走所需的矢状位运动范围可通过横跗关节运动或是使用弧形鞋底实现代偿。

第一节 踝关节融合术的替代治疗方案

一、非手术治疗

踝关节炎的外科治疗往往损伤较大，康复期长，康复困难，且并发症较多。更多的时候，应该将踝关节炎的治疗策略定位为一个"管理"问题。也就是说，需要让患者明确，让病变的踝关节恢复到关节炎发生之前的状态是无法实现的，非手术治疗的目的是减轻疼痛，并在尽可能减小风险的基础上尽可能多地恢复关节功能，是一种重要的治疗手段。很显然，非手术治疗不可能保证所有的患者都能将疼痛和功能改善至满意的程度，但笔者强烈建议患者在手术治疗之前应该先考虑其他的治疗方式。若别无他法，疼痛缓解措施可以给患者一段缓冲时间，进行充分告之，并做出成熟决定，而非盲目地选择外科干预以缓解症状。

使用支具制动踝关节是最普遍的非手术治疗方式。对于那些能耐受较沉重支具且能接受穿鞋受限制的患者，笔者采用的是一种配以小腿托和弧形鞋底的双支撑、踝关节锁定支具。这种支具可长期使用，能明显改善疼痛症状。对于其他患者，使用 Arizona 支具或固态聚丙烯足踝矫形器可能有效。

使用非甾体类抗感染药存在一定的风险，但可在一定程度上缓解疼痛。尽管经常有学者尝试使用氨基葡萄糖、硫酸软骨素及其他饮食补充等，但这些方法的效果并不确切，有待更多的研究证实。这类患者经常会接受关节腔内注射治疗，虽然氢化可的松配以局部麻醉药属于常见的组合，但越来越多的人关注这种操作的合理性，一些研究表明，存活的软骨和软骨细胞可能会因此受损。笔者对这种注射持非常保守的态度，只有在不适合手术或是不愿意进行手术的晚期关节炎患者中使用。关节腔内注射透明质酸应用于膝关节的相关研究很多，应用广泛。在踝关节领域，一些设计严谨的研究所得出的结论不一。Sun 等报道了关于 46 例患者进行关节腔内注射透明质酸，每 3 周注射 1 次，疼痛缓解且功能有所改善；而 DeGroot 等进行的随机双盲安慰剂对照试验表明，对踝关节骨性关节炎的患者进行单次关节腔内注射透明质酸，与生理盐水相比，并未表现出更优越的效果。

二、手术治疗

虽然踝关节融合术仍作为治疗踝关节炎的主要手术方式，但并非对所有患者都是最佳的选择，因为手术后关节活动度丧失，邻近关节还有出现退行性关节炎的可能。其他手术方式包括开放式或关节镜下踝关节清理、截骨纠正力线、异体骨移植以及全踝关节置换术。在最终决定进行踝关节融合术之前，应充分考虑其他替代手术方案的可行性，并与患者商议。Giannini 等针对如何选择最适宜手术方案建立了一套医疗原则。

(一)关节镜下踝关节清理术

关节镜下踝关节清理治疗踝关节炎在整体治疗方案中有一定的效果，但需审慎，且对其疗效的预期应更切合实际。许多研究表明，去除胫骨或距骨上前方引起撞击的骨赘有一定的治疗效果。踝关节镜手术对于那些存在明确踝关节游离体并出现机械性绞锁症状的患者治疗效果明确，但对于更为严重的踝关节炎患者而言，关节镜下清理往往只能在短期内缓解症状，因此在大多数情况下并不建议。在更多的情况下，关节镜下清理是与其他手术方式一起作为联合治疗的方案，如截骨术或踝关节牵张成形术。

(二)关节周围截骨术

关节周围截骨包括胫骨截骨、腓骨截骨、跟骨截骨及联合截骨，均为治疗踝关节炎的有效手段。截骨以矫正力线旨在减少发生关节炎位置处的负重，并获得更符合解剖要求的踝关节力线，实现接触力和负重应力的重新分布。对于年轻患者而言，力线矫正手术可以推迟关节融合或置换手术的时间。当软骨损伤主要发生于距骨的内侧和外侧的关节间隙，而距骨上方的踝关节面较少受累，特别在伴有踝关节上方畸形时，此种方法尤为推荐。截骨方式的选择应结合畸形特点、周围软组织条件、关节面情况以及下肢长度而综合考虑。开放式胫骨楔形截骨术对于矫正内翻畸形和内侧关节病尤为有效，且比其他手术方式创伤更小。术前，应进行测量确定矫正方案，在负重位正位 X 线片中测量胫骨远端踝关节平面角和距骨倾斜角，在负重位侧位 X 线片中测量胫骨侧方平面成角。

开放式胫骨楔形截骨术矫正内翻畸形和内侧踝关节病。

1. 手术技术

(1) 选择常规前内侧和前外侧入口，进行全面踝关节镜检查。清理任何可能引起撞击的骨赘、脱落软骨和纤维化组织。

(2) 于内踝关节面水平以上 3～4cm 处做一 2cm 长的外侧纵向切口，以进行腓骨截骨。

(3) 使用往复锯进行腓骨斜行截骨，截骨完成之前，由前向后置入固定螺钉，暂不旋紧。

(4) 准备胫骨截骨，在内踝尖以上 5cm 处，做一 8cm 长的纵向切口，以显露胫骨远端前侧，并尽可能地保留骨膜。

(5) 在内踝尖上方 5cm 处标记截骨位置，用骨锯进行截骨。此时不要锯断胫骨，暂时保留一部分外侧皮质。

(6) 小心分开截骨缝隙，植入取自髂嵴的异体骨块，骨块的大小取决于术前 X 线片测量结果。

(7) 使用 4～8 孔钢板，跨过截骨面，笔者通常使用的是 Arthrex12.5mm 楔式钢板和 4.5mm 骨皮质螺钉。

(8) 通过目测及正侧位 X 线透视，调整力线。

(9) 选择 4 孔钢板，跨腓骨截骨处固定。

(10) 冲洗术区，使用 2-0 聚乳酸羟基乙酸 910 缝合线（微乔），分层缝合筋膜层和皮下组织，使用 3-0 尼龙线间断缝合皮肤，包括关节镜入口。应用无菌敷料覆盖并短腿石膏固定。

2. 术后处理

术后第 1d 即可非负重行走，同时可进行足趾和膝关节的屈伸活动，以预防深静脉血栓和肌肉萎缩。石膏应佩戴 4～6 周。术后 2 周允许触地，4 周时允许部分负重活动。取下石膏之后，应使用弹性绷带由足趾至大腿进行加压包扎，以预防下肢水肿，同时开始主动锻炼踝关节活动度。负重应逐渐增加，直至术后 2 个月时，允许完全负重。

（三）踝关节牵张成形术

随着细针外固定技术在各类矫形手术领域中不断发展，对一些严格符合适应证的踝关节炎患者而言，使用细针外固定架持续牵张踝关节并允许患者负重，有可能在一定程度上缓解疼痛并改善功能。关节牵张成形术的理论基础是消除机械负重，且间歇性流经的关节液可促进软骨愈合。Tellisi 等报道的 23 例中的 21 例患者 (98%) 术后疼痛减轻，其他一些文献所报道的优良率大约为 75%。牵张成形术的效果一般不会即刻出现，往往在一段时间 6～24 个月之后出现。最适合这种方法的患者一般是经非手术治疗症状无缓解，且不愿进行踝关节融合术的年轻患者，其他适应证包括对线良好，伴有疼痛且可活动的踝关节炎。禁忌证包括活动性感染、严重的冠状位畸形以及明显的骨缺损。对于这些情况，笔者没有足够的经验，因此不推荐进行这项手术，建议读者们首先熟悉这项手术的固定方式和技术要求，再去处理其他更具挑战的复杂情况。Tellisi 等列出了一些手术要点和一些可能会影响手术效果的术后措施。

(1) 铰链应与踝关节线平行放置 (Inman 线，内外踝尖的连线)，以避免活动时的牵拉不均，并通过等张拉伸关节囊以保证踝关节的活动。

(2) 避免使用前足针，其不适感明显且影响负重。

(3) 术中初始牵张程度不应超过 5～6mm，如若需要，则应在术后短期住院期间逐渐增加牵张程度。

(4) 应早期进行关节活动范围锻炼，以保持关节活动。

(5) 使用环形固定架优于单外侧固定，因为单外侧固定架提供的悬臂式牵张力并不均匀，而且单侧铰链较难以放置在于踝关节线平行的位置。

1. 手术技术

(1) 术前计划

1) 于负重位 X 线片上测量胫距关节间隙，并评估关节炎程度。

2) 明确可能引起疼痛或阻碍背屈的前方骨赘，需在术中清除。

3) 注意踝关节处存在的内固定。一般来说，无须在进行踝关节牵张成形术之前取出内固定。

4) 评估关节外畸形，以判断是否需要同时进行踝上截骨。

(2) 关节处理

1) 通过关节镜或开放式手术清理胫骨侧和距骨侧的前方骨赘。

2) 必要时，可进行跟腱延长术或踝上截骨术。

(3) 安装外固定架

1) 安装固定架时不要使用止血带，因为骨与骨膜的血供有助于冷却针和钻头通过时产生的热量，从而避免出现过热导致骨坏死。

2) 一般来说，双环固定可以满足要求，包括一个胫骨远端固定环和一个足固定环。两个固定环之间以铰链连接，铰链沿踝关节线方向放置。若同时进行踝上截骨，则需要再加一个固定环。

3) 使用两根单侧固定螺钉和一根张力钉将上方环固定于胫骨远端，为保证良好的稳定性，应在不同水平面进行固定。

4) 使用 4.8mm 钻头预钻孔，后手工装入 6mm 单侧固定螺钉。

5) 在紧贴内踝尖下方处打入一根光滑的克氏针，分别在正位和侧位进行 X 线透视，确保其安放位置正确。

6) 在胫骨固定环两侧分别安放 2 枚万向铰链，用螺纹杆固定。将两枚铰链沿之前打入的参考针方向放置，以接近真正的踝关节旋转轴。X 线透视验证铰链位置。

7) 下方环固定于足部，将铰链与该环装接。穿过楔骨置入足中段的横行针，将其向固定环拉紧，以稳定力线。再在根骨处穿过另两根针并拉紧。最后一根针穿过距骨，固定于足环上，慢慢拉紧，它的作用是防止距下关节在不经意间受到牵张。

8) 安装前方屈 - 伸杆，用来控制踝关节活动。

9) 拉伸踝关节约 5mm，在整个活动范围内透视检查拉伸程度和力线。

10) 应用无菌辅料覆盖钉孔。

2. 术后处理

患者术后一般需要住院给予镇痛治疗，并在术后 24h 内静脉应用抗生素。预防性应用口服抗生素 10d。术后若可耐受，即应尽早负重行走。术后 24h 开始深静脉血栓预防措施，并持续 3 周或至患者活动情况良好。指导患者保持钉孔清洁，每日用稀释的 3% 过氧化氢溶液清洗。术后 4d 可淋浴。2 周后拆线，评估牵张效果。此时，应做到关节分离 5mm，若间隙不足，应在诊室调整以增加牵张。12 周后，镇静麻醉下手术拆除固定架，使用踝关节制动步行鞋替代，并鼓励进行负重行走。

(四) 人工全踝关节置换术

关于人工全踝关节置换术的优点和不足，已详细讨论。总的来说，融合的优势在于缓解疼痛可靠，不足为活动受限。而关节置换的优点是保留了关节活动度，缺点是并发症较常见。一项研究纳入了 114 例关节置换和 47 例踝关节病例，比较两组在疼痛缓解和功能改善方面的差异，在术后至少 2 年的随访中并未表现出明显的差异；但置换组的并发症发生率 54%，融合组为 26%。在一篇共纳入 1262 例踝关节融合和 852 例踝关节置换的文献系统回顾中，Haddad 等证实了两种手术的翻修率均低于 10%，感染率均低于 5%。Glazebrook 等关于踝关节置换的生存率和并发症发生率，发现其失败率 1% ～ 32%，平均为 12%。尽管假体价格昂贵，但对于 60 岁左右的晚期踝关节炎患者来说，全踝关节置换术仍然是踝关节融合的有效替代疗法。

第二节　踝关节融合术的适应证

踝关节活动受限且伴长期疼痛的患者,若经非手术治疗无效,或符合以下诊断之一时,应考虑进行踝关节融合术:

(1) 创伤性关节炎。

(2) 骨关节炎。

(3) 慢性踝关节不稳所致关节炎。

(4) 类风湿或自身免疫炎性关节病。

(5) 痛风。

(6) 感染后关节炎。

(7) 夏科神经性关节病。

(8) 距骨坏死。

(9) 全踝人工关节置换术后失败。

(10) 神经肌肉疾病所致踝关节不稳。

踝关节融合的绝对禁忌证包括肢体血管受损、术必经区域皮肤感染。相对禁忌证包括:患足同侧患有中至重度的后足关节病、对侧踝关节病且近期需手术治疗。

第三节　患者评估

一、临床评估

为达到最佳的疗效,首先应详细采集病史。在决定进行踝关节融合术之前,需综合考虑以下问题:有无明确的疼痛部位?下肢是否存在其他骨科疾病?尤其应考虑足、髋、膝关节功能情况,以及是否存在腰痛?患者明确所面临的困难是什么?功能预期如何?患者目前是否可以自理、能否去自行购物或锻炼身体?社会保障体系怎样?术后谁来照顾患者?

术前需明确患者的预期并进行术前讨论。虽然患者的疼痛有望得到缓解,从而改善功能,但在融合术后,患者将难以再从事高冲击运动。往往长期面临走路或旅行时耐力不足的问题。应鼓励患者术后去适应低冲击或无冲击运动。患者普遍存在穿鞋受限:女性患者无法穿高跟鞋，为了更多的散步或旅行，而不得不选择穿弧底鞋。在从事更为剧烈的活动时，有时需要使用护踝支具，以保护后足，尤其是当这些关节存在关节炎时，应特别注意。

对其他伴随疾病的评估对于术后并发症的预防有着极大的意义。对于关节畸形、关节不稳的夏科关节病而言，周围神经病变本身并非手术治疗禁忌，但应该首先考虑非手术治疗的方式治疗关节不稳定。关于糖尿病患者，很多研究都强调对血糖控制的重要性，在进行踝关节或后足的重建手术（包括踝关节融合术）之前，应将糖化血红蛋白值控制在 7.0 以下。周围血管疾病应在术前明确，并加以治疗。存在心脏或肺部疾病病史的患者必须在术前进行相关治疗，因为术后需要第一时间使用拐杖或是助行器进行活动，这对心肺功能的要求都会增加。吸烟会直接影响踝关节融合术后的切口愈合，因此术者不会对尚未戒烟的患者实施此项手术。炎性关节病患者应术前停用 TNF-α，以避免术后感染，直至切口愈合。很多患者同时存在维生素 D 缺乏，术后应常规补充。X 线片上可见的中重度骨质疏松患者应术前评估，寻找可控因素。存在睡眠呼吸暂停可能的患者应在术前询问其睡眠习惯，且应在术前进行治疗。一些骨骼肌肉系统疾病容易导致术后骨不连，包括严重骨折、开放伤、局部感染、距骨坏死和糖尿病性神经病。

很多踝关节炎患者都有早期外伤或手术史，其软组织异常或瘢痕可能有助于确定融合术的手术入路。踝关节融合术可以采用多种手术入路，所以瘢痕不会影响融合手术进入关节腔的入路选择。建议采用已经愈合良好的前次手术切口，但应尽量避免使用皮肤条件差、软组织情况不佳或存在延期愈合的切口。充分了解踝关节血供区域和皮肤血供对于避免伤口并发症有重要的意义。

完成完整的病史采集之后，首先根据患者的步态进行下肢评估。减少踝关节运动的两种常见机制分别为膝反张和足行进角度（足向外旋转以减少踝关节处杠杆臂）。有些膝反张患者可以通过鞋跟增厚的方式改善症状。下肢不等长可通过步态观察到，并影响到融合方式的选择。需要评估髋、膝关节的活动度，同时评估膝关节在冠状位上的畸形。尽管手术会尽可能保证踝关节垂直于胫骨长轴、与地面平行，但膝关节的内、外翻畸形仍然可能会影响术后结果，因此应在术前有所考虑。胫距关节的活动范围一般难以判断，但应该尽量通过固定此关节来评估后足关节，特别是距舟关节，后者是维持术后矢状面上关节活动的主要因素。后足的整体屈曲功能十分重要。后足僵硬和刺激症状容易成为胫距关节融合后续问题的病因，而且，后足处畸形应在术前计划中充分考虑。虽然踝关节融合术可以在一定程度上矫正力线，但明显的畸形往往需要通过其他手术加以矫正。全面的神经血管检查十分重要，因为踝关节手术切口往往靠近皮神经，而任何血供问题均应在术前获得足够的重视。一旦有提示动脉搏动减弱，或是长期患糖尿病的患者均应该进行动脉多普勒超声全面评估。选择性局部麻醉注射（可选择在 X 线透视下完成）适用于同时患有踝关节炎和后足关节炎的患者。笔者对患者进行 VAS 疼痛评分 (0 分为无痛，10 分为可想象出的最严重疼痛)，让患者对注射前后疼痛程度进行评判。

二、影像学评估

踝关节炎的影像学评估基于站立位的正、侧位 X 线片，特别是需要加长 X 线片，应尽量包括更多的胫骨近端部分，这有助于评估整体畸形程度，必要时制订矫正计划。对于那些严重畸形的患者，应拍摄下肢全长 X 线片，用来判断下肢不等长的情况。后足力线 X 线片有助于评估踝关节远端的畸形情况。在评估正位 X 线片上踝关节间隙狭窄程度的基础上，还应该考虑到冠状位上存在的畸形。骨质情况、骨囊肿或其他缺损应引起重视。在侧位 X 线片上，应注意到踝关节在前后位 X 线上的半脱位和胫骨远端的倾斜情况，因为这会影响融合方式和手术入路的选择。

踝关节融合术前偶尔会使用CT检查，目的在于进一步评估预计融合平面位置的缺损。尤其在关节间隙轻度变窄，考虑需要进行另一手术 (如关节镜或截骨术) 的时候，CT 检查可能会有助于评估。

对于开放性骨折导致的创伤性关节炎、感染性关节炎或是存在其他关节感染病史的患者而言，核医学成像技术有助于判断是否仍存在感染。67 镓和 99m 锝白细胞标记扫描能为诊断感染提供一定的依据，可以结合其他的感染评价指标 (体格检查、白细胞计数、红细胞沉降率、C- 反应蛋白) 综合评估。

第四节　踝关节融合术

所有的术式都应该以矫正踝关节方向为目标：屈伸呈中立位，外旋约 5°，外翻 5°，距骨在胫骨下轻度后移。轻度的距屈尚可接受，但不允许出现背屈，后者可能会导致应力集中以及顽固性足跟疼痛。其他应予以避免的情况包括内翻和距骨前移，因其可导致穿形步态和膝关节疼痛。应尽一切可能显露健康的、血供良好的骨面，尽量去除致密、硬化的软骨下骨或是对软骨下骨进行处理。

一、关节镜下踝关节融合

关节镜技术有诸多优点，包括保持踝关节的一致性，可降低愈合不良的风险，并可为关节融合提供更多的骨面和解剖支撑结构。而且，从理论上讲，其损伤距骨和胫骨远端血供的机会更小，从而避免术后切口愈合不良或延迟愈合。因软组织剥离较少，关节镜下融合术后疼痛较开放手术明显减轻，如果使用腘窝处神经阻滞进行术后镇痛，关节镜下关节融合术通常可以安排为门诊手术。它的另一个优势在于更好地保留了踝关节，可允许日后进行全踝关节置换术。

(一) 微创手术技术

当冠状位 X 线片中畸形程度较轻 (内、外翻角度 < 10°)，且骨质条件满意时，微创手术是术者的首选方案。关节镜入口适度扩大，可直视关节进行处理并置入内固定。通过这种方法，保留了关节镜手术所有的优点，且手术时间缩短。Miller 等报道，在两组采用这种手术方式的患者中，融合率为 98%。

1. 手术技术 (图 6-1)

(1) 患者取仰卧位，垫高同侧髋关节，以保证下肢无内旋且足与地面垂直。足应靠近手术台末端，且可进行术中 X 线透视。

(2) 使用全身麻醉、腘窝处神经阻滞或踝关节处神经阻滞麻醉。

(3) 使用止血带，使术野更为清晰，若条件允许应使用头灯和手术放大镜。其他特殊器械包括 Inge 板状撑开器、锐刮匙、骨凿，如若需要，还可使用动力打磨锉。

(4) 做 2 个长 1.5cm 的切口，第一个位于胫前肌腱内侧，另一个位于第 3 腓骨肌腱外侧，注意在外侧切口附近辨认足背中间皮神经的走行。将足翻转并跖屈第 4 足趾，通常可见该神经。

(5) 同皮肤切口方向切开关节囊，用剥离子将其从关节前方向上方拉开。

(6) 观察踝关节，使用咬骨钳或骨凿清理所有骨赘，以保证踝关节可置于中立位并对踝关节进行评估。

(7) 使用骨膜剥离子插入切口之一，轻轻翘起，张开关节面，将板状撑开器置于另一切口并撑开关节，此时，可在第一个切口清理残留的软骨和软骨下骨。可先使用刮匙，然后使用高速打磨锉，需要时可由对侧切口处冲洗，避免骨面温度过高。

(8) 同法处理内侧关节面，将上述器械在切口间调整位置，完成骨面准备。

(9) 使用小骨凿在骨面上做 " 鱼鳞状 " 粗糙面，仍需进一步处理的硬化区域使用 2.0mm 钻头钻孔。关于外踝处是否应进行融合这一问题，目前尚未达成共识。腓骨额外活动可能会导致关节处疼痛及骨不连，但是，即使不在此处进行骨面处理，在成功进行胫距关节融合之后，有时同样会出现疼痛。笔者一般不处理此处，很少出现明显的术后症状。

(10) 导针引导下置入较大的部分螺纹空心钉 (一般 6.5 ～ 8.0mm) 固定。最理想的情况是置入 3 根空心钉，但有时只允许置入 2 根。最佳螺钉位置为所谓 " 本垒 " 螺钉起自胫骨后外侧，远端至距骨头颈区域 (图 6-1)。随后打入内侧近端螺钉，向后进入距骨体。第 3 根螺钉可以从近端前外侧指向远端内侧方向，也可以是远端外侧螺钉，从距骨外侧突指向近端后内侧方向。一般来说需要植骨，但也有学者认为并无必要。Paremain 等使用高速磨锉时获得的软骨下骨制成 " 骨泥 "，进行局部植骨。

(11) 常规缝合关节囊和皮肤，使用短腿石膏，覆以内衬，将足固定于中立位。

2. 术后处理

术后 2 周去除敷料并拆线，继续使用短腿石膏固定。嘱患者若感觉石膏松弛或融合处受压则应复诊进行更换。患肢需保持非负重，直至融合愈合，一般最短需 6 周。使用滚轮助行器，可实现膝关节放松，并凭借对侧下肢自主活动，可大大改善生活质量并提高术后对负重要求的依从性。通常，X 线片即可用以判断融合是否完成，但有时须行 CT 检查确认。当融合接近坚固时，可使用平膝高度的步行靴，患者可逐渐将其换为普通鞋子。对于有些患者来说，使用全长钢制小腿托和弧形鞋底有利于改善步态。

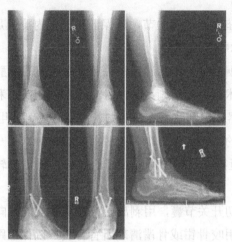

图 6-1　A、B. 晚期踝关节炎。C、D. 微创踝关节融合术后，注意"本垒"螺钉的使用：自胫骨后外侧
至距骨头颈部

（二）经腓骨入路（经踝入路）踝关节融合术、腓骨结构植骨

这项最初由 Mann 提出的术式经过改良，目前可视需求进行带血管腓骨结构性植骨。植骨可在融合处提供附加的稳定条件和血供。Colman 和 Pomeroy 等报道，在 48 例患者中融合率为 96%，平均融合时间为 82d。

1. 手术技术

(1) 在施行全身麻醉后，患者仰卧于手术台上，在同侧髋关节下放置小体位垫，以便处理腓骨。下肢远端下方放置另一垫块，以便于获得正确的踝关节融合位置。

(2) 进行腘窝处神经阻滞，使用大腿止血带。

(3) 行踝关节外侧延长切口，注意保护腓浅神经。在腓骨前侧剥离骨膜，向骰骨方向"J"形延长切口远端数厘米，进入踝关节囊。在胫骨远端的前侧剥离骨膜和关节囊。

(4) 去除所有胫骨和距骨前方的骨赘。

(5) 使用往复锯，在踝关节穹窿上方截断腓骨。再于其上方平行截断，得到长约 1cm 的骨块。

(6) 沿矢状面纵向劈开骨块，去掉内侧 2/3，保留外侧的 1/3 并保持与骨膜相连。

(7) 使用撑开器，清除残留的关节内容物。

(8) 如需矫正外翻畸形，则在内侧另行一纵向切口，去除内踝。注意保护胫后肌腱和神经血管丛。

(9) 骨面处理分情况而定。若轻度畸形，可行"原位融合"，保留其正常的关节面构架；若畸形严重，则将相对应的胫骨、距骨面截平后进行融合。得到的融合区域应保证屈伸呈中立位、与胫骨结节呈轻度外旋位、内外翻呈中立位或轻度外翻，这些都取决于后足和足的位置与灵活性。若选择将骨面截平进行融合，则应将距骨适度后移。最终需要在所有融合平面上获得健康、渗血的骨松质。

(10) 应避免踝关节过伸、内翻、内旋，这些均会引起难以忍受的不适感，同时还应避免出现距骨前移，这会导致所称的穹形步态。X 线透视检查踝关节位置。

(11) 必要时，可进行颗粒骨植骨，颗粒骨可取自截下的腓骨或其他部位。

(12) 置入数枚 7.5mm 或 8.0mm 的部分螺纹骨松质螺钉，方向为自胫骨后外侧向距骨头颈处方向、自后内侧向距骨体方向。自跗骨窦处向胫骨方向再置入 1 根螺钉也是有帮助的。最理想的情况是通过第 1 根螺钉进行加压固定。

(13) 用类似的方法，处理胫骨和距骨的外侧部分，将之前准备好的腓骨外侧部分置于此处。有时可能需要使用咬骨钳对骨块进行修整，以便将其植于更好的位置上。

(14) 使用小钢板、4 ~ 6 根螺钉固定，钢板需跨过融合区，为整个结构提供额外的稳定性。

(15) 留置引流管，分层缝合切口，使用短腿石膏固定，并覆以内衬。

2. 术后处理

术后 10 ~ 14d 去除支具并拆线，使用非负重石膏固定。石膏佩戴 4 ~ 8 周，直至踝关节符合临床愈合且影像学愈合标准。如需要注意的是石膏不应过松，因为这样会导致融合伤口处的压力集中。石膏取下之后，应使用步行靴代替并维持 4 周。之后可根据需要，选择带有小腿托的弧底鞋，这尤其适用于伴有后足或中足病变的患者。

(三)胫距跟关节融合术

在某些情况下，同时融合踝关节和距下关节是有必要的。可使用上述外侧入路，是否进行腓骨植骨视情况而定，不过，在有些情况下使用后入路更为恰当。有多种的髓内钉可供选择，因此医师的手术技术和对相关器械的熟悉程度，决定了术后能否获得良好的效果。

手术技术（图 6-2）

(1) 患者体位、内外侧皮肤切口，软组织切口、切除距骨体、将距骨头颈部固定于胫骨前侧，以上操作均同前所述。如果存在下列情况，如需取出人工踝关节假体、距骨坏死、存在严重畸形需要矫正，此时若需要扩大显露，可以行后侧切口。

(2) 融合部位准备完毕后，通过在正上方位置扶住髌骨，确定的放置为：跖屈－背伸中立位、踝外翻 8°～ 10°、跟骨相对于胫骨轻度后移。保持足与胫骨的正确位置 (通常使用折叠的手术巾，绕过中足足底)。

(3) 使用导针穿过跟下脂肪垫，与胫骨中心方向一致。导针在跟骨后表面前侧通过，在 X 线透视下，加深至胫骨髓腔中心。

(4) Stephenson 等介绍了一种简单可重复的方法用以确定进针点位置。在矢状面，自第 2 足趾至足跟中心画一条直线；在冠状面，于跟下脂肪垫的中前 1/3 处，再画一条线 (图 6-2)。两条线的交点即为正确的进针点。

(5) 正位 X 线透视，检查导针位置。

(6) 应用套筒保护软组织，推进至跟骨骨面，使用钻头在跟骨上钻孔。

(7) 保证导针在正位、侧位均位于胫骨髓腔中心，使用 8mm 或 9mm 钻头，顺导针方向开始磨钻。

(8) 逐号增加钻头直径，每次增加 1mm，磨钻跟骨和胫骨。笔者一般增大至钻头比髓内钉直径大 1mm(13mm)。

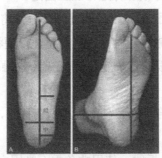

图 6-2　胫跟关节融合反向髓内钉进针位置判断方法

A. 在矢状面自第 2 足趾到足跟中心画线。B. 自内踝中点处沿冠状面方向画线。两条线相交处即为正确的进针点位置

(9) 磨钻之后，将 TRIGEN 后足融合钉 (TN)，固定于导向器上。该器械属于一种踝关节融合直髓内钉，有 10mm 和 11.5mm 两种直径；16cm、20cm 和 25cm 3 种长度型号。

(10) 在钻头导向器上安放导向器袖套，确保这些装置与钉孔对线一致。注意钻头应同心穿过导向器和固定钉，且不会受到其阻挡。

(11) 将踝关节置于最佳位置，使用三翼式导向块，在小腿外侧沿导针方向打入固定钉。

(12) 一般来说，锁定螺钉应相继穿过跟骨和胫骨，以实现关节各处均维持拉力。

(13) 选择合适的钻头导向器，组装袖套并穿过皮肤切口，将其放置在跟骨结节外侧。必要时，旋转固定钉子使螺钉位于后侧面。将长导向钻留置于骰骨道内，在放置距骨螺钉起临时固定作用。

(14) 使用相应的钻头袖套和钻头，自跟骨后下方和外侧，至距骨顶前内侧，置入距骨螺钉，其方向与距下关节呈近似垂直。根据距骨高度情况，此螺钉可能会进至胫骨关节面前侧。

(15) 自跟骨后内侧至骰骨前外侧置入骰骨螺钉。

(16) 距骨和骰骨螺钉安装完成后，置入第3根横向锁定钉。

(17) 锁定髓内钉近端，使用钻头导向器或徒手，由内向外地旋入近端螺钉。

(18) 在最终固定髓内钉之前，取踝关节融合术中的骨屑和跟骨的跗骨窦区的自体骨进行植骨。

(19) 植骨后打入髓内钉。钉尾位置不一，可以稍陷入跟骨皮质，也可突出足底约1cm。钉尾不应突出过多，否则会影响走路。

（四）技术改良

去除距骨体时，可能会用到两种改进方法。因为跟骨比距骨在踝关节更偏外侧的位置上，所以可能需要内移 1～2cm，让胫骨面外侧缘与跟骨不存在骨性冲突。钉子可打在跟骨的任意位置，不过由于跟骨足底形状的原因，在中线处打钉往往比较困难。因此，与将钉子放在跟骨底面中线，同时整体内移跟骨的方式相比，想通过在跟骨处内移固定钉达到保持跟骨在其解剖位置目的的方法更加困难。

这种情况下，可以将内、外踝同时去除。对于严重的距下关节脱位患者，跟骨外移明显，导致髓内钉只能达到距骨外侧 1/3 处。这时，使用加压器械进行固定是不错的选择。

1. 手术技术

(1) 若远端只允许打入 1 枚螺钉（由于此处无距骨体），可试着用 3.5mm 钻头钻孔，后旋入 5mm 螺钉，以达到更好的跟骨松质固定。尽量在跟骨中放置 2 枚自攻螺钉。

(2) 当距骨保留完整时，按照下述方式，将 2 枚自攻螺钉分别放在跟骨和距骨中。螺钉起自融合面的跟骨侧，远端至跟骨的近足底侧皮质处。

(3) 跟骨钻孔之后，由内侧皮质退出，取下双套筒软组织导向器中的内套筒。

(4) 用测深尺测量所需螺钉的长度。跟骨螺钉一般为 40～50mm，但应根据跟骨大小而进行调整。

(5) 确定钻头导向器抵于跟骨外侧皮质，否则会使螺钉长度读数有误，继而导致螺钉突出于软组织之中。

(6) 放入螺钉后，X 线透视评估其长度是否满意。此时可视需要对其旋转位置进行微调。

(7) 放置近端螺钉时，在三翼式导向器上 15cm 标记处，将钻头穿过袖套，进入位于髓内钉近端的 15cm 标记处的导向孔内。需要注意，同之前所述放置部分螺纹钉时一样，必要时使用加压装置。

(8) 切开皮肤，分离骨面软组织，将导向器放置在胫骨内侧皮质处。

(9) 使用三翼导向器和限深钻套防止钻头穿过前方皮质。通过内侧的皮肤切口，在融合处近侧放 2 枚螺钉，注意不要伤及腓浅神经。胫骨螺钉长度通常在 22 ~ 26mm。

(10) 放松止血带，放置引流管，方法同加压融合技术。

(11) 使用大块敷料覆盖术区，范围从足趾至胫骨上端，应用短腿石膏固定。

2. 术后处理

同加压融合术。短腿石膏在 2 ~ 3 周时予以更换，术后 6 周内应避免负重。术后 6 ~ 8 周可佩戴石膏行走。

二、前侧入路钢板内固定踝关节融合术

此入路尤其适合人工全踝关节置换术后失败而进行的关节融合术。钢板固定的优点包括：使用单一前方切口可以减少软组织损伤，易于矫正畸形，早期康复锻炼，融合率高。Guo 等报道的 10 例使用前方钢板固定的融合手术中 9 例实现融合，且未出现术后切口并发症和感染。Haass 等描述了使用前方双钢板技术治疗严重的骨关节炎、踝关节融合后骨不连和人工全踝关节置换术后失败的患者，29 例患者中的 27 例 (93%) 对治疗效果满意。

(一) 后入路踝关节及距下关节融合术

后入路适用于距骨坏死患者行胫距跟关节融合术。所有上述的内固定或外固定均可使用。后入路关节融合术可以在同一切口下完成跟腱延长，也可以完成踝关节和距下关节同时融合。也适用于关节外手术。极少情况下，当没有合适的器械可用时，偶尔也可以不使用固定。

1. 手术技术

(1) 在踝关节后方，沿跟腱内侧，平行于跟腱方向，做一长 7.5cm 的纵向切口。

(2) 向内侧牵拉足拇长屈肌，显露后踝和距下关节囊。

(3) 若为关节外手术，则不要切开关节囊。否则即横向切开关节囊，去除距骨最后方部分，以及踝关节面和距下关节面后部。

(4) 使用骨刀将胫骨后方大块骨瓣向下翻转，同时向上翻转跟骨上方骨瓣。将其重合压紧。

(5) 使用髂骨或骨库来源的异体骨，制作骨桥，跨过踝关节和距下关节。

(6) 内固定可选择使用髓内钉或是在后方使用锁定钢板。

2. 术后处理

踝关节需使用石膏固定，固定范围自足趾到膝关节以上。考虑到肿胀因素，应在石

膏足和踝关节的背侧开一矩形窗，使用绷带缠绕，不宜过紧。术后 4 周，更换较紧的石膏鞋，此时如果术后反应轻微，可佩戴石膏行走。负重需谨慎，一般完全负重要推迟至术后 8 ～ 12 周的时间。后应继续石膏制动，直至踝关节和距下关节坚固融合。后入路融合术一般比其他手术方式需要更长的制动时间。患者一般可以恢复正常步态，不过在遇到不规则的地面时，行走会比较困难。

三、外固定踝关节融合

有些医师并不常规使用 Ilizarov 或 Taylor 固定架的细针固定法，在使用外固定进行复杂踝关节融合术时，容易出现较高的并发症发生率，包括骨不连和感染。有些时候，外固定在以下两个方面均有重要作用：初始固定和对内固定的支撑作用。Calandruccio II 型外固定器械操作较为简单。

(一) 使用 Calandruccio II 外固定器械行胫跟骨关节融合术

1. 手术技术

(1) 踝关节准备可采用之前介绍的任意手术入路完成，并使用 Calandruccio II 固定器。

(2) 准备 4mm 或 5mm 直胫中段螺纹螺钉，先使用斯氏针 (5/64 英寸，1 英寸 =2.54cm) 从跟下垫穿过跟骨至胫骨髓腔，将足暂时固定。

(3) 先在后方打入第 1 根针，在皮肤上做一 1cm 切口，将后方皮瓣推向前上方，以防止此针影响切口缝合。切口只穿透皮肤，避免损伤腓肠神经。

(4) 使用止血钳沿跟骨纵轴分离至骨面。

(5) 将钻头导向器套在针上以保护软组织，横向钻入跟骨结节中间骨质，穿过跟骨结节和后关节面交界处，该面向足底凹陷，与结节部相对应。

(6) 轻轻穿过内侧皮质，用手触及内侧软组织凸起，准备将针穿过。

(7) 确定针的位置，应位于神经血管丛的后下方，做一个 1cm 长的皮肤切口，方向与跟骨纵轴一致，仔细分离，直至骨面。用血管钳或直角拉钩撑开软组织，将探针穿过内侧皮瓣。后将内侧皮瓣向前拉，以防止在后侧皮瓣向前上牵拉时切口处的张力过大。

(8) 保持长针在跟骨两侧显露部分等长，将螺纹部分放入跟骨中。由于跟骨的大小宽窄不同，有时螺纹会显露于皮肤之外，并无影响。

(9) 使用一个三角形 Calandruccio 加压钥。

(10) 作为导向器，放入第 2 根钉。放置导向器时，确定固定螺钉向上，以便于旋紧。

(11) 使用加压装置的横臂前孔或中孔，穿入钉子至皮肤，并做一小切口。注意钉子周围的皮肤不应存有张力，切口大小应为钉子的 2 ～ 3 倍。

(12) 使用剥离子或血管钳分离软组织，直至骨面，使用软组织保护套筒保护，自外侧向内侧将针钻入。

(13) 尽量使用横臂上最靠近前端或远端的钉孔。两根针之间的距离越宽，则加压压力更大。

(14) 让第 2 根针穿过跟骨的后关节面与跗骨窦交界处。如果此时钉子位于跟骨中央，其内侧出口会在神经血管丛和后内侧肌腱 (包括足拇长屈肌腱) 的下方经过。

(15) 向内侧拉开此针周围的软组织，将针钻入与前针等长的深度。

(16) 先在外侧放一个夹钳，滑过自跟骨穿过的两根长针。钳子最终放置在距离皮肤边缘 5 ～ 8cm 处。

(17) 放置近端针之前，首先确定融合处的旋转力线。使用 Calandruccion 钳，可以在加压的任何时候调整背屈和跖屈，还可以通过内外侧加压不均来少量调整内外翻。但是，向内、外侧平移和旋转均无法进行过多的调整。所以，当打入第 1 根针后，要将足放在外旋 10° ～ 15°、外翻 8° ～ 10°、跖屈 - 背屈中立位的方向上，后再穿入胫骨钉。

(18) 用三角架纵向臂上的钉孔作为导向器，放入近端针。

(19) 将针穿过钉孔，在其接触皮肤处切开，使用导向器保护软组织直至骨面。此针尽量放在腓骨前缘的前方 1cm 处的位置。

(20) 注意不要损伤到腓浅神经，同时不要太过偏前，否则会导致钻头大部分自骨皮质穿过，容易因钻头经过骨皮质产生的热量造成骨坏死，出现环形死骨。

(21) 钻孔时可依次 " 感觉 " 到：穿过外侧皮质、进入髓腔的落空感和抵达内侧皮质时的阻力。

(22) 当针穿过内侧皮质后，在皮肤外触及，并切开、分离所有软组织直至骨面。注意不要将软组织卷入针中段的螺纹中。

(23) 第 2 根针穿过中间或远端的钉孔，同法保护软组织。不要剥离胫骨前方皮质。若此近端针被之前维持力线用的纵向斯氏针阻挡，稍向远端退出斯氏针至前两根针可顺利通过。

(24) 内、外侧各放置一把夹具，使用 Allen 钳，保证针在夹具内，防止钳子在针上滑动。

(25) 加压装置的固定螺钉为穹顶形。在近端方向松开固定螺钉，以获得足够的加压操作空间。之后使用套筒扳手加压。

(26) 当最终融合位置确定之后，手工牵拉融合处，沿之前放置的斯氏针旋转，在关节面、跟骨的跗骨窦和胫骨远端的骨面处植骨。植骨可取自踝部。

(27) 植骨完成后，手动将足向胫骨加压，在远端使用套筒扳手，采用四象限法：始于前外侧象限，旋转 5 ～ 6 圈或直至近端针轻度弯曲。之后为后内侧象限加压螺钉，直至针的内侧部分开始轻度弯曲。第三、四步分别在前内侧象限、后外侧象限。当所有 4 根针均轻度弯曲时，若髓内的斯氏针尚未拔出，则此时将其取出。继续旋紧各螺栓，至直视下加压效果满意。最终加压完成时，各针的末端均应呈轻度或中度弯曲。

(28) 当加压完成之后，手工旋紧位于横杆上的穹顶形固定栓，防止在数周的融合过程中出现压力减小。使用大老虎钳旋紧全部 4 个固定栓。

(29) 确保小的 Allen 固定螺钉固定于各根针上。

(30) X 线或透视摄正位片，检查最终位置。外侧位观察关节较难，此时可以旋转对侧位 X 线片有所干扰的金属杆，采用透视完成检查 (最新的 Calandruccion 器械经过改进，可以对关节融合处进行正、侧位的检查)。内、外旋踝关节，评估其前、后位置。

(31) 若有条件，使用 X 线透视对距骨颈在胫骨前方的位置进行影像学评估。距骨头颈部应被螺钉或斯氏针固定于胫骨前部。笔者通常在足背皮瓣的前内侧做一小切口，将一根针穿过舟骨背唇，经过距骨头颈部，再进入到胫骨，以此来避免中、前足与后足在距舟关节处的跖屈。

(32) 取下止血带。

(33) 内、外侧放置引流管，位于胫骨中远段 1/3 处附近，便于在石膏里面直接拔除。引流管与皮肤之间用胶条固定。

(34) 应用抗生素溶液冲洗伤口，逐层缝合。

(35) 使用大块敷料覆盖术区，范围从足趾至膝下，使用短腿石膏固定或中外侧及后方夹板固定。

2. 术后处理

用枕头垫高下肢 24h。拔除引流管，术后第 1d 可进行非负重活动，必要时，术日当天即可以健侧下肢为轴在床边进行日常活动。患者一般术后第 2 ～ 3d 后即可出院，建议休息并抬高下肢 2 ～ 3 周。3 周后更换石膏，但维持加压装置不变。不过，如果需要在前后位或内外翻方向上进行调整，也有必要再次旋紧螺栓。之后的 3 ～ 4 周更换非步行石膏，覆以软敷料，期间患肢不允许负重。在第 6 ～ 8 周，在诊室无菌条件下拔除各针，去除加压装置。可以使用电钻工具和大切割剪。充分解释之后，在皮缘处使用氯乙烷喷剂或少量利多卡因，患者对进行此手术的依从程度往往高于预期。短腿步行石膏固定6 ～ 8 周。

(二) 细针外固定胫骨 - 跟骨关节融合术

1. 手术技术

(1) 踝关节手术入路和骨面准备同前所述，前方入路和经踝入路均可使用。

(2) 处理骨面，使表面形状相符，效果满意后，使用小巾钳暂时估计皮瓣位置，止血带放气。

(3) 使用细针与腿固定，首先在胫骨近端和踝上区域处放环形固定器，并以钢丝拉紧固定，或者可使用两根短钉和一根钢丝固定。

(4) 在距骨固定半环上固定两根橄榄针，互呈 50° ～ 60°，分别穿过距骨颈和距骨体。

(5) 安装跟骨 - 前足延长固定半环，将穿过跟骨和距骨的橄榄针固定于环上，或在距骨固定半环上安装 1 枚短钉和跟骨横向固定针。

(6) 安装固定架之后，取下巾钳。将踝关节置于矢状面 (跖屈 - 背屈)、冠状面 (内外翻) 的中立位置。外旋角度参照对侧下肢。

(7) 沿前后轴调整距骨正确位置，在直视和 X 线透视下，对骨面进行排列和拼接。

(8) 在胫骨远端环和距骨半环之间加压。必要时，加压的同时可额外调整位置。

(9) 使用 2-0 丝线缝合张力切口，为更好地对合皮肤，使用 3-0 尼龙线内翻缝合。

(10) 在 3 例距骨坏死患者病例中，Eylon 等改进了此项技术，因距骨部分坏死并切除 (其中 1 例为大部分坏死)。对胫骨远端关节面重新塑形，以适应残留的后足结构 (残余距骨和跟骨) 而达到最大的接触面积，于是需要将足进一步后移。

2. 术后处理

所有患者围术期均使用抗生素 (如头孢唑啉)。术后 2d 内抬高患肢 45°。即便如此，在术后 24 ~ 72h，仍可能出现巨大的血肿。血肿一般不需引出，多数可自愈而不会发生浅表或深部感染、坏死或伤口裂开。术后第 3d，开始部分负重，鼓励患者进行适应性活动。6 周时，多数患者可以完全负重。第 4 ~ 10d 进行加压，速度为每日 0.5mm。术后第 1 个月，应对患者进行每周 1 次的临床评估和影像学评估；在术后第 2 个月，评估改为每 2 周 1 次；之后每月 1 次直至融合完成，此后应每 6 个月复查 1 次。由于固定环为金属材质，因此摄 X 线片时难以找到合适的影像 "窗"，难以获得最佳的透视和评估效果，这就需要医师现场使用 X 线透视判断融合和力线情况。期间仔细阅片，以观察骨吸收或力线不佳的表现，并可能需要进一步加压或调整固定架。力线可视需求调整正确。需佩戴固定架直至出现融合信号。固定架取出之后，患者还需佩戴膝下行走石膏 4 周。

第五节　特殊条件下的踝关节融合术

一、距骨坏死

尽管距骨坏死往往是由于距骨颈或距骨体骨折所致，但非创伤性因素如大剂量使用糖皮质激素和镰状细胞贫血等也可能成为其病因。骨折数年以后，可能出现有血供的骨质对坏死骨进行爬行替代，而且如果距骨不存在明显的塌陷和碎块，那么通过 MRI 或骨扫描来评估血管可能会证实血供尚充足，进而支持可以行单纯的胫距关节融合。若距骨结构正常，可以采用后入路胫 - 距 - 跟骨融合术，并使用髂嵴后部进行嵌入植骨，且植骨跨过这两个关节。若塌陷碎裂严重，则应该切除距骨体，通常采用横行切口，其间隙使用取自髂嵴的柱形植骨快，并使用钢板或髓内钉进行固定。若可能，术者会尽量避免进行胫、跟骨融合术，因为该手术会缩短下肢长度，而且若不切除踝部还会导致穿鞋困难。对于距骨感染和破坏的病例，结构性植骨属于禁忌，此时可以使用胫－跟骨关节融合术作为补救措施。尽管如之前讨论的一样，内固定也可以使用，不过下面描述的技术为一种使用外固定进行胫－跟骨融合的手术方法。

（一）滑移植骨胫距关节融合术

Blair 描述了一种胫骨远端与距骨颈融合手术，其适用于距骨体阙如或坏死的情况。此术式使用一块胫骨前部骨块进行滑移植骨，足外观接近正常、几乎无下肢短缩，且允许足在小腿下可进行一定程度的屈伸活动。Morris 等对其进行改良，加用 1 枚穿过跟骨和胫骨的钉子固定 6 周以增加稳定性。

1. 手术技术

(1) 从踝关节近侧 8cm 处至内侧楔骨做一前方纵向切口。

(2) 在足拇趾长伸肌腱和趾长伸肌腱之间分离，向内侧牵开神经血管束。

(3) 沿皮肤切口方向切开关节囊和骨膜。

(4) 若距骨血供缺乏，则将缺血坏死的距骨切除，必要时可以将其切成小块取出，但不要损伤距骨头和颈。

(5) 从胫骨远端前侧用电锯截取一条 5cm×2.5cm 的长方形植骨块。

(6) 在距骨颈上方做一深 2cm 的横行槽，将胫骨植骨块滑入槽中。

(7) 将足保持在背屈 0°、外翻 5° 和外旋 10° 的位置上，用螺钉将植骨块近端固定到胫骨上。

(8) 通过跟骨纵向向上穿入一枚斯氏针，深度达到胫骨远端 3～10cm 处，以增加稳定性。

(9) 在融合部位周围进行骨松质植骨。

(10) 在屈膝 30° 的位置上用长腿石膏固定。

2. 术后处理

术后 6 周拆除石膏并拔除斯氏针，更换短腿行走石膏并佩戴至融合坚固。

二、全踝人工关节置换术后失败

随着人工全踝关节置换术的普及，对其失败病例进行融合手术也就成为了新的挑战。实验室检查及相关研究对于感染的风险评估可能是必不可少的。置换失败后，常常伴有明显的骨缺损，因此往往需要大量植骨。这类病例中，一个关键的决策点在于是否存在距下关节炎。如果保留距下关节，笔者推荐使用前方入路并髂骨植骨（自体、异体均可）使用双钢板固定。这种方法可以采用前次手术的切口，易于取出假体。若距下关节需同时进行融合，一样可以按照上述方法采用前方入路，并进行植骨，或者使用外侧经腓骨入路，更容易抵达距下关节。Berkowitz 等列出了 24 例失败的全踝关节置换术后补救性治疗，使用踝关节融合、踝关节－后足融合并结构性植骨内固定置入术的病例，内固定选择可为前方钢板、螺钉、髓内钉或同时使用钢板和髓内钉。最终融合成功率为 24 例中的 23 例踝关节，但数例患者经过多次手术，且所有患者都几乎没有功能改善。对于行胫、距、跟关节融合术的患者来说，效果比单独踝关节融合更差。

全踝关节置换失败后的胫距关节融合术或胫、距、跟关节融合术并结构性植骨。

（一）手术技术

(1) 通过前述前方入路，显露踝关节。

(2) 清理滑膜，若可疑感染，需送滑膜活检标本进行病理检查和培养。

(3) 依次取出聚乙烯内衬、胫骨假体和距骨假体。其中距骨假体往往松动，较容易取出，但胫骨假体可能会固定坚固，需要使用软骨刀分离骨－假体界面。必要时，在胫骨远端的前侧皮质开窗，松动并取出胫骨假体。

(4) 假体取出之后，清理所有纤维化物质和死骨，直至骨面渗血。判断骨缺损大小以及残留距骨的完整程度。

(5) 若可见感染灶，则使用掺有抗生素的骨水泥占位器填充缺损，并采用分期手术方案。

(6) 若无感染，而残留距骨尚可满足稳定的内固定要求，且距下关节未受累的情况下，可直接进行胫距关节融合，选择合适的植骨填充缺损，以保证下肢长度。

(7) 使用非结构性骨松质植骨或结构性植骨，如自体髂嵴、胫骨远端异体骨、异体髂骨或是异体股骨头均可，将其塑形以适应缺损，并恢复踝关节矢状面中立位及后足 5°～7° 外翻。

(8) 打入空心拉力钉和前侧钢板固定。

(9) 若残留距骨不足以实现稳定的胫距关节融合、距下关节退变或受到置换手术侵及，则需要考虑进行踝－后足融合，包括行距下关节融合。

(10) 通常前入路切口足以显露距下关节，不过，若在彻底清理和骨面准备时需要，可另行 Oilier 切口。

(11) 需要进行踝－后足融合时，因缺损过大故无法使用自体骨，可以使用异体股骨头等异体结构性植骨。

(12) 若选用异体股骨头植骨，可使用髋臼锉制作一个圆形、同心的骨缺损。使用反锉将股骨头塑形至与缺损大小相同，实现宿主骨和植骨块的紧密接触。使用骨松质异体促进融合，并填充于其他残留缺损处。

(13) 固定方式可使用髓内钉穿过足跟、前方钢板加拉力螺钉，或同时使用髓内钉和钢板完成固定。

（二）术后处理

患者需佩戴非负重石膏制动至少3个月。术后12周左右,当摄X线片可见植骨愈合时,可开始负重。当恢复行走能力之后,患者需改穿骨折步行鞋,必要时需开始理疗。

三、感染和骨髓炎

存在骨髓炎情况下的踝关节融合手术是一项艰巨的任务,通常需分期完成。多数存在感染的患者适于使用外固定器械进行固定;在某些更为严重的病例中还可能需要植骨,这样就需要分期手术,先使用混有抗生素的聚甲基丙烯酸甲酯骨水泥和外固定,之后按计划静脉使用抗生素6周,再取出骨水泥,进行植骨并外固定加压直至融合。Saltzman报道了8例踝关节骨髓炎的患者进行踝关节融合,术中清理所有感染组织,并使用混合外架加压融合。其中1例患者因为血供不良进行了膝下截肢,其他7例患者均完成融合,术后平均随访3年,无一例出现再次手术的情况。

四、夏科神经性关节病

夏科关节炎手术的手术时机十分重要,因为许多患者存在着严重无法控制的畸形,最好在畸形严重到使皮肤破溃感染之前实施手术。伴有严重神经疾病及夏科关节病或其他糖尿病靶器官疾病(肾病、神经疾病)的患者,若出现踝关节骨折,则最好在骨折时对其进行关节融合术。对于这些患者来说,经常出现严重粉碎性骨折,此时更应该进行关节融合术。建议使用前文中所叙述的手术技术,目标应定为"加强固定"理念。最好使用内固定并辅以外固定支持。

足底融合术——胫距关节、距下关节、距舟关节和跟骰关节融合,可作为挽救神经性关节病患者免于截肢的手术措施。虽然有报道称足底融合手术可以缓解疼痛,纠正踝关节和后足的力线,改善一些患者的功能,但无论一期完成或是分期处理,它都属于一项复杂的手术技术且并发症较多。无论选择哪种手术方式,严格的血糖控制均是实现最佳手术效果所必备的因素。

五、骨移植

融合处进行植骨的方法有多种选择。每种手术方法均有其适合的植骨类型。面临的问题往往是,究竟是否有必要进行植骨?显然,在融合处的缺损和间隙处进行植骨有很多优点。但在有些病例中,可以获得健康的骨松质面,此时则不需进行骨质填充。最简单的植骨方法是胫腓骨入路中取自截下的腓骨块。腓骨使用作嵌入植骨块的时候,可在腓骨截骨之前使用髋臼锉将其制成碎骨块。当使用微创技术时,一般使用胫骨近端骨质进行填充植骨。Whitehouse等介绍了取自胫骨近端植骨进行足踝关节融合的方法。取自胫骨近端植骨方法的优势包括位置处于术区之内且可利用止血带。在一项 131 例患者的 148 例手术 (初次三关节融合术 40%，距下关节融合术 26%，中足融合术 23%) 的研究中，均使用胫骨近端自体骨移植，96% 的患者无供区疼痛，4% 的患者在活动时 (如下跪时) 伴有很轻微的疼痛。Wheeler 等介绍使用低速磨锉用以制造"骨泥"，并使患者的融合率有所改善。当运用髓内钉固定技术时，可以使用扩髓冲洗回收器，在扩髓时收集来自后足或胫骨干的骨质。

胫骨近端取骨术 – 手术技术

(1) 术前准备，下肢消毒铺巾，显露胫骨近端。若无使用禁忌，应用大腿充气止血带。

(2) 在胫骨结节外侧做一纵向或斜行切口。

(3) 切开筋膜层，钝性分离肌肉组织，使用骨膜剥离子显露下方骨质。

(4) 使用 1cm 骨刀开一大约 2cm×1cm 的矩形骨窗，使用刮匙取出骨松质。

(5) 复位骨窗，关闭切口。

虽然现在使用髂骨作为植骨来源没有之前那样普遍，但当膝关节存在内置物或周围存在病变而无法使用胫骨近端植骨，或是在某些困难病例中更适合使用柱形自体骨块的时候，髂骨植骨块就显得尤为重要。文献中报道过各种各样的植骨技术，可用于不同情况下的踝关节融合术。取自髂嵴上的三皮质骨块从两侧骨板之间小心劈开，分别楔入胫骨和距骨之间 2.5cm 宽的缝隙中，骨松质面向胫骨面。可以从胫骨前侧、外侧或内侧取约宽 2cm、高 1cm、长 8 ～ 10cm 的骨条做滑移植骨，打入在距骨颈或距骨床上的骨道中。中央植骨适用于结核或类风湿关节炎的踝关节，可以取自体髂骨的骨松质填充形成的孔洞中。内、外踝可用做局部骨移植或作为嵌入植骨。游离带血管的自体骨移植可用做因骨髓炎、肿瘤或创伤导致骨缺损的踝关节重建。

人工材料的使用变得日益广泛，这类合成材料或异体骨生物合成材料。目前，尚无 I 级随机对照研究在踝关节融合术方面对自体骨与任何市面上产品的效果进行比较。尽管许多产品背后的基础科学研究已十分完善，但其使用结果仍有待观察，才能确定是否可以使用这些产品来替代自体植骨。笔者一般使用这类产品对植骨供区的缺损进行填充。

第六节　并发症

一、骨不连

文献中所报道的骨不连的发生率差异较大，其很大程度上是因为手术技术、诊断和患者选择的差异。总体来说，能改善疗效的有利因素包括：

(1) 关节镜或微创技术。

(2) 使用 2 枚以上螺钉或是使用附加钢板 (或腓骨植骨) 参与固定。

(3) 诊断为原发性骨关节炎，而非炎性关节病、感染后关节炎或是创伤后关节炎。采用现代技术并注意手术细节，再加上对伴随疾病的正确处理，有望使标准的简单融合手术的融合成功率超过 90%。

有时，融合失败可能会难以确诊。体检存在持续的融合部位肿痛，负重困难的情况就应该仔细阅读 X 线片影像。在 1 个以上视角可观察到跨过融合部位的桥接骨痂通常可以确定融合成功。在某些病例中，需要使用 CT 确认是否融合或是对骨不连做出评价。

首先要对融合术后延迟愈合或不愈合的患者进行全面的评价，评估之前列出疾病的情况。术者会常规在诊室检查这些患者的 25- 羟维生素 D 水平、清蛋白、前清蛋白、糖化血红蛋白水平。严格制动并使用保护性可负重鞋或石膏，对于延迟愈合的患者来说是十分必要的。尽管美国食品药品监督管理局 (FDA) 批准了在融合失败后使用脉冲式电磁装置刺激骨生长，但 Saltzman 等报道使用这种设备

在制动且限制负重的情况下，19 例足踝关节融合术后延迟愈合的患者中，只有 5 例获得了成功。而另据报道，行再次融合手术的结果则更好，融合成功率为 75%～ 94%。有些情况，即使十分重视这些患者的治疗细节，但有时仍需要进行再次手术，使用植骨或更加坚固的固定方式。

二、周围关节疼痛及关节炎

许多学者都非常关注周围关节炎的进展，但究其是否需要进行治疗的问题仍存在争议。显然，有些患者周围关节炎的出现会带来疼痛，需要护踝或手术融合，但是，多数情况下这些关节是毫无症状且无须进一步治疗的。对于行踝关节融合手术之前就患有足底关节炎的患者而言，需要考虑其他的治疗方案，如关节置换术。距下关节加压融合所致的下肢长度短缩，后足轻度马蹄畸形，这会使融合术后足底关节炎疼痛的治疗变得更为棘手。此类病例可以考虑使用小块柱形植骨来防止以上情况的发生，但同时有可能增加不愈合的风险。

第七章　全踝关节置换术

　　尽管许多骨科医师因为踝关节置换术较高的失败率和并发症发生率而放弃了该种治疗方法，但在不断寻求可替代关节融合术治疗踝关节骨性关节炎的疗法时，学者们又重拾对踝关节置换术的兴趣。随着对踝关节解剖学和运动学认知的深入，现代的假体设计发展更加符合人体的生物力学特点，伴随技术的进步、工具的改进，以及采用骨长入型的固定方式后，大量的临床研究对踝关节置换假体的设计、手术技术和临床结果进行了评价。

第一节　全踝关节置换系统的发展

　　自从 20 世纪 70 年代报道首例踝关节置换以来，陆续出现了 20 余种全踝关节置换系统。第一代踝关节假体系统采用骨水泥固定，限制型设计，非常稳定，但在置入时截骨较多，由于假体的松动、下沉和大量的骨溶解，有较高的失败率。第二代假体的限制性较低，因此截骨量也较少，采用生物固定，由于降低了骨 - 假体界面的剪切力和扭转应力，因此松动的发生也相对减少。然而，由于聚乙烯的磨损和失败增加影响了假体的稳定，经常导致疼痛性撞击和假体半脱位或者完全脱位。现代的第三代全踝关节假体采用半限制设计，由 3 部分组成：固定于胫骨侧的金属基板，用于距骨表面置换的穹顶型或髁型的金属部件，以及置于胫骨和距骨部件之间的超高分子量聚乙烯垫片。聚乙烯部件固定在金属基板上的系统常称为"双组件型"或者"固定平台型"设计，而聚乙烯部件不固定在金属基板上的系统称为"三组件型"或者活动平台或半月板型。目前，有 5 种踝关节置换的假体系统已获得美国 FDA 许可，一种正处于临床研究阶段 (表 7-1)。此外，其他假体系统在欧洲和亚洲有广泛的应用。

表 7-1　FDA 批准的全踝关节系统

系统名称	FDA 许可	特征
Agility(IN)AgilityRevision，2002 年 5 月，用于 Agility 初次置换后的翻修 AgilityLP，2006 年，距骨假体完全覆盖距骨；骨水泥固定	1992 年 12 月	需要韧带联合融合，半限制性的距骨假体；骨水泥固定的设计
INBONE(TN)	2005 年 11 月	组配型胫骨柄，髓内工具调整力线
SaltoTalaris	2006 年 11 月	圆锥型距骨假体，内侧曲率半胫大于外侧；双组件解剖型，固定平台假体
Eclipse(NJ)	2006 年 11 月	内侧入路置入，胫骨－距骨圆柱形截骨；目前暂缓使用
STAR	2009 年 5 月	唯一批准的三组件系统，胫骨侧采用 2 个 6.5mm 的圆柱形立柱固定
Mobility(UK)	待定	三组件设计，为胫骨柄设计前方开窗，正在和 AgilityLP 进行临床对比研究

第二节　设计原理

采用模拟踝关节的解剖学和生物力学特征设计的踝关节置换假体系统，尚无法达到髋、膝关节置换同水平的成功率，这主要受制于踝关节的以下几个解剖特点：

(1) 踝关节的关节接触面积明显小于髋或膝关节。

(2) 行走时，踝关节承受正常体重 5.5 倍的应力，相对而言，膝关节承受 3 倍体重的应力。

(3) 踝关节表面的软骨均匀一致，但较膝关节表面的软骨薄。

专业书籍往往以描述外科技术为主，最新设计的踝关节假体所涉及的生物力学概念却有可能在某种程度上超出了这一讨论范畴。但是，市面上各种不同假体的使用均要求术者对假体设计的基本原理有一一定的认识。

一、固定平台与活动平台设计

现代的多数假体设计都可归于两个基本类型：一类聚乙烯部件和胫骨部件紧密结合另一类聚乙烯部件可以活动，至少在理论上聚乙烯部件可以根据关节应力的改变在胫骨部件的下方发生一定的活动。欧洲普遍采用活动平台设计，已有较长的应用历史，其临床结果有助于对该类型假体进行评价。另一理论上的优势是这种假体设计"容错性"更好，少许力线上的误差可以被假体的再定位所代偿，以适应关节内的应力分布。要让聚乙烯部件能发生移动，理论上应该保证胫骨部件和聚乙烯部件之间的关节面有较高的型合度，这样将减少边缘负载和后期的磨损。然而有经验的医师始终存在这样的疑问，究竟聚乙烯部件在胫骨下方发生了多少移动。Barg 等对三组件活动平台设计的假体进行影像学随访研究时发现，胫骨下方的距骨部件只有微小的前后向运动，他们注意到这种假体的功能很大程度上近似于固定平台的设计，但对于不同的踝关节形态产生的软组织受力具有个体差异，此种设计表现出允许聚乙烯垫片调整至适合位置的优势。除了 STAR 踝关节假体以外，美国批准的其余假体均是固定平台型设计 (表 7-1)。

支持固定平台设计的学者认为正常的踝关节与膝关节相反，有一个更加稳定的运动中心轴，无须额外角度的自由运动。胫骨部件和聚乙烯垫片之间发生的背面磨损是活动平台设计关注的一个主要问题，这一点在固定平台设计中则较少考虑。为防止过度磨损，始终建议正确地安放假体，应注意达到力线和下肢的机械轴一致。

二、力线

目前提供的假体系统都设计成参考下肢的机械轴进行安装，有赖于踝关节上下是否获得满意的力线。最常用的获得正确力线的方法是使用一个外置力线架，通过术中 X 线透视进行判断，但至少有一种系统使用的是髓内力线杆。未来可能的革新是使用一种基于影像的截骨架确定力线，这已在膝关节置换术中获得应用。

三、骨长入与骨水泥固定

在美国，FDA 批准的所有假体均为骨水泥固定，尽管这些假体看起来类似于生物固定的髋关节或膝关节假体，都有微孔涂层的表面，但是如果在置入时不使用骨水泥则被视为不按照说明使用。文献中关于骨水泥固定和生物固定的比较数据很少，因此目前对于这一问题尚无统一意见。

四、干骺端固定

假体设计的目标之一是应力分布的范围越大越好。胫骨假体应尽可能地覆盖于胫骨干骺端截骨面上，但同时无论前缘或后缘的皮质都不应出现明显的过度覆盖。有些假体采用柄的设计提供稳定性，并增加了负重的接触面积，这看起来比较稳妥。有些柄设计成通过前皮质截成的一个骨槽置入，而另一种设计是通过髓内的方式置入干骺端内。

五、距骨假体的设计

由于在正常步态时距骨假体部件承受很高的应力，因此距骨假体完全覆盖于距骨表面有利于更好地分散应力，从而减小假体在距骨内发生下沉的情况。需要同时加以考虑的是磨损或在踝关节内侧和外侧沟发生撞击的可能。Haddad 等研究证实如果距骨假体安放的旋转位置错误，则在踝关节最大活动度时假体接触不良，导致聚乙烯磨损增加或距骨假体松动。通过对 AgiKty 踝关节假体设计的接触应力进行了评估，Nicholson 等发现局部应力高于这些推荐使用的距骨假体－聚乙烯关节面。这一设计正是由于 2004 年的这项研究结果而被加以改进，但同时也证实距骨假体设计的主要问题是接触应力和潜在的磨损。

第三节 术前评估

在考虑给患者实施全踝关节置换术前，全面了解患者的病史以及全身状况非常重要。系统性疾病如糖尿病、感染性关节炎、慢性阻塞性肺气肿以及周围血管病变或心脏疾病会对关节置换的结果以及伤口的愈合产生不利的影响。睡眠呼吸暂停、营养不良、维生素 D 缺乏以及抑郁等也都影响术后的功能以及结果。笔者不给有吸烟嗜好的患者进行选择性全踝关节置换。此外，必须明确踝关节问题是患者主诉的真正原因。许多有踝关节病变的患者同时有邻近关节病变，可能需要在置换前治疗或者在手术时处理。采用利多卡因进行选择性封闭有助于准确鉴别疼痛的病变来源。对下肢的全面评估也很重要，伴有坐骨神经痛和下肢放射性疼痛的腰椎病变或者退变性髋或膝关节疾病可能导致治疗策略的改变。患者同时存在膝关节和踝关节骨性关节炎和畸形时，最好先纠正膝关节畸形，而后进行踝关节置换。

对下肢的神经血管进行全面评估亦很重要，任何可能存在的血管问题都应进一步检查。观察患者步态是否跛行，任何因踝关节骨性关节炎引起的膝或髋运动的代偿性改变和肢体长度的差异都需进行评估。评价站立位踝关节和后足的力线也具有重要的临床意义。是否存在必须矫正的踝上畸形？后足的力线是否正常，还是存在部分的内翻、外翻？临床上对腓肠肌、比目鱼肌和跟腱的评估也很重要。Silfverskiold 试验发现腓肠肌紧张可能提示其存在与踝关节活动度无关的挛缩，必须在术中加以松解。Coetzee 和 Castro 证实临床检查无法确定胫距关节真实的活动度，因此他们提出在术前采用影像学对关节活动度进行评估。无论是矢状位的活动度，还是整个后足的活动度都非常重要。后足关节炎和僵硬可能影响关节置换或融合的治疗选择。仅检查下肢的运动可能遗漏影响手术结果的其他问题。踝关节前方的皮肤如有损伤也会影响手术切口的愈合。

术前至少需要拍摄站立位的踝关节前后位，侧位和踝穴位 X 线片。如怀疑下肢近端力线异常，需行负重位下肢全长 X 线片。由于踝关节站立位 X 线片不足以准确评价后足力线，Frigg 等描述了一种后足力线位 X 线片，它可以更好地评价整体力线，有助于确定是否需要对邻近部位进行处理以改善踝关节远端的力线。影像学评估应包括：

(1) 骨质量。

(2) 冠状位踝上畸形或关节面不吻合。

(3) 是否存在需要切除的骨赘。

(4) 近关节的骨性关节炎或者需要纠正的力线异常。

(5) 提示腓肠肌挛缩的跟骨倾斜角。

(6) 如果存在较大的囊性变或者骨缺损则需要植骨。

第四节 适应证

虽然退变性疾病、炎性关节病和创伤后关节炎是踝关节置换的主要适应证，但究竟哪些疾病是更特异的适应证和禁忌证目前仍然缺乏足够的临床证据。老年人、体型偏瘦、个人要求不高、畸形不重、踝关节仍有一定活动度的患者是理想的踝关节置换对象。显然，如此描述并不准确，也具争议。有些医师把"年轻"定义为 < 50 岁，"体重轻"定义为不超过 90.7kg，但没有临床证据支持此种分类。通常认为以下情况是踝关节置换的禁忌证，年龄 < 50 岁、患者有依从性不佳的病史、重体力劳动者、吸烟嗜好、糖尿病未控制合并神经病变、踝关节明显示稳定、畸形角度 > 10° ~ 15°、血管功能障碍、肥胖 (超过 113.4kg)、骨量显著丢失、骨坏死，以及感染活动期或者曾有感染发生。

第五节 踝关节骨性关节炎全踝关节置换或踝关节融合治疗

对于中至重度的踝关节骨性关节炎而言，踝关节融合一直是外科治疗的"金标准"。因此，有必要质疑是否有足够的理由将踝关节置换作为一种选择用于治疗踝关节骨性关节炎。尽管患者进行踝关节融合术后满意率很高，但是在某些情况下关节融合也许不是一个最佳选择，比如同时合并距下关节或者其他后足的骨性关节炎，对侧后足和踝关节骨性关节炎，以及髋、膝关节的病变，这些情况中如果踝关节能保持一定的活动，会对整个下肢和患者的功能有好处。

目前还没有一类的证据直接对这两种治疗方法进行比较研究，而已有的文献报道则

互相矛盾 (表 7-2)，尚缺乏长期的对比研究结果。但是目前，有的数据表明患者进行关节置换和融合术后结果类似，这也提示在选择任何一种手术方式治疗踝关节骨性关节炎时都需要谨慎地选择患者。

一、全踝关节置换术

(一) 手术技术

1. 患者体位

(1) 多数系统使用踝关节前入路。患者仰卧于手术台上，足位于床的尾端。在同侧髋部垫枕有助于踝关节放直，以及避免腿外旋。

(2) 在全身麻醉后，大腿部使用充气式止血带以减少术中出血，以及获得良的好视野。

2. 入路

(1) 在安装踝关节假体之前，任何踝上或踝下的明显畸形必须进行矫正。

(2) 入路由假体的设计决定，术者应根据不同的假体进行选择；但多数的系统都要求采用前入路。

(3) 切口大约长 10cm，踝关节近端沿胫前肌腱的外侧缘，远端经过足拇伸肌腱。该切口正好位于腓总神经浅支和足背内侧皮神经的大部分内侧主要分支的内侧。通常在踝关节水平远端一些微小的内侧分支经过切口，因为需要显露而被切断。需在术前告知患者术后可能存在切口内侧缘小范围的麻木。

(4) 切开足拇长屈肌腱鞘，将肌腱向内侧牵开。向外侧牵开包括胫前动脉、胫前静脉、腓深神经的神经血管束和趾长伸肌腱。

(5) 沿皮肤切口方向将踝关节囊直行切开，将内侧关节囊掀起直至显露踝关节内侧沟，同样向外侧牵拉关节囊至显露踝关节外侧沟。

(6) 显露距舟背侧关节，咬除前侧、内侧和外侧所有骨赘。如需更好地显露关节线，应使用骨刀进一步去除前缘的骨赘。

(7) 根据所选假体的特定操作指导进行假体置入骨床的准备，在任何平面内都须准确地将假体置于正确的力线位置，假体要有足够的骨覆盖，在最终安放假体后需保持周围软组织正常的张力和韧带的支持。需要在选择使用更厚的垫片 (可以更加耐磨) 还是增加额外截骨、关节的活动和稳定性之间进行平衡。

(8) 缝合关节囊并放置引流管；在足拇长屈肌腱鞘上缝合伸肌上支持带和皮肤。

(9) 常规采用腘窝部神经阻滞进行术后镇痛。

表 7-2　踝关节置换和融合术的比较研究结果

研究	病例数	随访	结果
SooHoo 等 (2007)	4705 例融合 480 例置换	5 年	关节置换组并发症发生率更高，但是发生需要融合的距下关节炎更少
Haddad 等 (2007)	852 例置换 1262 例融合	文献综述	置换和融合的中期结果大致相同
Saltzman 等 (2009)	224 例	2 年	置换组功能更好，但疼痛的缓解和融合治疗相似
Slobogean 等 (2010)	107 例	1 年	两者在基于偏好的生活质量评分上均有显著提高，但两者之间并无差异
Schuh 等 (2011)	41 例	3 年	在活动水平，参加运动的评分，或者UCLA 和 AOFAS 评分方面无差异
Krause 等 (2011)	161 例	3 年	置换的并发症 (54%) 显著高于关节融合(26%)

（二）术后处理

患者通常会在医院中观察一晚，第 2d 理疗师会对患者进行指导，教会其用足尖点地部分负重的步态训练。应用抗生素治疗和鼻导管吸氧，使用低分子肝素进行深静脉血栓预防是常规的术后处理计划，除非患者有深静脉血栓形成的高危因素，否则患者出院后不做持续的常规预防。不同的假体有不同的术后处理建议，通常术后 4～6 周开始负重，术后 2 周伤口愈合后即开始踝关节活动，4～6 周后踝关节开始在预先定制的行走足部支具保护下，逐渐增加负重和小腿肌力练习、本体功能锻炼和关节活动度练习。8～10周采用一个轻便的踝关节支具，3 个月后或者当小腿肌肉功能完全康复后可以进行正常运动。对患者的运动量和运动方式没有限制，但是建议患者避免特定的冲击性运动。

第八章　创伤的全身反应及创伤救治系统

第一节　创伤失血性休克

一、概述

休克可以被定义为一种临床状态，在这种状态下存在着组织低灌流所导致的组织缺氧，进而威胁着各器官的存活。

有的学者认为休克这一临床状况是身体的重要组织或是所有组织的毛细血管血流降低到组织进行有氧代谢的最低需要水平之下。换句话说，毛细血管血流已不能维持重要组织或是所有组织的最低的有氧代谢。组织中毛细血管血流如此减少是因为有效循环血量的不足，或是因为心排血量的异常分流。

几个世纪以来，休克一直被看做一种临床病象。早在1872年Gross就定义休克是"生命机器根本上的动摇"。有大量的研究探讨休克的病理本质。Wiggers指出，休克的特征是伴随周围循环阻力降低的一种低心排血量状态。然而，最近的研究显示低心排血量并不总是存在，血流动力学状态是直接受休克的病因影响。病因不同，休克时血流动力学状态也将不同。

看问题的角度不同，休克分类的方法也不同。1993年，Blalock建议把休克分为四类：

(1) 血源性 (低血容量)。

(2) 神经源性 (神经影响为初始原因)。

(3) 血管源性 (血管阻力的减低或血管容量的增加为初始原因)。

(4) 心源性 (心泵衰竭或是各种原因造成的心排血量的减少为其原因)。

Shires 和其同事认为导致休克的原因无一例外的是这四种相互独立又相互有关的功能之一的丧失，或是一个以上的功能丧失。这四种功能是心脏、血容量、动脉的血管阻力以及血管的容积。最近，美国创伤外科医师学会把休克划分为两大类：一种是失血性休克，另一种是非失血性休克。后者不伴有血容量的丢失，据其病因又可被进一步分类 (心源性、张力性气胸、神经源性或脓毒性)。在创伤患者中所见到的休克主要是前者，即失血性休克。

失血性（低血容量性）休克是多发伤及骨伤患者最常发生的一种休克。随着急性血液丢失，血容量及中心静脉压下降，并出现早期的代偿性循环反应。皮肤及肌肉组织出现进行性的血管收缩，以利于维持足够的回心血量，保证肾、心脏和脑的灌注。休克最早期的临床表现就是心动过速。如果血液的丢失达到了相当大的量，那么外周血管收缩、心脏收缩的加强和加快就不足以维持血压，低血压就发生了。引起某种已知的生理反应所需要的血液丢失量，随着个体的水合状态及心脏功能的储备量的不同而有所差异。为了能更好地评价患者血液的丢失量，应该记住成人的循环血量平均为体重的7%(儿童为8%～9%)。那么，一个70kg重的男人，其循环血量大约是5L。美国创伤外科医学会根据循环血量的丢失量，把失血性休克又进一步划分为四级。这四级划分及其对应的生理反应见表8-1。

表 8-1　急性失血的分级（以70kg重男人为例）

	一级	二级	三级	四级
血液丢失 (mL)	750	1000～1250	1500～1800	2000～2500
占全身血量 (%)	15	20～25	30～35	40～50
血液丢失（单位）	1～2	2～3	3～4	5
脉率（次/分）	72～84	>100	>120	>140
血液 (mmhg)	118/82	110/80	70～90/50～60	<50～60(收缩压)
脉压 (mmHg)	36	30	20～30	10～20
毛细血管再充盈时间	正常	延长	延长	延长
呼吸次数（次/分）	14～20	20～30	30～40	>35
尿量 (mL/h)	30～35	25～30	5～15	无尿
意识状态	轻度焦虑	中度焦虑	焦虑或混乱	混乱或昏迷
扩容液体	晶体	晶体	晶体+全血	晶体+全血

这个分级系统对骨科医生的临床工作极有帮助，在钝性创伤患者中低血容量休克（III级或IV级）的发生率估计为13%～18%。在步行创伤患者中发生率为38%。Pedowitg和 Shackford 分析了由骨科创伤所引起的休克。他们的资料显示，低血压患者有55.7%患者的失血原因不是内脏伤，其中50%只含有一根长骨骨折，32.4%有骨盆骨折。这个资料强调了不伴有胸、腹部重大损伤的多发的骨科创伤患者照样会发生低血容量休克，这一事实不容忽视。

Ostrum 和同事研究了 100 例单一闭合性股骨干骨折患者，注意到没有一个患者出现（或进展为）Ⅲ级或Ⅳ级休克。这类患者股骨骨折处的失血不足以引起低血压。因此，如果一个单一闭合性股骨干骨折患者出现了低血压，医生必须要认真寻找和发现另一个出血的部位。90% 以上的骨盆环骨折患者都伴有其他损伤。骨盆环骨折的出血是令人十分关注的问题，然而，骨盆损伤致死患者中只有 7% ～ 18%，其死亡主要原因是骨盆环骨折的失血。其余的患者其死因并不归咎于骨盆的骨折，充其量只是血量丢失的原因之一而已。这可以从 Dalal 及其同事的研究中得到证实：骨盆骨折所导致的出血在极大程度上取决于骨折的类型，只当骨折合并有骨盆后部（后环）的完全性分离时失血才极为严重，其休克的病死率也最高。除此而外，骨盆骨折的伴发伤应是主要的死因。

二、创伤失血性休克患者的监测

监测的目的是判断有无休克的存在、休克的深度及患者对治疗的反应，通过分析监测的结果估计预后及调整治疗措施。

目前，对休克的基本病理过程有较清楚的认识，休克时首先是周围循环衰竭造成全身性微循环灌流紊乱，以组织普遍缺氧为特点，进而呈链环式进展、恶化，出现代谢障碍、凝血机制失常 (DIC) 及重要生命器官的衰竭。因此，周围循环、代谢、凝血功能及重要器官功能四大方面构成了对休克患者监测的最基本内容。

（一）血流动力学监测

稳定的周围循环是以血容量、血管张力与血管床容量及心泵三个因素的状态及相互作用、协调为基础。对这三冷因素监测的指标随着现代科技的发展而从少到多，从简单到复杂，从古老的指标如脉搏、血压到近代的中心静脉压、肺动脉楔压、心排血量及微循环的直接观察等新指标，认识的能力不断提高。然而绝大部分创伤性休克的患者是年轻、平素健康者，对他们而言，监测血压、脉搏，再加上基本临床表现就可对其血流动力学状态做出正确评价，过多的监测实无必要。但是，对于老年人、危重伤员，尤其并发严重并发症时，复杂的、先进的监测指标将不可或缺。这些指标对于认识、分析其复杂的病理是必不可少的。只有掌握及分析这些庞杂、精细的指标，才可把握患者的整体状态，避免片面性及简单化，克服经验主义，避免治疗上的失误。正确地掌握这些监测指标是创伤专业最重要的基本功。

1. 基本指标

(1) 体表外观

1) 表浅静脉塌陷：正常人平卧时能够看到颈外静脉，当血容量不足时，颈外静脉塌陷，变得难以辨认。下垂的手臂浅静脉也难以辨识，穿刺困难。严重时，即使穿入静脉也不能抽出回血。

2) 皮肤黏膜的颜色苍白、温度变低：血容量的减少诱发体内交感神经－肾上腺髓质轴高度兴奋，导致体内血液重新分配，皮肤、黏膜因缺血而苍白。

指压苍白时间，即毛细血管再充盈时间延长（以手指压迫胸前皮肤驱散其中血液，放松压迫后皮肤恢复本色所需的时间）。正常人为1s，休克患者＞2s。皮肤温度，尤其指、趾端降低。休克越深，温度越低。低温区域向近心侧发展，甚至达肘、膝以上。不仅冷，且多汗，故为湿冷。有资料指出，指趾距侧皮温－室温＞4℃，休克多可治愈。若经12h治疗后，温差＜3℃，则难以抢救。另外，尚可测定直肠、体表温度差，＜1℃生存，＞3℃死亡。

(2) 脉搏和脉率

1) 脉搏：休克患者桡动脉触诊搏动多减弱，浅而无力，甚至难以数清脉率。也有脉管是弦细紧张状。严重患者触不到脉搏。

2) 脉率：随失血量增多，脉率亦增快，尤其青年人相关性更明显。

有人观察到，失血量为血容量25%时，脉率为100次/分；当失血率为1/3时，脉率为116次/分左右。老年人脉率的增快程度与失血量常不相符，且血压下降明显，这意味着心血管系统代偿潜力低下。少数患者，失血初期脉率可能变慢，但最后还是要加快的。值得注意的是腹腔内或腹膜后急性出血，脉率增加的幅度相对小，往往失血量达50%时脉率才增快到100次/分以上，这可能与腹腔迷走神经直接受到刺激有关。

(3) 血压：血压是监测休克最基本、最重要的传统指标，没有血压指标就谈不到对休克的观察。但是，休克绝不等于血压低，休克的关键不是血压低而是血流不足。应用血压指标的意义在于判断血流。动脉压＝心排血量×全身心管阻力。舒张压与血管收缩程度密切相关，收缩压则受心排血量、血管张力等诸多相关因素的影响。当血容量减少、心排血量下降时，由于交感－肾上腺髓质轴及肾素－醛固酮轴的兴奋，全身血管张力增加，血管阻力加大，血压可以保持正常甚或轻度增高。这意味着当组织血液灌流量已然减少，甚至已处于休克早期时血压仍可以是正常的。相反，我们也可见到有些健康人血压不到12kPa(90mmHg)。这是由于血管张力较低，血管阻力小所致，其心排血量及组织灌流量均正常，显然我们不能把这些血流正常而血压低的健康人视为休克患者。但是，当失血量接近20%时，尽管收缩压仍正常，但脉压将减小。脉压＝收缩压－舒张压。脉压是反映血流量较敏感的指标。休克的诊断标准之一是收缩压12.0kPa(90mmHg)、脉压2.6kPa(20mmHg)。但当失血量超过30%时，血压的代偿机制将失效，血压会有明显的下降。以下数字可供参考：失血量小于15%，收缩压基本不变，舒张压升高，脉压减小；失血量为20%～30%，收缩压下降，约10.6～12kPa(80～90mmHg)，脉压小于正常（＜4kPa，即30mmHg）；失血量为30%～40%，收缩压8～9.3kPa(60～70mmHg)，脉压显著减小，或已测不出；失血量为40%～50%，收缩压在8kPa(60mmHg)以下或测不到。

姿势试验可提高血压指标的敏感性：由平卧位改为坐位，血压下降 1.3kPa(10mmHg) 以上，脉搏增加 20 次 / 分以上；或抬高下肢使其与躯干呈 90° 时，血压上升 1.3kPa(10mmHg) 以上，表示血容量严重不足。

血压有以下两种测量方法：

1) 间接法：常用气袖式血压计，多用右上臂，与心脏同一水平，气袖下缘至肘弯至少 2cm 以上。实施测量时，有三个问题值得注意。当有血管强烈收缩时，尽管存在着血压，但是可能测不到，因而作为 "0" 记录下来；当患者有肌肉颤抖时，血压测量发生困难，可能误把肌肉颤抖声作为收缩压，因而测量值偏高；休克较深时，脉压明显减少，可能测不到舒张压；另有一些患者，在听到脉搏搏动声突然改变后，仍能继续听到搏动声，甚至到零点。因而导致舒张压读数因测量人不同而异，上下起伏不好解释。在对休克做出判断时，对间接测量法本身存在的上述问题要予以相应的考虑及分析。

2) 直接法：可经皮以留置针做直接动脉穿刺，或穿刺针穿刺后置入导管，然后经压力传感器与监护仪或水压计连接，即可读出血压数值。

常用的动脉为桡动脉，也可用胫后动脉或肱动脉。测压 0 点为卧床腋中线水平。该法测得的血压数值较间接法准确。但应知道，桡动脉的收缩压常较主动脉高 1.3～2.6kPa(10～20mmHg)。直接测量法的缺点为穿刺动脉的损伤，有可能并发感染、出血、血栓形成，而导致动脉闭塞，故穿刺动脉不能选用股动脉、腋动脉，以避免危及肢体供血。

(4) 派生于脉率、血压的综合性指标：脉率及血压均在某种程度上反映组织器官的血液灌流量，这是创伤、失血与机体应答相互做用的结果。单一依靠脉率或血压来判断休克及其深度均有着片面性。例如，同等创伤，青年人的血压可能没有改变，脉搏明显增快，而老年人的血压可能大幅度下降而脉率增快不明显。为减少片面性，将两者结合起来全面考虑，就派生出来以下几种综合指标：

1) 休克指数：休克指数 = 脉率 (次 / 分)/ 收缩压 (mmHg)(1mmHg=0.133Pa)。据 Burri 研究，正常人休克指数为 0.54±0.021；失血 10%～20%，为 0.78±0.046；失血 20%～30%，为 0.99±0.17；失血 30%～40%，为 1.11±0.12；失血 40% 以上，为 1.38±0.16。

2) 血压脉率差：血压脉率差 = 收缩压 (mmHg)- 脉率 (次 / 分)。正常人为正数，0 为休克临界点，负数为休克。负数绝对值越大，休克越深。

2. 专项指标

(1) 中心静脉压 (CVP)：导管位置应在上腔静脉或下腔静脉胸段，要接近右心房。测压点应在伤员平卧体位腋中线水平，零点为右心房压力。每次测量时标尺零点应在同一水平，不得改动，否则各读数间缺乏对比性。导管的适当位置的标志是测压管的液面应随呼吸上下波动。过深则进入右心房，而随每次心搏波动；过浅则呼吸时胸腔压力变化的影响减小，液面波动不明显。

中心静脉压可以反映静脉回心血量及右心室的扩展性和收缩性，即为回心血量与右心排血量之间的统一的结果。如果右心功能正常，则中心静脉压主要反映静脉的回心血量，间接代表着血容量盈亏情况。

中心静脉压的正常值为 0.785 ~ 1.18kPa(8 ~ 12cmH$_2$O)，其生理意义代表血容量正常，静脉回心血量正常，右心排血量正常。

中心静脉压偏低，< 0.588kPa(6cmH$_2$O)，意味着血容量不足，需要扩容。如果还同时有动脉压低，代表血容量严重不足，要快速输液。

中心静脉压偏高，> 1.47kPa(15cmH$_2$O)，则可能有心功能不全或肺血管阻力增高。此外，当有心脏压塞、胸腔内压增高、心脏瓣膜病等病理状态存在时，也可影响中心静脉压。在应用中心静脉压作为血容量及心功能监测指标时，要对上述一些病理状态的有无作出科学的估计及分析。

(2) 肺动脉压 (PAP)、肺动脉楔压 (PAWP)：该指标的监测需要放置心脏漂浮导管，即 Swan-Ganz 导管。经上腔静脉入右心房、右心室，随血流漂浮入肺动脉，再进入二级分支。该导管插放有一定并发症，如心律失常、肺栓塞、肺梗死、肺动脉破裂出血等，故放置时间不宜超过 72h。

中心静脉测量导管放置于右心房前，可反映血容量及右心功能，但不能反映左心功能。因此，当左心功能不全时，肺动脉压及肺动脉楔压均显示升高，但中心静脉压仍可在正常范围内，据此而不能给予及时处理。休克患者的心功能不全往往先发生于左心，为更准确、更及时地监测血容量及心功能两者之间的各种改变对血流动力学的影响，尤其是对顽固性休克，既往有心、肺疾患的伤员及老年患者，要争取插放 Swan-Ganz 导管，测定 PAP、PAWP。该导管还可以测定心排血量，以及抽取肺动脉血 (真正的混合静脉血) 进行血气监测及组织氧供、氧合情况的监测。

PAP 正常值为 1.2 ~ 2.2kPa(9 ~ 17mmHg)，PAWP 正常值为 1.0 ~ 1.6kPa(8 ~ 12mmHg)。PAWP 的测试方法为充盈导管顶端处的气囊，使肺动脉嵌闭，而导管的顶端位于嵌闭点的毛细血管端。因右心室的压力不能经肺动脉传递过来，导管顶端感知的压力是肺毛细血管内的压力，这个压力基本上可以代表左心房的压力。回心血量不足，左心房压下降，PAWP 亦随之下降；左心功能不全，左心房压力升高，PAWP 随之升高。PAWP 较 CVP 更为敏感。

当 CVP、PAP 增高，PAWP 偏低时，提示右心室外流出道受阻和左心室血容量不足。PAWP 偏低，< 1.3kPa(10mmHg)，CVP 亦偏低，反映血容量低。PAWP 正常，PAP 增高，提示肺血管阻力增高，肺动脉高压，多见于创伤后并发 ARDS。

PAWP 增高代表左心功能不全，依次可发生肺充血、肺水肿。PAWP 增高，但＜2.4kPa(18mmHg)，胸部 X 线片阴性。PAWP 增高至 2.4～2.6kPa(18～20mmHg) 时，开始出现肺充血，X 线胸片显示肺门血管阴影扩大。当 PAWP 为 2.6～3.3kPa(20～25mmHg) 时，X 线胸片可见肺门阴影增宽，而且肺门阴影周围模糊，向肺野内伸展，呈花瓣状浸润。如血浆胶体渗透压为 3.3kPa(25mmHg)，当 PAWP 与之相等时，肺的组织间液将不能返回毛细血管的静脉端，压力性间质性肺水肿出现。尤其当血浆胶体渗透压因大量输入晶体液而下降时，这种压力性肺水肿更易出现。当 PAWP 进一步提高时，将出现肺泡性肺水肿，X 线胸片花瓣状阴影融合成片，听诊为两肺布满中、小水泡音，严重时可有血性泡沫痰出现。

(3) 甲皱微循环观察：对微循环直接观察是诊断手段的一大进步，尤其是用于老年疾病的诊断，更具简便直观的优点。近年来扩展到对休克患者微循环直接的观察，通过对痉挛、淤滞及麻痹的不同表现的观察，有助于对休克的血流动力学状态做出判断。

（二）代谢指标的监测

1. 动脉血乳酸测定

正常时动脉血乳酸＜2mmol/L(2mEq/L)。休克时组织灌流减少，普遍缺氧，葡萄糖三羧酸循环不能进行，而只得进行乏氧代谢。能量匮乏，大量乳酸由肌糖原的分解而产生，而肝脏、心肌因缺氧，不能对乳酸进一步代谢，结果动脉乳酸浓度上升。休克越重，乳酸浓度越高。乳酸的高低是估计休克预后的一项重要指标。动脉乳酸＜4mmol/L(4mEq/L)，一般可以救治；乳酸＞4.9mmol/L(4.9mEq/L)。休克病死率为 50%；乳酸＞10mmol/L(10mEq/L)，病死率为 100%。乳酸增多造成代谢性酸中毒。但需注意，由于微循环灌流障碍，产生的乳酸不能冲入血流中，故乳酸浓度并不经常与休克程度平行。相反，当休克好转，组织内的乳酸冲入血流中，动脉血乳酸浓度反而升高。

2. 电解质改变

休克时血电解质也出现紊乱，表现为低钠高钾。细胞内电解质浓度与细胞外血浆中的电解质浓度不同。细胞内钾离子为 100～150mmol/L，钠离子为 10mmol/L；细胞外液钾离子为 3.5～5.5mmol/L，钠离子为 135～145mmol/L。如此明显的离子梯度决定了细胞内、外钾钠离子的移动方向，即钾离子向细胞外移动，钠离子向细胞内移动。阻止这种顺离子浓度的移动，维持细胞内、外电解质浓度的稳定是依靠细胞膜上 Na^+-K^+ 泵，Na^+-K^+ 泵在消耗能量的基础上逆浓度差移动 Na^+、K^+ 而维持着细胞内、外电解质的平衡。在休克状态下，由于糖的有氧代谢障碍，ATP 产生大大减少 (1mol 即 1 克分子葡萄糖有氧代谢产生 38mol 即 38 克分子 ATP，而无氧分解只产生 2mol 即 2 克分子 ATP)，细胞膜 Na^+-K^+ 泵功能失效。结果，血钠下降，细胞内钠增加，细胞水肿，临床表现为表情淡漠，肌肉阵挛，严重时出现脑水肿。休克时补充钠离子是一项重要内容。血钠下降同时血钾增高，大量输入库血，加重了这种紊乱。全血库存 2 周，血钾浓度增加 4 ～ 5 倍，3 周后可高达 10 倍 (红细胞破裂造成)。此外，休克时细胞坏死，也使大量钾离子进入血液，尤其在挤压伤情况下，有大量肌细胞及红细胞坏死、破碎。钾离子是心脏、横纹肌的麻痹因子。高钾血症时，脉率缓慢，心功能减弱，肌肉乏力，腱反射减退或消失。血钾为 6 ～ 7mmol/L 时，EKG 上 T 波高耸，基底变窄；至 8mmol/L 时 P 波消失；高达 10mmol/L 时可发生心室颤动，心搏骤停。所以，作为常规，在抢救创伤性休克时，以及大手术后第一天，输入的液体不应有钾离子。

3. 血糖

与创伤严重程度呈线性正相关的化验指标只有两项，一是血糖增高，二是渗透压增高。在创伤应激状态下，由于应激反应，体内神经内分泌环境发生明显改变。

胰岛素分泌抑制，血糖的利用率下降，此为血糖增高原因之一。由于胰岛素分泌抑制，脂肪代谢亦发生紊乱，血中脂肪乳化能力减低，有聚集倾向，成为脂肪栓塞综合征的发病因素之一。

糖原异生的加强，交感 - 肾上腺髓质轴的兴奋，肝糖原的分解及组织蛋白分解供糖原异生增强，这是血糖浓度增高的又一原因。休克晚期肝糖原耗尽，肝灌流极度减少，肝脏的糖原异生功能抑制，此时血糖可下降，这是一个危险的信号。

由于血糖浓度增高，以及缺氧造成的蛋白、糖类代谢障碍，中间产物增多，再加上细胞成分的崩解，血内中、小分子物质增多，三种因素叠加而出现血渗透压增加。

由于血糖浓度的增高，抢救创伤性休克时禁止使用葡萄糖溶液，这是与感染性休克抢救的重要区别点。

(三) 凝血与纤溶系统的监测

休克的基本病理改变在于微循环障碍，乃至衰竭。随着休克的加深，微循环普遍进入淤滞状态，组织细胞中间代谢产物的堆积导致毛细血管 "前括约肌" 的麻痹，而浓度不断增高的儿茶酚胺引起毛细血管 "后括约肌" 的痉挛，微循环呈现只灌不流的淤滞局面。毛细血管壁缺氧、通透性增大，淤滞的血液中的液体部分大量渗出，血液更浓缩，凝血机制出现异常，依次表现为血液高凝状态、DIC。DIC 的发病进一步恶化微循环及全身血流动力学的紊乱，DIC 与休克两者呈恶性循环，最终导致不可逆休克的发生。

1. 高凝状态

高凝状态监测指标：

(1) 凝血时间缩短：临床上有时会观察到手术中的渗血、静脉抽取的血标本转瞬即凝，甚至来不及将血推入试管内，在注射器内就凝固了。试管法凝血时间，25℃时正常值为 5 ～ 10min。

(2) 血浆复钙时间：指在草酸钠抗凝的血浆中加入适量的钙离子后血浆凝固所需要的时间。较凝血时间要灵敏可靠，避免了血液中有形成分对凝血的影响。正常值为 1.5 ～ 2min，高凝状态下该时间缩短。

(3) 白陶土部分凝血活酶时间 (KPTT)：该测定方法较复钙时间更敏感且重复性好。

在待测血浆标本中加钙离子前，先加入白陶土 (为表面因子即Ⅻ及Ⅻ因子激活剂) 及足量的脑磷脂或大量磷脂 (代替血小板磷脂及第Ⅲ因子)，加钙后的凝固时间即 KPTT，正常值为 31.5 ～ 43.5s。该时间反映血浆中除Ⅲ、Ⅶ、Ⅷ因子以外，其他所有凝血因子的量及活性，高凝状态下该时间缩短。

2. DIC

DIC 的监测指标：

(1) 临床指标：原发病因，即危重创伤、创伤性休克；出血、栓塞、溶血、血不凝的各种临床表现。

(2) 实验室指标：出、凝血时间，血浆复钙时间，白陶土部分凝血活酶时间延长；血小板计数＜ $100×10^9/L$，纤维蛋白原＜ 2g/L，凝血酶原时间＞正常对照 3s。

此三项指标为 Colman 诊断 DIC 指标的筛选实验。筛选实验中两项异常再加纤溶尤进确诊实验中一项异常，即可诊断为 DIC。纤溶亢进确诊实验：优球蛋白凝块溶解时间正常值＞ 120 分，当＜ 90 分时提示纤溶亢进，血浆中优球蛋白总是与纤维蛋白原和纤溶酶原结合在一起，不溶于纯水，故而可以提纯出来使之凝固。这种优球蛋白凝块中含有纤溶酶，其再溶解时间取决于其中纤溶酶的活性，该时间的缩短提示纤溶亢进。凝血酶时间正常值为 (20±1.6)s，当＞ 25s 或＞对照 3s 时均为阳性。待测血浆内加入标准凝血酶，测定血浆凝固时间。时间延长提示两种可能，一种是纤维蛋白原减少，另一种是血浆内有抗凝血酶物质。可用纠正试验鉴别：在待测血浆内加入正常人血浆，补充纤维蛋白原，然后再加入标准凝血酶，若血浆凝固时间仍然＞对照 3s，说明患者血浆内含有抗凝血酶物质。如果在检测前 6h 之内患者未使用过肝素，则此抗凝物质就是 FDP，代表纤溶亢进。Fi-test 即乳胶絮凝抑制试验 (又称 Latex 聚集试验)，其原理为纤维蛋白原与 FDP 有共同抗原决定簇，以免抗人体纤维蛋白原血清覆盖在 Latex 颗粒上，再与患者血清混合。如果患者血清中含有 FDP，则 Latex 颗粒聚集。正常值为 1：8 ＞ 1：16 为异常。此实验属于 FDP 的免疫学测定，由于抗血清的制备过程复杂，多以 3P 试验代替。Colman 的 DIC 诊断指标为筛选试验 (血小板计数，纤维蛋白原、凝血酶原时间) 中两项异常加上纤溶确诊试验 (优球蛋白凝块溶解时间，凝血酶凝固时间，Fi-test 或以 3P 试验代替) 一项异常。Colman 的实验室诊断标准在临床上被广泛承认。

(3) 其他指标：如血涂片观察血小板、红细胞的形态异常，血小板黏附实验，纤溶酶原的测定，纤维蛋白原乙 (即纤维蛋白单体) 定性测定，血栓弹力图测定等，均对 DIC 的诊断及监测具有不同程度的实际意义。

(四) 重要器官的功能监测

1. 心功能监测

除在血液循环动力学检测中提到的指标外，以下一些指标对心功能的监测也具有重要意义。

(1) 心搏量、心排血量、心脏指数：心搏量为心脏每次收缩射入主动脉的血量，正常人为 800mL。心排血量为每 min 心脏泵血总量，等于心搏出量 × 心率 (次 / 分)，正常人安静时为 5 ～ 6L。心脏指数是更精确的指标，可以平衡身材大小对心搏量的影响。心脏指数 $[L(min×m^2)]=$ 心排血量 (L/min)/ 体表面积 (m^2)。此三项指标可用热稀释法经 Swan-Ganz 导管测出心排血量后，再经简单计算后得到。也可以使用无创伤性血流动力学心功能测定仪感知体表动脉的搏动，通过电脑计算完成。测量简单，结果尚有参考价值。由于创伤休克时回心血量减少，三个指标皆降低，连续观察，对预后的估计及疗效判断很有价值。

心泵功能及血管的弹性、容量的参考指标还有血液流变学指标、左心有效泵力、左心有效泵力指数、体循环阻力指数、左心喷血阻抗、射血分数等，可以从不同角度对心泵功能监测。

(2) 心电图：重点监测心电活动、心电节律及有无心肌缺氧。

(3) 超声心动图：对于诊断心脏本身的损伤及急性心脏压塞具有突出意义。有条件的单位可做 CT 检查，以助诊断。对于心脏挫伤还可以参考心肌酶学检查。

2. 肾功能监测

外科性的肾衰竭很少有非少尿型肾衰竭，故保留导尿管，观察尿量是对肾功能监测的最基本、最重要的手段。少尿是肾功能障碍的警报。

(1) 尿量：＜ 400mL/d 为少尿，＜ 50mL/d 为无尿，0mL 为完全无尿；或＜ 20mL/h 为少尿。少尿的常见原因有：肾前性，如休克、低血容量、肾动脉痉挛等；肾性，即器官性肾衰竭。当平均动脉压＜ 6.67kPa(50mmHg) 时，肾小球滤过压将＜ 4.00kPa(30mmHg，肾小球滤过压约为平均动脉压的 60%)，此压力低于胶体渗透压 (3.33kPa，25mmHg) 与包曼囊压力 (0.667kPa，5mmHg) 之和，无尿产生。对少尿的鉴别应遵循以下步骤，首先纠正休克，当平均动脉压＞ 6.67kPa(50mmHg)，或血压基本正常后仍无尿或少尿，可能是血容量不足，可做利尿试验。

1) 补液法：生理盐水或 10% 葡萄糖液 500mL，30min 内静脉输入，观察 2h。若尿量能＞ 25mL/h 为液量不足性少尿，若不能达到 25mL/h 为肾性少尿。

2) 甘露醇冲击法：20% 甘露醇 250mL，15min 内输入，观察 3h。若尿量达＞

25mL/h 为肾前性少尿。

3) 呋塞米冲击法：先用呋塞米 100mg，静脉或肌内注射，观察 2h。如尿量不增加，以 200mg、400mg、800mg 倍增量每 2h 给药 1 次，达 1500mg 为止。若尿量仍 < 25mL/h 为肾性少尿。经呋塞米冲击后仍少尿者可再试用利尿合剂，若为肾动脉痉挛所致少尿，此法有效。其配方为 10% 葡萄糖 500mL，1% 普鲁卡因 100mL，氨茶碱 0.25g，CNB0.25 ～ 0.5g，维生素 C1g。10% 葡萄糖 500mL，也可以 20% 甘露醇 250mL 代替。

以上三个步骤，即抗休克、补液利尿、缓解肾动脉痉挛实施后仍然少尿，又能除外尿路损伤而有尿外渗，基本上可以考虑为急性肾衰竭。为了进一步证实，还应当同时检查尿常规及血、尿生化。

(2) 肾衰指数及钠滤过分数：每日监测尿、血钠浓度及肌酐浓度，并计算肾衰指数及钠滤过分数，对监测肾功能有重要意义。以肾衰指数及钠滤过分数判断急性肾衰竭的可信度为 99%。

3. 呼吸功能监测

除创伤性室息外，呼吸衰竭大多发生于经抢救而度过休克期的患者，是其后期死亡的最主要原因。

在休克期因组织普遍缺氧，有代偿性通气过度。因而，呼吸频率增快，$PaCO_2$ 下降，有呼吸性碱中毒倾向。后期若 PaO_2 < 8kPa(60mmHg)，则应警惕呼吸衰竭的存在。

三、创伤失血性休克治疗

液体复苏的概念是恢复充分的组织灌注而不是恢复丢失的血液。以晶体液作为早期液体复苏的优选品已受到广泛的认可。也有一些学者持有不同见解，美国的 Shoemaker 通过大量的临床观察认为早期液体复苏使用胶体液 (液体明胶) 会有更好的临床效果，尤其是对肺功能的损害较晶体液要轻。以晶体液进行早期液体复苏应该是满意的。以晶体液复苏不仅可以保证暂时的扩容，争取了交叉配血所需的时间，而且对功能性细胞外液做了必要的补充，这对改善细胞生存环境有很大好处。

Traverse 及其同事设计了一流的动物模型进行液体复苏实验，最后的结论是乳酸钠林格液是最理想的晶体液。乳酸钠林格液比生理盐水的含氯低，生理盐水中较高的氯 (155mmol/L) 将替代血液中的碳酸氢根 ($Cr+HCO_3$=130mmol/L)，大量输入生理盐水会造成过重的氯离子负荷，导致稀释性高氯性酸中毒。Traverso 的实验还证实当用乳酸钠林格液治疗休克患者时不会加重乳酸性酸中毒。

随着细胞灌注的改善及休克的复苏，乳酸在血液中的浓度还会下降。关键在于容量的恢复改善了微循环，乳酸代谢尤其是能量 (主要是糖) 代谢才能得以进行，这样乳酸将随之下降。当然对肝脏代谢功能尚未完善的儿童或是患有严重肝疾患的患者在大量应用乳酸钠林格液时要多加小心。

美国创伤外科医师学会建议，成人的液体复苏需早期快速输入乳酸钠林格液 1～2L，儿童则需 20mL/kg。进一步的诊治取决于患者对早期液体复苏的反应。如果患者对早期液体复苏有快速反应，能维持生命体征的稳定，代表没有进一步的失血，是轻度休克，即一级休克，不需要急性输血。

大多数创伤患者对早期的快速输液有某种程度的反应，但是随着输液速度的减慢，患者的状态又变坏。这意味着存在活动出血，必须要寻找出血部位。这类患者往往需要输血治疗，有实施急症外科手术的可能性。少部分深度休克（四级）的患者，失血量往往超过循环血量的 40%，他们对早期快速地晶体液输入反应很差。很显然，对这组患者必须立即输血及进行外科手术控制致命的出血。偶尔会遇到血液丢失及心泵衰竭同时存在的患者，例如心脏严重挫伤、急性心脏压塞等，这时往往需要更进一步的检查手段加以鉴别，如测定中心静脉压、肺动脉楔压。使用 Swan-Gang 导管可以测定肺动脉楔压及心排血量，对情况复杂的患者诊断很有帮助，一旦证实了心，泵功能障碍，必须立即处理，如心包减压，使用强心药等。

（一）晶体液及胶体液

严重的低血容量休克，其氧携带能力与细胞外液的丢失两方面均需给予补足，使之恢复。但是，在急性复苏时究竟哪种非血性液体为最佳选择，长期以来一直存在着争议。

我们在临床实践中所惯称的晶体液指的是平衡盐溶液。平衡盐溶液可从医院的制剂室获得，在急诊室也可再为患者临时配制。方法很简单，即在 500mL 生理盐水中加入 5% 碳酸氢钠溶液 45mL 即可。至于胶体液则是指在平衡盐液中加入了颗粒物质或大分子量物质的混悬液。大分子量物质的分子量要介于既不致在重力影响下下沉，又不至于自由透过完整的半透膜，可以在半透膜的一侧产生渗透压。大分子量物质在半透膜一侧产生的渗透压是"胶体渗透压"，简称胶渗压。胶渗压的大小与大分子物质的分子数，即浓度直接相关。给予晶体液可以扩张整个细胞外液。血管内液的容量只占细胞外液的 1/4，因而要快速恢复血管内液的容量，就需要输入相当于失血量 3 倍的晶体液，这样组织间液的容量也同时得到了恢复。胶体液则只是扩张血管内液，并不同时扩张组织间隙的液量。与晶体液相比，血容量及心肺系统对胶体液的反应更明显。从理论上讲，胶体液通过维持血管内的胶体渗透压，极少可能引起肺间质的水肿。

临床上可以应用的胶体液是 5% 清蛋白、右旋糖酐 40 及轻乙基淀粉 (Hespon) 作为渗透活性分子混于平衡盐液之中配制而成。此外，以牛胶原纤维制成的液体明胶 4% 血定安的应用也变得更加广泛。和想象中清蛋白理论上的优点相反，大量的动物试验和临床应用证实在复苏失血性休克时使用清蛋白效果很差，因而被列为禁忌。已经发现，清蛋白可以漏出血管外进入肺、心、肝及肾，这样就增加了这些内脏发生水肿的可能性。尽管清蛋白可以使血清总蛋白浓度和清蛋白浓度恢复至正常水平，但是反对其使用的理由是多方面的，诸如负性心脏肌力作用，减弱排泄水盐的能力，加重中心静脉的容量负荷导致呼吸衰竭，甚至急性肾衰竭。清蛋白减少盐利尿，并且捕获水分，增加肺间质的含水量，进而损害肺功能及影响左心功能。以上这些反对使用清蛋白的理论不断地被大量的实验及临床观察所证实。补充清蛋白使人血清蛋白及蛋白总量恢复至正常水平的同时球蛋白及其他成分就会相应减低。血浆纤维蛋白原浓度的降低会使凝血酶原时间 (PT) 延长，引起明显的凝血功能障碍，这在清蛋白经治组患者中是常见的。以全血及平衡盐液治疗的休克患者，其人血清蛋白浓度会有轻度下降，这是允许的。总而言之，抢救低血容量休克，清蛋白的使用应列为禁忌。

至于低分子量右旋糖酐 (35 ~ 45kD)，人们曾赋予很大的关注，发现它可以降低血黏度并预防红细胞在低流速时的聚集，因而被认为是一种很好的血浆增量剂。但后来的研究发现血黏度的降低主要是因为血液的稀释，只要稀释了血液，不管用的是什么液体都可以引起血黏度的下降。另外，低分子右旋糖酐对血液的凝固机制会产生严重的干扰，甚至使血型鉴定发生困难。右旋糖酐在体内的清除主要靠网状内皮细胞吞噬，因而，对机体的免疫机制产生抑制。

复苏低血容量休克，究竟是用晶体液，还是使用胶体液，长期以来争论不休。为了澄清这一争论，在 1982 年 Poole 等人复习了可资使用的文献，并做出结论：在复苏失血性休克时，似乎并不存在确切的理由去使用清蛋白以及其他的胶体液。Poole 等人进一步提出了一个概念：以心排血量作为复苏的生理学终点。他们强调要对此概念加以重视。据他们的观察发现，若以心排血量作为复苏的生理学终点，以晶体液复苏的患者其肺水肿发生率并没有增高，尽管在初期血液的胶体渗透压有所下降，但是持续时间很短，机体可以很好地耐受。在 1989 年，Velanovich 随机抽取了 8 个临床单位为样本，对他们在 1977 ~ 1984 年期间以晶体液或胶体液复苏患者的资料作了回顾性分析，并加以比较，其结果如下：创伤患者中，以晶体液复苏者其病死率较胶体液复苏者低 12.3%，晶体液复苏优于胶体液复苏；而非创伤患者中以胶体液复苏者其病死率较晶体液复苏者低7.8%，胶体液复苏优于晶体液。对此该作者推测，创伤患者肺毛细血管通透性发生了改变，通透性的提高 (可能是脓毒血症造成的) 冲淡了使用胶体液在理论上的好处。大颗粒物质漏到了毛细血管外，在组织间液内形成了胶体渗透压，限制了水分自血管外向血管内的移动，胶体液扩容抗休克的优点被削弱，同时肺组织的湿重增加。这可能就是创伤患者与非创伤患者使用晶体液、胶体液复苏，在疗效上存在明显差异的原因。

综上所述，晶胶之争倾向于选择晶体液，尤其是乳酸钠林格液。最近，Nagy 及其同事比较了乳酸钠林格液和较新的血浆增量剂—pentastarch 对失血性休克的复苏效果。Pentastarch 与 hetastarch 相似，但半寿期较短，只有 12h。给予 pentastarch，其扩容能力是 1.5 倍的给予量，复苏达同样的心输量及尿量的水平，较乳酸钠林格液的需用量要少得多。至今尚未见干扰凝血、损害肺脏的报道。对于 pentastarch 的作用还需要进一步研究。

至于使用小量高渗盐水 (3% ～ 7.5%NaCl，＜ 12mL/kg) 急救严重低血容量患者，在最近 30 年中陆续有所报道，Holcroft 及其同事以随机双盲法对比研究了高渗搞张液体 (7.5%NaCl/dextran70) 与乳酸钠林格液用于严重创伤患者的院前抢救的疗效，发现前者对提高血压及存活率等方面明显优于后者，而且并没有发生静脉炎、低钾血症、心律失常以及意识状态的改变等理论上的并发症。有些作者建议高渗液体尤宜用于合并有颅内压升高的休克患者。高渗盐水用于复苏的优点在于没有液体超负荷的危险，用于处在活动性失血的患者可达限制性复苏的目的。近年研究还发现高渗盐水有增强免疫功能的作用，它可减少失血性休克常伴发的 T 淋巴细胞的抑制，从而预防肠道细菌的移位及脓毒症的发生；它还可下调中性粒细胞的渗出及呼吸暴发，减少被肺的扣押，预防 ARDS。这种免疫增强作用要求 Na^+ 浓度在 160 ～ 170mmol/L。但是也有作者认为高渗盐水夺取了细胞内水分而复苏是不可取的，所以有关使用高渗液体的适应证、用量及其配方，仍需进一步研究。近年来，又有一些新的高渗液体面世，高渗醋酸钠 (HAD) 可改善酸碱平衡，防止外周血管过度收缩，升压作用不明显，因而特别适于有活动性出血的休克患者复苏；高渗氯化钠羟乙基淀粉可有效纠正心脏分流术后的低血压。

(二) 输血

对于需要恢复氧输送能力的创伤患者，复苏抢救时输入新鲜全血或是浓集红细胞制剂是必要的。但是考虑到有输入肝炎病毒或是人类免疫缺陷病毒 (HIV) 的危险，最好延迟输血的决定，在血细胞比容下降到 25% 以下时再考虑输血。一个标准的交叉配血过程一般需要耗时 1h 才能完成。从送血样到开始输血大约需要 1.5h。采用这种标准规范交叉配血后的输血，其安全性可达到 99.9%。但简化的紧急交叉配血只需耗时 15min，其输血安全性为 99.8%。在更为紧急的情况下，只需测定主要血型和 Rh 因子，耗时 10min 即可完成，其输血安全性是 99%。使用万能献血者的血液，或是 Rh 因子阴性的 O 型血其安全性低于同型血，不是万不得已，尽量不要使用。

失血性休克时究竟是使用全血，还是使用浓集的红细胞等血液制品一直存在着争论。从目前的形势看，大量使用血液制品，进行成分输血治疗低血压患者是受到鼓励的。发达国家 20 世纪 80 年代后，成分输血占输血的比率超过 90%。我国已达 30%，各地区发展并不平衡，北京 80%，上海达 95%。Chaplin 确信在美国使用浓集红细胞可以满足 80% 的输血需要。某些作者甚至认为只有急性失血才是输全血的正当理由。即使是急性失血也应该优先考虑以相应的成分输血来解决发生的具体问题，这一见解被大量实验室的动物实验及临床工作中患者的治疗成功所支持。多数情况仅仅给予晶体液就可成功地实现急性失血时的容量复苏。如果患者既往没有心肺疾患，使血细胞比容维持在 25% ～ 30%，其氧输送能力和血液黏度之间将达到最佳的平衡，微循环中血流阻力会降低到允许实现的最大氧输送能力。红细胞浓度的下降被血流速度的加快所弥补，总的输送氧气的能力因此而提高。不仅如此，心脏的泵血负荷也减轻了，血流动力学较红细胞正常浓度时更加合理、有效。当然血细胞比容再下降，低于 25% 时，血液的过度稀释将严重损害血液输送氧的能力，加快的血流速度不能给予相应的弥补，氧输送能力和血黏度之间的最佳平衡被破坏，补充红细胞势在必行。血液稀释的最大限度是血细胞比容不低于 25%，这是必要遵循的原则。

库血用于深度休克患者会带来一系列的危险和潜在性并发症，诸如红细胞携氧能力的抑制，伴随继发出血的各种凝血功能障碍和酸负荷的增加。此外，大量细胞的聚集以及细胞碎片还将形成肺的微栓，使通气/灌流比紊乱。

失血性休克及其复苏可导致凝血因子诸蛋白的显著下降 (20% ～ 40%) 及各种凝血时间的延长，这是稀释及肝脏合成能力急性下降所引起的。这种状况下，手术止血的需要性提高了。但是，与乳酸钠林格液相比，使用新鲜冷冻血浆的复苏对凝血因子蛋白的下降并没有想象中的效果。因而，在大量输血时没有必要常规给予新鲜冷冻血浆。当患者出现可觉察的渗血或是凝血瀑布过程被证明出现障碍时，使用新鲜冷冻血浆才成为治疗的需要。

(三) 保暖

休克患者的低温血症可被复苏时的全身暴露或是大量输入室温液体所加重。处于深度低温血症时 (< 33℃)，凝血障碍将会发生，此时唯有保暖升温才可纠正。随着中心体温的下降，心脏的激惹性增高。对于需要接受大量输血的患者，必须预防低温血症的发生，要重视输入液体的预先加温。晶体类液体在输入前可放入特制保温容器内，保持 39℃～ 40℃ 的温度，输入时可使用加温输液装置，使经过输液管道的液体在进入身体前达到一定的温度。

(四) 药物

一般而言，治疗失血性休克主要是依靠液体扩容，而血管收缩药、血管扩张药以及氢化可的松的治疗价值是有疑问的。以这些药物治疗失血性休克其疗效难以预测。有作者认为若按扩容抗休克方案治疗失血性休克，快速输入预计液量的 60% 以上，休克不见缓解，此时应考虑到患者系难复性休克，其最常见原因为心泵功能障碍。心泵功能障碍若是机械原因所致，如急性心脏压塞、纵隔移位、摆动或受压等，应立即予以相应处理，通过心包穿刺排液、胸腔闭式引流等操作去除机械因素，恢复心泵功能；若不存在机械性因素，就要注意是否存在心脏抑制因素，如严重酸中毒、低钙 (尤其游离钙) 血症、心肌抑制因子产生以及神经内分泌调节紊乱等，此时给予相应的药物，尤其是心血管活性药是应急的明智之举。墨守扩容，只用液体就难以奏效了。扩容的液体疗法其要点是总液量要达估计失血量的 3 倍以上，休克持续的时间越长、程度越深，所需液量就越多。

选用液体的分配是晶：胶为 2 : 1。大多数患者在 2h 左右接受预计输液量的 60% 后，休克可获缓解，周围循环趋于稳定。

对于含有开放骨折和大的伤口的低血容量休克患者应该预防使用抗菌药物。抗菌药物的选择以广谱药物为优选，但要注意本单位的细菌耐药性的变迁及现状。清创术前及术毕时应分别留取组织标本，送细菌室培养。待细菌培养、药敏试验报告单送回时，要立即更改抗菌药物，以针对性敏感药物代替经验性选用的广谱药物。至于甲硝唑等抗厌氧菌药物用于肢体的严重软组织损伤以图预防可怕的伤口厌氧菌感染是缺乏理论依据的治疗措施。厌氧菌感染的预防主要依靠满意的清创术去除伤口局部厌氧环境。丧失血流灌注的损伤组织是厌氧环境的基础。只有这些损伤，坏死组织才会发生厌氧菌的感染，对这些患者不依靠满意的清创来解决，想用全身给甲硝唑之类的药物来解决是无济于事的。多数权威的感染医学的专家认为，对于严重肢体损伤患者使用甲硝哩类药物，对肠道的保护屏障-膜菌群(主要是由厌氧菌的双歧杆菌、乳酸杆菌、乳酸菌组成)是有害的，会加重创伤引起的肠道菌群失调，增加细菌易位、内毒素血症甚至 MODS 发病的危险。对严重创伤患者全身使用甲硝唑类药物令人担忧，甲硝唑并不能为不满意的肢体清创术提供保险。

当创伤患者患有阿迪森综合征、接受过肾上腺切除或是有类固醇药物的长期用药史时，应该考虑在治疗其低血容量休克时使用类固醇激素。

第二节　多器官功能障碍综合征

一、概述

多器官功能障碍综合征 (MODS) 是指当机体受到休克、创伤、严重感染、大面积烧伤等严重打击后，同时或继发序贯出现两个或两个以上器官系统功能不全或衰竭的综合征。MODS 包含早期多器官功能不全到多器官衰竭的全过程，病死率高达 50% ～ 90%。虽经 30 年的研究，取得了较大的进展，使 MODS 发病率下降，但病死率却未见明显降低。故应充分认识 MODS 病因及发病机制，早期诊断与治疗，及时阻断其发展，以提高临床救治水平。

自 20 世纪 70 年代中期开始进行多器官功能障碍综合征的研究以来，人们对全身炎症反应和 MODS 的认识经历了近 30 年的变化。1973 年 Tilney 报道一组胸主动脉瘤患者，手术后恢复过程中相继发生多个器官系统衰竭，该组病例病死率高达 90%。Tilney 详细描述了此综合征，并称之为序贯性系统衰竭。由于认识到外科患者相继发生的多个器官衰竭是一种新的临床综合征,1976 年 Broder 提出多系统器官衰竭 (MSOF)、1977 年 Eiseman 提出多器官衰竭 (MOF) 的概念。在随后的十几年内人们,普遍接受了 MSOF 或 MOF 的命名。

机体在创伤、感染和休克等刺激下释放大量促炎递质引起 SIRS 的同时,也释放大量内源性抗感染递质 (如 IL-4、IL-10、IL-11、IL-13,可溶性 TNF 受体和生长因子) 防止或减轻 SIRS 引起的自身组织损伤。但若该反应过度,则发展为代偿性抗感染反应综合征 (CARS)。CRAS 是导致机体在创伤或感染早期出现免疫功能受损的主要原因。针对机体在创伤或感染时机体产生可引起免疫功能降低和感染易感性增加的内源性抗感染反应,1996 年 Bone 提出 CARS 的概念。CRAS 的后果包括两个方面:

(1) 使细胞因子由保护性作用转为损伤性作用,炎症过程失控,局部组织及远隔脏器均遭损伤,形成包括急性肺损伤 (ALI)、ARDS 在内的 MODS。

(2) 使机体的免疫功能严重受抑,从而引发严重感染,进一步诱发或加重 ALI、ARDS 或 MODS。

正常时机体炎症反应和抗感染反应二者保持平衡,内环境保持稳定。多种致病因素诱发机体出现全身炎症反应和抗感染反应,当机体炎症反应占优势时,表现为 SIRS;当机体抗感染反应占优势时,表现为 CARS。机体炎症反应和抗感染反应失控可导致 MODS。

MODS 分为原发型和继发型两型。原发型 MODS 是指那些由明确的损伤因素直接导致的重要器官功能不全,出现在原发损伤的早期,如低血容量性休克早期器官功能障碍。继发型 MODS 不是由原始损伤本身直接引起的,而是宿主异常反应的结果。原始损伤作用于机体引起 SIRS,过度的炎症反应造成远距离多个器官功能障碍。因此,往往是在原发性损伤的较晚期才发生。继发型 MODS 很容易并发感染。其发生机制较合理的解释是 “ 二次打击 ” 学说。该学说认为创伤、休克等损伤因素为第一次打击,使免疫系统处于预激活状态,机体出现异常反应,炎症反应失控,出现明显的 SIRS;此时如再次出现致伤因素则构成第二次打击,机体炎症和应激反应出现放大效应,处于预激活状态的炎性细胞发生剧烈反应,形成级联反应,释放大量的体液递质,导致细胞组织。损伤和器官功能障碍。和所有疾病一样,MODS 都有由轻到重的发展过程,多器官衰竭只是 MODS 的晚期最终结局,SIRS 是 MODS 发生的基础,SIRS/CARS 严重失衡,则会导致 MODS。

二、病因

MODS 是多因素诱发的临床综合征 (表 8-2),但其基本诱因是严重的创伤和感染以及在此过程中出现的低血容量休克、再灌注损伤、过度炎症、蛋白 - 热量缺乏和支持治疗本身引起的一些医源性因素。

诱发 MODS 的主要高危因素为以下几点：

1. 持续存在感染灶或持续存在炎症病灶

2. 基础脏器功能失常（如肾衰竭）

3. 复苏不充分或延迟复苏

4. 年龄 > 55 岁

5. 大量反复输血

6. 严重创伤（创伤严重程度评分 ≥ 25 分）

7. 持续性高如酸血症

8. 长期嗜酒

外科 MODS 可能发生于下列各种情况：

(1) 创伤、烧伤或大手术等组织严重损伤。

(2) 各种感染性病变造成严重的脓毒血症。

(3) 呼吸心搏骤停复苏后。

(4) 各种原因的休克。

(5) 出血坏死性胰腺炎、绞窄性肠梗阻等重症急腹症。

(6) 其他因素：如全身冻伤后复温。

(7) 某些医源性因素如大量输液、输血、抗生素或皮质激素等药物使用不当、各种有创监测和呼吸机应用不当等。

如果患者合并有慢性器官病变如慢性肾衰竭、肝功能不全、冠心病或者免疫功能低下如糖尿病、应用免疫抑制剂、营养不良，遭受上述急性损害后更容易发生 MODS。

三、诊断

（一）临床诊断与分期

MODS 的临床表现具有以下特征：

(1) 往往是在直接损伤器官发生后，经过一段时间间隔，远隔器官发生功能障碍。

(2) 循环系统处于高排低阻的高动力状态。

(3) 持续性高代谢状态和能源利用障碍。

(4) 氧利用障碍，内脏器官缺血缺氧，氧供需矛盾突出。

（二）MODS 的临床评估

MODS 的临床病情评估较困难，计分法是目前定量、动态评价 MODS 病理生理动态变化的较理想的手段。1995 年 Marshall 和 Sibbald 提出的 MODS 计分系统（表 8-2）可用于对 MODS 严重程度及动态变化进行客观评估。按照这个系统计分，MODS 计分分数与病死率呈显著正相关，对 MODS 临床预后判断有一定的指导作用。

表 8-2 Marshall 和 SibbaldMODS 计分法评估系统

系统或器官	器官评分				
	0	1	2	3	4
肺 (PaO$_2$/FiO$_2$)	> 300	226 ～ 300	151 ～ 225	76 ～ 150	≤ 75
肾 (血清肌酐，μmol/L)	≤ 100	101 ～ 200	201 ～ 350	351 ～ 500	> 500
肝 (血清胆红素，μmol/L)	≤ 20	21 ～ 60	61 ～ 120	121 ～ 240	> 240
心脏 (PAR，mmHg)*	≤ 10	10.1 ～ 15	15.1 ～ 20	20.1 ～ 30	> 30
血液 (血小板，×10^9/L)	> 120	81 ～ 120	51 ～ 80	21 ～ 50	≤ 20
脑 (GCS 评分)**	15	13 ～ 14	10 ～ 12	7 ～ 9	≤ 6

注：*PAR：压力校正心率 = 心率 × 右房压 (或中心静脉压)/ 平均动脉压；**GCS：如使用镇静剂或肌松剂，除非存在内在的神经障碍证据，否则应作正常计分。

对于创伤后的 MODS 的评估，Sauaia 对 Denver 的 MOF 评分标准进行了修改，提出了创伤后 MODS 评分标准 (表 8-3)。在该评分标准中，器官或系统功能正常，功能障碍 1、2、3 级分别计 0、1、2、3 分，MODS 定义为入院后 48h 器官等级同时期评分相加总和≥ 4 分。

表 8-3 创伤后 MODS 评分标准

系统或器官	功能障碍		
	1 级	2 级	3 级
肺 (ARDS 评分)	> 5	> 9	> 13
肾脏 (肌酐，μmol/L)	> 160	> 220	> 440
肝脏 (胆红素，μmol/L)	> 34	> 60	> 136
心血管心脏指数 [L/(min·m^2)]	< 3.0	< 3.0	< 3.0
多巴胺用量 [μg/(kg·min)]	< 5	5 ～ 15	> 15

四、治疗原则

（一）控制原发病

控制原发病是 MODS 治疗的关键。及时有效地处理原发病，减少或阻断有害递质或毒素的释放，防治休克和缺血 - 再灌注损伤。如创伤患者应积极清创，并预防感染；严重感染的患者，必须清除身体各部位的感染灶、坏死组织、烧伤焦痂等，并应用有效的抗生素；胃肠道胀气的患者，要及时胃肠减压和恢复胃肠道功能；休克患者应快速和充分复苏，显性失代偿性休克和隐性代偿性休克均应该及早纠正，这对于维持胃肠道黏膜屏障功能具有重要意义。

（二）加强功能不全器官的支持治疗，尤其是循环系统和呼吸系统功能的支持

氧代谢障碍是 MODS 的重要特征之一，在支持疗法中最重要的是维持循环和呼吸功能的稳定，改善氧利用障碍，纠正组织缺氧。目前支持组织氧利用的手段有限，治疗重点在支持氧输送和降低氧耗。氧输送 (DO_2) 反映循环、呼吸支持的总效果，主要与血红蛋白 (Hb)、氧饱和度 (SaO_2) 和心排血量 (CO) 相关，$DO_2=1.38×Hb×SaO_2×CO$，MODS 时最好维持 $DO_2 > 550mL/(min·m^2)$。提高氧输送的方法有：

(1) 通过氧疗的支持或机械通气（低潮气量通气，必要时采用 PEEP）以维持 $SaO_2 > 90\%$，增加动脉血氧合。

(2) 维持有效的心排血量 $[CI > 2.5L/(min·m^2)]$：适当地补充循环血容量，必要时应用正性肌力药物支持心血管功能。

(3) 增加血红蛋白浓度和血细胞比容：前者 $> 100g/L$，后者 $> 30\%$ 为目标。

降低氧耗的措施有：

(1) 对于发热患者，及时使用物理方法和解热镇痛药等手段降温。

(2) 给予合并疼痛和烦躁不安的患者有效的镇静和镇痛。

(3) 对于惊厥患者，需及时控制惊厥。

(4) 对呼吸困难患者，可采用呼吸支持的方法，降低呼吸做功。

（三）代谢支持和调理

MODS 患者处于高度应激状态，呈现高代谢、高分解为特征的代谢紊乱。需要按照高代谢的特点补充营养，并且对导致高代谢的各个环节进行干预。代谢支持和调理的要求如下：

(1) 增加能量供给，注意氮和非蛋白氮能量的比例，使热：氮比值保持在 100:1 左右，提高支链氨基酸的比例。能量供给中蛋白：脂肪：糖的比例一般要达到 3:4:3，使用中、长链脂肪酸以提高脂肪的利用，并且尽可能地通过胃肠道摄入营养。

(2) 代谢支持既要考虑器官代谢的需求，又要避免因底物供给过多加重器官的负担。

(3) 代谢调理是从降低代谢率和促进蛋白质合成的角度，应用某些药物干预代谢。常用药物有环氧酶抑制剂和生长激素。

（四）合理应用抗生素，预防和控制感染，尤其是肺部感染、院内感染及肠源性感染

危重患者一般需要联合用药，如哌拉西林 8 ～ 12g/d+ 氯唑西林 3 ～ 5g/d，或头孢唑肟 3 ～ 6g/d+ 阿米卡星 0.6 ～ 0.8g/d。

(五) 免疫调理治疗

免疫调理的目的是恢复 SIRS/CARS 的平衡。近年来针对各种炎症递质采取了多种治疗对策，如应用各种类毒素抗体、TNF-α 抗体、可溶性 TNF-α 受体及 IL-1 受体拮抗剂、E- 选择素抗体、LTB4 受体拮抗剂等对抗递质的治疗，但临床应用效果尚不理想。

(六) 连续性肾脏替代治疗 (CRRT)

方法有连续动 - 静脉血液滤过 (CAVH) 和连续静脉 - 静脉血液滤过 (CWH) 等。CRRT 能精确调控液体平衡，保持血流动力学稳定，对心血管功能影响小，机体内环境稳定，便于积极地进行营养和支持治疗，直接清除致病炎性递质及肺间质水肿，有利于通气功能的改善和肺部感染的控制，改善微循环和实体细胞摄氧能力，提高组织氧的利用。但其能否降低 MODS 的病死率仍有待观察。

(七) 中医药治疗

运用中医的清热解毒、活血化瘀、扶正养阴等理论，采用大黄、当归、黄芪等中药组方，治疗 MODS 具有一定的临床效果。如中药大承气汤具有降低肠道毛细血管通透性，减少炎症渗出，保护肠黏膜的屏障作用，阻土肠道细菌及毒素移位；促进肠道运动，解除梗阻，加速肠道细菌及毒素排出体外等作用，可用来防治 SIRS 向 MODS 转化。中医药干预治疗尚需大量实验及临床观察。

(八) 其他

重组人体活化蛋白 C(rhAPC)、低剂量皮质类固醇和应用胰岛素严格控制血糖水平已用于临床。

五、预防

迄今为止尚无有效遏制 MODS 病理生理过程发展的手段，缺乏特效的治疗措施，对器官功能的支持仍是 MODS 的主要治疗措施，预防 MODS 的发生是降低其病死率最重要的方法，因此加强预防仍是 MODS 的最好治疗。

(一) 重视患者全身器官功能状态，尤其是循环和呼吸

(1) 对于创伤、休克患者要尽早、充分、有效地实施复苏，补足血容量，最大限度地保护器官功能，特别是对原有病损器官的保护是预防 MODS 的关键。

(2) 早期加强肺的管理：MODS 首发器官常常是肺脏，应注意防治肺部并发症，加强通气管理。

(3) 为预防早期复苏所致氧自由基损伤，可尽早给予大剂量抗氧化剂，如大剂量维生素 C 等。

(4) 尽早发现 SIRS 的临床征象，明确诱发病因，及时采取治疗措施，防止炎症反应的扩大。

（二）预防和控制感染

(1) 对创伤和感染患者，应及时、彻底清除无血流灌注和已坏死的组织，充分引流，给予有效的抗生素预防和控制感染扩散。

(2) 严格无菌操作，控制侵入性操作，减少感染危险。

(3) 选择性肠道去污染：使用对大部分潜在致病菌（主要指兼性或需氧的革兰阴性菌）敏感，对专性厌氧菌不敏感和口服不易吸收的抗生素。其目的是通过抑制肠道中的革兰阴性需氧致病菌和真菌，预防肠源性感染。

（三）改善全身情况，维持内环境稳定

如尽可能地保持机体水、电解质和酸碱平衡、营养状态处于正常状态，消除患者的紧张、焦虑或抑郁情绪等。

（四）加强胃肠道保护

(1) 尽可能早地经胃肠道进食，保护肠道屏障功能，减少细菌移位的发生，同时提供营养支持，满足机体高代谢的需要。

(2) 使用抗生素应注意对肠道厌氧菌的保护，避免破坏肠道厌氧菌构筑的抑制肠道需氧致病菌易位的生物学屏障。

(3) 防治应激性溃疡：使用制酸剂、质子泵抑制剂或 H2 受体阻滞剂，不宜使胃内过度碱化，胃液 pH 控制在 4～5 之间为宜。

（五）加强系统或器官功能检测

其目的是早期发现和治疗患者器官功能紊乱及指导 MODS 的治疗。

(1) MODS 患者应常规监测患者血流动力学和呼吸功能。

(2) 监测胃肠黏膜 pH 可及时发现胃肠道功能状态和组织氧利用的变化。

(3) 血清谷丙转氨酶、谷草转氨酶、胆红素、清蛋白浓度常用于监测机体肝功能。

(4) 尿量、血肌酐、尿素氮用于监测肾功能。

(5) MODS 患者并发血管内弥散性凝血并不少见，监测凝血功能是必要的。

(6) Glasgow 昏迷量表是临床上实用的监测患者意识的简单方法，其最高 15 分，最低 3 分，分数越高意识状态越好。

脑电图和脑干听觉诱发电位监测亦用于患者中枢神经系统功能的监测。

第三节 创伤严重性的评估

一、基本评估

(一)致命性损伤

创伤的致命因素有很多种。腹部脏器的闭合性破裂会导致严重的内出血，较前臂外伤所致截肢更为致命。开放性骨盆骨折的病死率比其他闭合性骨折高得多。累及多系统的创伤，会增加每个系统的代谢负担，从而导致更高的病死率。

(二)休克

休克的定义是末梢器官灌注不足，不能满足基本的代谢需要。在创伤病例中，体克往往是由内出血或外出血所导致的血容量不足引起的。对于休克患者，应积极抢救，因为持续的休克状态将影响人体所有重要器官的功能，降低患者对创伤的耐受能力，增加病死率。

(三)开放性和闭合性骨折

开放性骨折往往提示高能量损伤，相关血管及神经损伤的可能性也更高。不同程度的软组织损伤，同样会增加机体在康复过程中的代谢负担。伤口感染及细菌繁殖将使治疗过程更加复杂化。

(四)创伤并发症

1. 筋膜间室综合征

筋膜间室综合征是由解剖学间室内压力的增高引起的。随着压力的增高，间室内血液和组织液的流入及流出均受到影响，当间室内压高于组织灌注压时，氧气及营养物质的运输就会停止，随之出现肢体肿胀、疼痛、麻木及肢体远端无脉等一系列临床症状和体征。其中，最敏感的症状和体征，是超出损伤程度的疼痛，以及被动伸长间室内肌肉时的剧烈疼痛。间室内压的持续增高将导致肌肉坏死及挛缩。经典的筋膜间室综合征也可以发生在腹部筋膜间室。

2. 横纹肌溶解

挤压性损伤或肢体长时间的动脉阻塞会导致大块肌肉坏死，随着肌细胞的死亡，存在于肌细胞中的肌血红蛋白将进入体循环，这些肌血红蛋白通过肾脏时会阻塞肾小管，从而导致急性肾小管坏死。治疗措施包括早期诊断、充分水化及碱化尿液。

3. 脂肪栓塞

当体循环中的脂肪颗粒足够大时，会造成末梢器官栓塞并导致一系列症状。这些脂肪颗粒可以从头合成，也可能来自骨折后正常的黄骨髓。根据栓塞发生的部位，患者可能出现胸部不适及呼吸困难等症状，临床体征包括发热、意识模糊、胸前壁淤斑和氧饱和度下降等。成人长骨骨折进行扩髓会增加脂肪进入体循环的可能性。治疗方法主要为充分水化、供氧和抗凝等支持措施。

4. 成人呼吸窘迫综合征

在直接和间接肺部损伤的共同作用下，肺部组织液增多，肺泡有效气体扩散容积下降。休克、脓毒血症、脂肪栓塞、体温降低等因素均可促进这一病理过程的进展。一旦发生成人呼吸窘迫综合征，肺的顺应性下降，患者会出现通气困难，肺内氧气扩散能力下降。如果不及时采用呼气末正压通气甚至持续正压通气，患者将出现缺氧。

（五）体温降低

过多的暴露于自然环境中、复苏时衣着及供暖不够、静脉输入大量低温液体等因素，会显著降低患者的中心体温，从而导致心脏收缩及泵血功能下降，患者低血压的逆转将会非常困难，可以通过保持室温和预热静脉输注液体来防止体温降低。

（六）凝血病

血小板和凝血因子的丢失是导致凝血病的主要原因。在一些病例中，弥散性血管内凝血往往导致消耗性凝血病。全身性炎症反应是其中的一个调控因素，输入库存血液也会加重病情。可以通过纠正低体温，输入新鲜血、血小板和冰冻血浆等措施来逆转这一病理过程。

（七）深静脉血栓形成

高加索人和黑人更容易发生静脉血栓形成，而亚洲人无症状性静脉血栓形成的发生率也较以前认为的要高。合理运用物理和药物的方法，是预防静脉血栓形成的关键。下肢气压泵和弹力袜有一定的临床效果；此外，可在病情允许的情况下采用肝素、低分子肝素或口服华法林早期抗凝。

（八）肺栓塞

如果深静脉血栓没有得到及时控制并向近心端发展，就可能导致肺栓塞。肺灌注将受到巨大影响，可导致猝死和心搏骤停。在一些病例中可采用肺部血栓清除术予以治疗。

（九）压疮

长期卧床和不恰当的护理会导致不同程度的皮肤破损，营养不良和出汗导致的皮肤浸渍在病程发展中起一定的作用。

（十）功能丧失

这是导致患者无法恢复伤前工作和生活方式的主要原因，身体的不健全和高级认知功能的缺陷往往使患者无法适应和康复。

二、严重创伤的生理学反应

严重创伤的生理学反应一系统性炎症反应，这是全身对于自身及外界刺激的一种应答反应，这一反应包括细胞和体液元素，由凝血系统、纤溶系统、补体系统、肾上腺系统、免疫系统及其调控因子共同组成。机体受伤后，上述一些系统将被激活，导致组织器官内液体分布的异常移动。

三、临床评估

复苏成功最重要的标志，是异常的生理指标出现积极反应并恢复至正常。但如果这些指标的矫正延时过久，患者可因为不可逆转的病理变化而不能对复苏产生积极的反应。心排血量和外周动脉阻力决定了全身器官的血供，因此临床通常检测以下指标：血压、脉搏、外周氧饱和度（脉冲式血氧饱和度仪）、尿量、意识程度和中心体温。

四、影像学评估

（一）超声

这是探查腹腔内积液最常用的方法，其可在床边进行，并可按需要行多次检查。在绝大多数病例中，超声已代替诊断性腹腔灌洗，但检查结果依赖于检查者的个人经验。

（二）X 线平片

颈椎侧位片、胸部和骨盆正位片是最重要的首选检查。此外可加摄 X 线片以排除其他骨性损伤。

（三）X 线断层扫描

需要一定的准备时间，不太适用于急性创伤。

（四）计算机轴向断层扫描 (CAT)

随着机器构造和软件设计的进展，CAT 已越来越频繁地用于胸腹部创伤的诊断，在脊柱及骨盆骨折的诊断中也很有价值。但前提条件是患者必须处于血流动力学稳定的状态，进行检查时必须密切监测。

（五）血管造影 / 血管栓塞

可用于骨盆腔隐性内出血的诊断和治疗。对于伴有休克的不稳定性骨盆骨折患者，可选用血管造影及选择性血管栓塞。在一些欧洲国家，往往采用开腹填塞的方法。无论什么样的病例，不稳定性骨盆骨折在进行其他任何治疗前，都应当固定骨盆，而最迅速的固定骨盆的方法，是前方或后方外固定器。

（六）磁共振 (MRI)

目前 MRI 较 CAT 的要求更严格，耗时更长，其在急性创伤中的作用有待进一步研究。

五、生物化学评估

（一）血红蛋白 (Hb)

血红蛋白的量反映了血液的携氧能力。失血后的短时间内，Hb 的量并不会有明显改变，直到血液被稀释。

（二）血细胞比容 / 红细胞压积 (Hct/PCV)

这一指标反映了血液中细胞成分的容积比，由于其中大部分为红细胞，因此该指标可以间接说明血液的携氧能力。

（三）血小板 (Pit)

血小板是血液凝固过程中主要的细胞成分。血小板的存活时间很短，所以在库存血中几乎没有血小板。大量输血时，需要同时输注浓缩血小板。

（四）凝血功能

凝血功能可以通过部分凝血活酶时间 (APTT) 和血浆凝血酶原时间 (PT) 来反映。急性失血、库存血置换和消耗性凝血病是造成凝血成分损耗的原因。

（五）动脉血气

动脉血气可以直接测量动脉血中以氧气和二氧化碳为主的不同气体的量，可以反映肺部气体交换的问题。

（六）血 pH 值

血液 pH 值、碳酸氢盐和碱缺乏，可以反映低血压或组织器官灌注不足所导致的代谢性酸蓄积。这些指标可用于指导置换治疗。

（七）乳酸盐

对于创伤患者，乳酸盐是构成总碱缺乏的主要成分之一。乳酸盐的初始值及浓度变化，与创伤的严重程度有关，可作为预计创伤患者病死率的指标。

六、评分系统

（一）创伤评分

临床上常用创伤评分来辅助伤情分类、评价治疗标准和估计预后。评分系统要求对伤情进行准确的描述，但在实际运用中，往往需要在临床细节和可行性之间采取一定的折中。评分系统应当易于应用，并且让不同观测者得到可重复的评分结果。结果往往是解剖学损伤、生理学损伤和患者储备的整体评估。

（二）Glasgow 迷评分（GCS）

GTeasdale 和 BJennett 在 1974 年开发了这一评分系统，可以通过简单和可重复的临床观察指标对脑外伤的严重程度进行评估。这是目前应用最广泛的脑外伤评分系统之一。

（三）简明损伤分级（AIS）

1971 年，汽车医疗安全委员会采用了这一评分系统，其后经过多次更新，最近的一次在 2005 年。最初，AIS 被用来对车祸进行分级和比较，最早的版本只考虑钝性伤，1985 年后加入了锐器伤，人体被分为 6 个系统，每个系统分 6 个不同严重程度等级。AIS 的一个缺点，是各分级之间的定量关系不是线性的，因此 AIS 是一种非间期量表。

（四）损伤程度评分（ISS）

SBaker 和 BO'Neil 在 1974 年开发了该评分系统，其参考了 AIS，并尝试采用有效的数字描述来评估人体多系统的损伤程度。ISS 根据明确的解剖学诊断对损伤进行分类，并参照 AIS 将人体划分为 6 个区域，分别用 1～6 分来代表损伤的严重程度。ISS 值为 3 个 AIS 最高值平方的总和，得分越高，损伤程度越重。若高于 16 分，则为严重损伤，需要转送至大型创伤中心。ISS 与病死率有较高的相关性，而与发病率及残疾率的相关性较差。

（五）创伤评分（TS）

HChampion 在 1981 年开发了该评分系统，护士或医疗辅助人员可使用 TS 进行准确的伤情分类，其主要考虑呼吸、心血管和神经功能。TS 对脑外伤及锐器伤的评估往往较轻。

（六）修订创伤评分（RTS）

Champion 和 Sacco 在 1989 年对 TS 进行了修订，去除了毛细血管再灌注和呼吸扩张。RTS 被用于伤情分类，满分 12 分，分成 5 个间期量表。即使患者损伤严重，由于机体代偿的原因，评分可能依然较低。因此还需要考虑损伤机制、事故环境、患者年龄及可疑的不完全创伤。RTS 被用于预后评估，其可表示为 Glasgow 昏迷评分（GCS）、收缩压（SBP）和呼吸频率（RR）三者加权总和的逻辑回归：

RTS=0.9368GCS 均价 0.7362SBP+0.2908RR

RTS 反映了严重脑外伤的重要性，较 TS 有更高的预后评估价值。

（七）儿童创伤评分（PTS）

JTepas 和 DMolitt 在 1987 年开发了这一评分系统，评分从 -6 到 +12，评分越低，创伤程度越重 =PTS 在 +6 及以上时与 ISS 呈线性相关，但在 6 以下时，病死率急剧上升。

（八）TRJSS 评分

TRISS 综合考虑了创伤评分 (TS)、损伤程度评分 (ISS) 和患者年龄，其可提高创伤预后评估的敏感性和专一性。

（九）肢体毁损严重程度评分 (MESS)

KJohansen 和 MDaines 在 1990 年开发了这一评分系统，其可基于客观的临床标准，指导对下肢行保肢或截肢治疗。MESS 总分 14 分，若评分为 7 或以上，保肢的可能性很小。当然，按此评分采取保肢的病例，并不能保证肢体功能，其他一些因素诸如主要神经的完整性也必须考虑在内。这一评分系统用于上肢效果并不好。

第四节　创伤救治模式

一、概述

随着人类文明的进步，与各种传染性疾病迥然不同，创伤有增无减。创伤已成为我国居民前五位死亡原因之一，是学龄儿童至 44 岁人群的首要死亡原因，造成预期寿命的最大损失，仅交通事故伤亡人数在 1994 年就已突破 7 万人/年，2000 年突破 10 万人，居高不下。美国则每年有 16 万人死于创伤。创伤已成为人类社会的心腹大患，是世界各国都在惊呼的社会公害。创伤对策的核心是加强创伤救治系统的建设。创伤的救治包括急救 (目的是降低病死率) 和专科治疗 (目的是降低伤残率)。救治系统则包括人员、设备、体制、技术及其管理。这一巨大工程具有社会性和群体性，单单依靠卫生系统来承担是难以解决的。这一工程必须有政府、社会多个相关部门及机构共同参与；必须有相关的法律、指令和政策为保障；必须有包括医护人员在内的多种专业技术人员的积极工作及密切合作才有可能得以推动和完善。根据美国的经验，分级创伤治疗系统的建立对于预防伤员死亡可起到至关重要的作用。West 的统计表明在 California 州 Orange 县建立创伤治疗系统后患者的病死率减低了近 50%，创伤患者的预期病死率从 13.6% 降至 2.7%。

在我国创伤救治体系的薄弱环节是急救，而急救中的薄弱环节则是院前急救。院前急救的加强必须要解决好体制、归属、专业队伍、装备以及专业技术规范等几方面的问题。创伤的急救大体上分三个阶段：院前急救 (在现场和转运途中进行)、院内急救 (在急诊科、室进行) 和专科治疗 (由病房或 ICU 负责)。三个阶段密切、有机地联结为一整体。病情稳定后转入康复治疗或进行某些专科修复矫形手术 (如手的功能重建、面部的矫形等)。

二、院前急救

早在 1966 年学者 Rockville 就大声疾呼"意外死亡和残疾，一个被忽视了的现代病"。美国当时的统计资料显示，创伤致死者有 50% 死于到达医院之前；冠心病急性发病后，约 60% 左右在到达医院前就已死亡。残酷的现实需要强有力的、迅速到位的院前急救。一些发达国家重视和加强了这一工作，取得了满意结果。Farrington 于 1969 年出版了有关急救的专业手册，对急救医学的建立和发展作出了贡献，被誉为美国急救医学的奠基人。不久，美国由政府出面领导此项工作：1973 年美国颁布了全国建立急救医疗服务系统 (EMSS) 的法令。该 EMSS 控制中心设在消防指挥中心，由政府投资，具有社会福利性质，成为社会安全保障体系的组成部分。至 1977 年马里兰州成立了 EMSS 研究所及休克创伤中心，使院前急救的分级、网络化工作进一步加强，该州的危重创伤病死率由 20% 降到 16.3%。目前，美国的平均反应时间为 9min。在日本 EMSS 也归属消防部门，大城市的院前急救行车半径不足 10km，反应时间只有 4～5min。

院前急救是指由受伤现场至到达医院这段时间内的救治。

(一) 院前急救的归属

院前急救的归属对其装备、效能和水平起着重要的作用，世界各国迥异：

(1) 由消防部门负责。

(2) 由政府直接负责。

(3) 由卫生部门负责。

(4) 由红十字会负责。

我国地域辽阔，在大中城市已建立了"120"急救医疗系统，有些地区尚未建立起院前急救组织，归属问题也就不能明确。这是院前急救的关键性问题。归属不同，其规模、装备、发展前景及工作效率也必将不同。院前急救的体制主要是控制中心和急救 (车) 站二级，急救 (车) 站在控制中心的直接指挥下工作。归属主要涉及控制中心的建制和领导。

我国的院前急救的归属尚在探索中，不同地区各异，有的归属当地卫生局、有的归属大的综合医院、有的则归属于不同的医疗中心 (这种模式的院前急救只限于该中心，所负责的专科急症)。在这方面，国外的模式也并不统一。有属政府的，如澳大利亚；有属消防部门的，如日本、美国；有属卫生部门的，如美国和前苏联；也有属"红十字"的，如以色列。

这些经验可作为我们的借鉴。但不管何种模式，符合我国国情的院前急救的归属问题是亟待解决、必须解决的根本性问题。

总之，无论采取哪一种归属，均应首先建立和健全各地区的院前急救队伍，并逐渐形成急救医疗体系。

我国的院前急救及急救医疗服务系统的归属尚无统一部署。大多数城市、地区是由卫生行政部门(卫生局、厅)负责。在1980年"加强城市急救医疗工作"政府文件的基础上,1993年下达了"城市医院急诊室(科)建立方案"的政府文件。此后,全国的急诊工作得到了加强,在高层次会议上对"急诊医学"这个新的专有名词的概念统一了认识,"急诊医学"的内容包括急救医学、灾难医学、危重病学和急诊医疗体系的组织和管理。根据文件精神和急诊医学会的专业推动,不少医院及医疗中心把院前急救工作列入了自己的议事日程。开始对院前急救进行探索和实践。对创伤和急症患者提供医疗支持并迅速将患者转运到确定性治疗单位,负责急救人员要与接收单位保持密切联系。到达后要将现场及途中的各项处理及患者的生命状态简明、准确地告知接诊医生。

(二)院前急救人员的组成

建立完善的院前急救系统,必须有一支从事院前急救工作的医务工作者队伍。发达国家急救人员普遍是以经过短期训练的急救员(EMT)或医助为主体,由医生进行指导。院前急救的主体应是专业人员,即急救员。急救员可来自短期集中培训的学员。美国从20世纪70年代开始培训急救员,一种是初级的,称EMT,课时为80～100h;另一种是较高级的,称医助,课时为600～1000h,完成后发给证书。日本则挑选消防员进行急救培训,课时为135～250h,我国的首批急救员是北京市急救中心在1986年开始培训的,课时为836学时。上海三好医疗卫生职业学校在1987年开设首届急救医士班,学制为1.5年。这些工作为我国专职急救人员的培训开创了先例,积累了经验,这是一条切合实际的途径。由医疗机构的现岗医生中抽调人员从事院前急救并非良策,一是城市中每一千居民拥有不到一名医生,人员已显紧缺;再者,院前呼叫者只需转运,而不需处理者占85%,一般急症占10%,真正需进行急救、复苏者只占1%～2%。工作性质决定了对人员的要求,急救员是理想的院前急救人员。

院前急救应从最早目击者开始,如交通事故的最早目击者往往是司机、警察和路人。这些人员尽管不是专业人员,却是举足轻重的关键人员,他们在急救中起的"第一时间"的作用不容忽视。每个人都有可能成为目击者,每个人都有可能需要别人的急救处理。因此,全社会都要重视院前急救知识的普及,掌握抢救生命的基本技术。院前急救的教育要走进学校,培训要从学生开始。此外,对司机、警察及军人都应进行院前急救的专业人员及辅助人员培训,并发给证书。职业使然,他们往往是最早目击者。一方面现场急救、一方面呼叫120。拦截普通汽车或呼叫110,都不是最佳选择,因为在运送途中伤员不能得到专业的急救处理,这是非常危险的。

(三)通信及运输设备

我国已经建立了国家统一急救呼叫电话号码"120"。在大中城市已具备了24h连续接受呼叫并派出急救车的能力,说明政府在这个问题上已给予了高度重视。我国运输患者的能力和形式还远远比不上发达国家的水平,主要以陆路交通运输为主,这就使得运送患者的反应时间有所加长。今后,随着我国交通设施的不断改善,高等级公路、高速公路的不断增加,以及航空、航海等立体交通的发展,必将大大缩短运送患者的时间,为伤员的救治创造良好的条件。指挥控制中心及急救(车)站院前急救的指挥控制中心需装备先进电子计算机系统,要与主要医院的急诊科的终端联网。控制中心必须实时掌握其负责区域内主要医疗机构的急诊情况、手术室开放情况、值班的急诊队伍的接诊能力、床位使用率等有关信息,以保证接到呼叫后及时派出车辆把伤员、病员送达最合适的医院并马上就能得到最恰当的处理。控制中心下属的急救站要布局合理,保证有最短的行驶路径及反应时间。急救站的车辆数既要能满足地段的需要,又不要造成浪费,每辆每日出车次数可作为依据。急救车派出后应与控制中心及拟送医院急诊科保持联系,急救员要经无线通信向急诊医生随时通报病情,一方面可得到具体意见、更好地处理患者,另一方面可令急诊科充分做好接收准备工作。

对急救车的基本要求是:

(1) 行驶平稳。

(2) 装备基本生命支持及加强生命支持设备,如气管插管、除颤器、氧气、呼吸机(器)、心电图机或遥测心电监测器等。此外,还应装备有临时固定用夹板或抽气(负压)担架、抗休克裤、小缝合包以及必要的抢救药品、液体和输液装置。

(3) 车内恒温。

(4) 无线通信。

(5) 急救员及执证司机。

重要交通干线要有足够的呼叫热线、呼叫设施,功能正常。在发达国家,若反应时间超过3min,又无地面条件者将使用空中救护,经常使用直升机,若事故现场远在150英里之外则使用固定翼飞机。在我国某些国际性大城市的重要医院或医疗中心都设有直升机的停机坪,以备急需之用。

危重患者的合理转送:创伤急救体系的Ⅰ、Ⅱ级创伤中心有以下区别:

(1) 在医院的规模上。

(2) 基础研究系统的完善方面。

(3) 平均病床的医师、麻醉师和其他急救内科医师占有率方面。

一般认为具有以下情况应将患者从Ⅱ级中心转住Ⅰ级创伤中心:

(1) 胸主动脉破裂。

(2) 双侧肺挫伤。

(3) 肝损伤需填塞止血。

(4) 不稳定的骨盆后环骨折需大量输血者。

（四）院前抢救程序

创伤发生后，尤其是当意外灾害或严重创伤发生后，如果没有一个合理的抢救程序，势必会影响救治效果。如交通事故伤发生后，最早的目击者（常是警察或司机）应立即对伤员进行基本生命支持的救治，如人工呼吸、心脏按压、止血、保持呼吸道通畅等，同时呼叫急救车，并保护现场，协助急救员迅速转送至创伤急救中心。为实现上述合理。的抢救程序应做到：

(1) 普及抢救生命的基本知识，尤其是对警察、司机、军人和学生。

(2) 建立有效的呼叫热线，使交通警察能及时与急救车控制中心直接联系，在交通干线设立合理的通信设施，遇到各种情况以方便司机或乘客向救护中心求救。

(3) 提高急救人员的素质，加强交通管理及宣传教育，救护车队的合理布局等都是缩短急救车反应时间的必要条件。

三、院内急救

在一些发达国家，院前抢救与院内抢救衔接紧密。在救护车或急救直升机内有红十字救护人员、医务人员，途中即采取病史，进行必要的检查，并可进行气管切开等紧急手术。同时通过先进的通信联络可以让将抵达的医院提前准备就绪。在迎诊中，伤病员平车与抢救室、手术台均有统一标准，不需将患者搬上搬下，即可连续进行各种诊疗处理。急救人员配合默契，技术娴熟，几乎无声下就能进行一系列检查与治疗。急诊手术室与严格无菌的大手术室也是彼此分开的。急诊手术以快取胜。手术室内 X 线电视机很普遍，可帮助术者参考定位，或完成闭合整复、穿针固定等。外固定支具品种颇丰，石膏夹板较过去更为先进、方便，不少塑料代用品应用于临床，固定肢体与小关节轻便可靠。

急症工作紧张多变，由始至终维持好秩序、做好记录是非常必要的。对危重患者最好有专人设重症记录并存档。各诊疗部门之间除保持电话通信外，应装置紧急呼叫铃，此虽简易，但颇实用，紧急情况时启动按钮，实验室、放射科、手术室等值班人员闻声即至，对危重多发伤患者尽快完成床边各项检查，不仅争取了时间，更重要的是减少了搬动患者可能发生的意外。经过协调训练，彼此配合默契，工作效率明显提高。移动式 B 超及 X 线机对多发伤患者检查极为方便与迅速，再结合腹穿、胸穿结果，可准确判断需手术探查与否，对手术时机、入路、术式也可提供启示。

急诊骨科的诊疗设施，各级医院差异悬殊。从今后发展及当前急救需要来看，应树立居安思危、优先发展、常备不懈的指导思想。

急诊大厅需标志明显，昼夜醒目，附设有分诊处、挂号处、病案室、导诊室、候诊厅，伤病员能乘车直达，有坡道便于推车运行。各诊室要有分工侧重，又要统一协调，有计时准确的表，有阅片灯、诊桌、检查床，有供氧、吸痰及输液装置。在抢救室内最好有可移动的 B 超、X 线机及电视 X 线机、呼吸机、各种气管插管、喉镜、吸痰器、心电图机及心电监护仪、血压表或血压监测器、抗休克裤、止血带等急救用品及药品。抢救室空间要大，能同时建立双静脉通道，必要时能紧急进行气管切开、胸腔闭式引流、腹腔灌注冲洗，乃至采取一些必要的止血措施。抢救室应保持清洁与相对无菌，定时行紫外线照射及做细菌培养检查。

院内急救是创伤救治系统的关键性环节。为加强这项工作，在一些有条件的城市、地区建立了创伤急救中心。创伤急救中心与各医院的急诊科组成城市的创伤救治的分级网络体系，院内急救质量取决于以下诸因素：急救原则、急救队伍、急救现场布局、急救程序、设备与技术以及工作制度。

（一）创伤急救原则

(1) 患者第一，时间就是生命是创伤急救最高原则：要避免一切误时环节，改变传统的医疗观念，建立先治疗、后诊断，边治疗、边诊断的全新观念，不要把宝贵时间消耗在细微的诊断以及等待取得诊断的各种检查结果上。创伤就是病因，治疗要马上开始。

(2) 抓主要矛盾，要有反射式反应，导致创伤早期死亡的三大主要病理改变是可逆的，是治疗的重点。这三大病理改变为：呼吸障碍、循环障碍、未能控制的大出血。

(3) 对颈椎、骨盆损伤的患者，搬动时要极度小心，不可造成新的损伤。

(4) 要有准确、详细的记录。

（二）急救队伍

在美国医学界己呼吁成立专门培养创伤外科医生的体系，创伤外科医师的概念是超出于普通外科医师要求的具有专业知识和技能的医师。因为创伤的救治经验不只是靠教学来学会的，它是基于大量的临床实践和基础科学研究之上的实践过程、思考过程中得来的。就是说，如果普通外科医师在具有一般急救设施的医院中可以处理 85% 的创伤患者时，创伤中心经过特殊训练的和有经验的医师应该也必须能处理余下的 15% 具有挑战性的严重创伤患者。更进一步应做的是，积累自院前救治至患者康复这段时间的各种临床资料。创伤医师必须具备：

(1) 院前转送、创伤记录和灾难计划的积极性准备。

(2) 有关急症的全面诊断知识并能正确地应用。

(3) 对多发严重创伤的早期全面的处理。

(4) 能够实行救治危及生命的内脏、血管损伤的手术，包括颈、胸、腹和四肢手术。

(5) 负责危重创伤患者的抢救治疗。

(6) 积极参与创伤研究、康复和创伤预防的工作。

在美国普通外科医生中的一项调查表明，只有不到1/5的人表示对创伤急救感兴趣。从调查的内容和结果可以看出，创伤外科医生比普通外科医生更辛苦，工作量大而缺少补偿。为解决这一突出矛盾，在美国的I级创伤中心，已有采用创伤外科医师在家电话应诊的服务方式，使急救工作一体化、程序化、科学化。培养了一支集创伤骨科、普通外科、脑外科、胸外科、泌尿外科为一体的创伤急救外科医师队伍，这些医师能处理各种创伤范畴内的危重症患者。

急救队伍的组成应能满足抢救多发伤患者的需要，除护士外要包括普通外科医生、神经外科医生、矫形外科医生及泌尿外科医生。这些不同专业的医生组成密切协作的团队，以抢救生命为主要目标，分清轻重缓急，对患者不同部位的损伤做出恰如其分的处理。最重要的问题是统一、协调地工作。这一使命的完成关键在于队长，作为队长一定要具备处理多发伤的丰富经验，他能判断及保持呼吸道的通畅及进行呼吸支持、精通创伤性休克的判断及复苏、能及时准确地发现心脏压塞及给予解决、熟练掌握诊断和处理胸腔内出血和腹腔内出血的技术以及知晓如何处理中枢神经系统和肢体损伤。队长的责任就是掌握患者整体情况，统一指挥团队，克服不同专业人员的思维定势并给予协调，争执不下或是无人承担责任是患者的不幸。此种情况之所以时有所见，就是队长问题未解决，或是没有明确谁是队长，或是队长不称职。许多经验表明，队长的最佳人选是对多发伤感兴趣和有一定临床经验的普通外科医生。

队长是处理方案的最后决定者。

（三）现场分工（列阵图）

医疗中心或医院急诊科要设抢救室。抢救室空间要够大、设备齐全、布局合理、随时可用。工作人员在抢救患者时要有明确的分工和空间站位。恰似排球赛时队员站几号位就发挥几号位的作用，这样才能最好地发挥整体的作用，形成一个有统一指挥的抢救团队。不妨将抢救现场的人员布局称之为列阵。这种以站位分工的空间模式就是列阵图。一号位是现场总指挥，即队长位，站在患者的头侧，除全面掌握患者的生命状态、指导其他人员的工作外，还要具体负责患者的呼吸道管理，保护颈椎及安放鼻胃管；二号位在患者的右侧，需1人或2人，负责开通静脉、输液、插尿管导尿、根据一号位指令负责行胸腔、腹腔穿刺术或是安放胸腔闭式引流或施行腹腔灌洗术；三号位在患者左侧，负责四肢骨折的临时固定，临时止血、伤口包扎及某些浅伤口缝合、TAT皮试及注射或根据需要建立左侧静脉输液通道；四号位负责记录病情、治疗事项及监测患者的心率、血压、呼吸及血氧饱和度。最好有印制好的抢救流程表，包括生命体征及主要处理措施等重要项目，抢救时实时填写，作为定期总结、回顾分析的原始资料；五号位负责对外（其他科室、医生、行政人员）联系及协助二、三号位的工作。团队的每个成员必须服从队长指挥，不能各行其是。平时团队要进行预演熟悉角色。

（四）主要装备及设施

先进的装备、设施、器械、仪器等是进行大型抢救的必要条件。主要的装备、设施包括：

(1) 检验设施：能迅速准确地进行凝血、纤溶、血液生化、动脉血气分析等检验，能监测酒精和药物浓度。

(2) 全套照相设备及超声检查设备。

(3) 心、肺复苏，通气支持，从深静脉插管等抢救设施。

(4) 紧急开胸、气管切开等急救手术所需各种器械和设备。

（五）抢救程序规范化

要根据创伤早期致死的重要病理改变，规范抢救程序及技术。天津医院实施 VIP 抢救程序使抢救成活率自 85% 提高到 97%。VIP 是抢救的时间顺序，依次实行 V 程序、I 程序及 P 程序。V(ventilation)：指通畅气道，恢复正常通气及吸氧；I(infusion)：按快、足、稀要求灌注液体，扩容、抗休克及止血；P(pulsation)：监测心泵功能、及时排除心泵的机械障碍，保障心排血量及组织灌流，纠正难治性休克。

（六）健全规章制度

必须重视资料的积累和经验的总结，以相应的规章作为工作质量不断提高的组织措施。一个好的院内急救队伍必须储有从来诊登记到抢救记录各个环节的真实的数据、完整的资料和定期的工作总结。

四、ICU

ICU 是医院现代化的标志，是医院整体水平的缩影。加强 ICU 建设是创伤救治系统中极为重要的工作，这里是战胜死神的最后堡垒。

第五节　损伤控制原则

多发伤中合并多发骨折约 58%，由于致伤因素复杂、生理内环境紊乱严重、免疫功能明显抑制，其病死率显著提高。对于关节内骨折以及危及生命或重要部位的骨折早期处理非常必要；传统切开复位内固定手术放在这种多发伤环境下变得凶险，如果早期进行不当的手术干预，常使患者发生多器官功能障碍综合征甚或多器官衰竭，造成高致死率；但如果过长延迟处理某些关节内骨折或管状骨骨折，常给确定性手术和术后的康复造成困难，带来高致残率。因此如何在创伤早期综合复苏过程中通过简单、有效的处理，控制原发损伤，预防继发性损伤、减少伤后致残率是创伤外科医师需要深思的问题。损伤控制 (DC) 与损伤控制外科 (DCS) 以及损伤控制骨科手术 (DCO) 理念应用于合并肢体多发骨折以及严重复杂骨折的多发患者是近年来提高严重多发伤患者抢救成功率、降低致残率的有效尝试。

一、DC 与 DCS 概念的形成及拓展

损伤控制一词最早源于美国海军，是指一艘轮船在遭受重创后其承受损害和维持完整性的能力。20 世纪 70～80 年代因为在美国广泛使用枪支，街头火器造成腹部贯通伤日益增加，随着对人体大量出血的病理生理的不断深入理解，逐渐发展形成一些超常规的外科学技术以提高这类伤员的存活率。在 DCS 理论提出以前早已有该方面的临床实践，例如 1894 年 Kusnetzoff 和 Pensky 首先使用纱布填塞肝脏止血，1935 年 Whipple 等采用分期手术治疗胰腺壶腹部肿瘤。第二次世界大战至越南战争期间，对战伤采用分期救治的理念。这些都是现代 DCS 的早期实践。

Stone 等于 1983 年在 Ann-Surg 上撰文率先提出了 DC 的初步概念。作者回顾性总结了具有严重出血潜质的 31 例创伤患者的救治经验，最初的 14 例患者中采用常规血液置换、详尽手术、关闭腹腔并行引流治疗方案仅存活了 1 例。随后的 17 例患者以尽可能快的速度结束剖腹探查，以避免进一步的出血。术中只行重要血管的修复，简单结扎切除肠管的盲端，胃肠或膀胱穿孔仅行荷包缝合修复，使用盐水纱巾进行腹腔内填塞，关腹时不行引流或造口；通过纠正凝血障碍，对 12 例存活患者在 15～69h 后再次打开腹腔，完成确定性手术：肠切除与再吻合，输尿管再植，胆汁、胰液与尿液的引流，肠造瘘或膀胱造瘘。被认为有致死性凝血障碍的 17 个患者中，有 11 个得以存活。因此作者认为创伤早期施行简单的外科手术进行损伤控制，可以挽救原来认为不可挽救的危重患者。多发伤患者初始手术时，经常存在威胁生命的体温不升、代谢性酸中毒、凝血障碍等，如果不是立刻控制活动性出血并纠正上述异常，手术期内病死率是很高的。Breneman 等结合 DC 理念，通过策略性剖腹手术成功处置了 1 例多发伤患者，在进行肠管的确定性重建手术之前患者的初始手术被简略到足以允许积极纠正体温不升和凝血障碍。随着更多学者的临床实践与探讨，认为 DC 或 DCS 是指针对严重创伤患者进行阶段性修复的外科策略，旨在避免由于体温不升、凝血障碍、酸中毒互相促进而引起的不可逆的生理损伤，包括三个不同的阶段：第一阶段：立即手术用最简单的方法控制出血和污染；第二阶段：重症监护室的复苏，包括纠正低温、凝血障碍和酸中毒，呼吸支持；第三阶段：当患者条件允许时实施确定性手术。DC 外科手术的合理应用可以有效降低复杂创伤患者的病死率。近年来 DCS 从早期集中于腹部创伤逐渐拓展到泌尿系统、骨科、颅脑特别是多发伤的多发骨折治疗中，并取得一定的进展。

二、多发伤中合并肺、脑损伤病例的骨折固定与损伤控制

在 20 世纪 80 年代对于严重损伤的患者骨折处理出现了早期全面治疗 (ETC) 的观点来处理所有的骨折，但对于有严重胸部损伤、颅脑外伤或 ISS 非常高的病例却得到适得其反的结果。所以从 90 年代开始对此类损伤病例提倡早期的临时固定，而于全身其他严重损伤稳定后施行确定性手术。近 10 年，有关人员致力于确定哪些患者属于可以实施早期全面治疗的范围，哪些属于需要二次手术患者组。基于 DCS 的概念，对处理与长骨或者骨盆骨折有关的多发患者应用同样的原则被命名为"损害控制骨科"，同样也包括三个阶段。第一阶段为不稳定骨折的早期临时固定和出血的控制期，如有肢体的肌间隔高压可施行减压；第二阶段为重症监护室的复苏和状态的最优化期；第三阶段是患者情况允许时延期的骨折确定性手术期。骨盆骨折或长骨骨折获得临时稳定的最佳。技术是外固定术，这是一种方便的、最小侵袭的方法，能非常有效地早期完成骨折的固定并控制由冗长手术操作引起的额外生理应激。Page 等比较了两组相等创伤评分的患者，认为确定性手术在首次手术后 4d 实施最安全。

对于合并有严重胸部损伤的管状骨骨折，特别是股骨干骨折的处理需要认真考虑早期全面手术的可能性，Pape 及其同事第一个质问合并有肺挫伤患者采用髓内钉治疗的安全性。通过对 106 名多发伤患者的回顾性研究，对于那些没有胸部损伤的病例早期手术能够降低病死率，而对于那些合并有严重胸部损伤病例早期的髓内钉固定能够增加 ARDS 和死亡的发生率。他们建议对于患有严重胸部损伤的患者 (AIS > 2) 采用其他固定方式或延迟髓内钉的固定时间，其结果有别于其他医生的以往结论。许多基础研究和临床实践试图找到最佳内固定手术时间。基础研究显示扩髓放置髓内钉与脂肪颗粒和髓内容物进入静脉血液循环有关。许多动物试验研究证实合并肺部损伤模型和非损伤的情况下都能造成肺部的病理性改变。不同的试验也会出现矛盾的结果，某些试验表明此类损伤对肺部的影响通常是很小的或者是暂时的。基础试验的结果并不意味着临床使用扩髓髓内钉就会造成肺功能的损害。

Charash 及其同事重复了 Pape 的试验，却得出与其相反的结论，他对 138 名多发伤多发骨折患者回顾性研究显示：合并肺部损伤患者采取延迟手术时间的措施其并发症的发生率为 56%，而采取早期手术固定的患者其并发症发生率仅为 16%。其作者得出结论：合并有肺部损伤的股骨干骨折采用延迟手术时间的方法对保护肺功能的作用无意义，反而增加肺部损伤的危险性，其他的一些研究支持此观点。通常，这些研究认为多发伤患者合并有严重胸部损伤时其肺功能主要取决于肺损伤的情况，早期股骨干骨折的固定能够减轻对肺的损伤。Bosse 和同事研究了股骨干骨折所采用的固定方法，他们比较了早期切开复位分别采用扩髓髓内钉的方法和钢板内固定方法在病死率、ARDS 发生率、肺的脂肪栓塞发生率方面的情况，从他们的研究结果看，ARDS 的发生率仅为 2%。

对另一组合并颅脑损伤的多发伤患者，在处理其存在的多发骨折尤其是管状骨骨折时要优先对脑部损伤进行治疗和保护，因为有证据显示继发的脑损伤将发生于低血压、低氧血症，以及持续的颅内高压或颅内灌注压的下降，可导致进一步的致残率和病死率。所以在损伤之后的手术治疗股骨干等管状骨骨折时不要出现上述不利的局面。恰当复苏、对血压进行细心的检测、观察氧饱和度和颅内压的变化都是非常重要的。

三、多发伤中多发骨折固定时机

20世纪50年代以前，长管状骨骨折不常规进行外科固定，认为多发伤患者生理条件不稳定，不宜进行长时间的外科操作。托马斯支架治疗股骨干骨折使该类患者成活率升高，证明骨折稳定的重要性。AO小组制订和倡导的骨折固定的标准化技术使骨折稳定的优点日益彰显，这是多发伤患者骨折治疗的转折点。但是当时流行的观点仍然认为这些骨折患者病情太严重不宜做手术，应该卧床行骨牵引治疗。

20世纪70～80年代，探索性研究证明股骨干骨折早期固定大大减少了创伤性肺衰竭和手术后并发症。进一步证据表明伤后24h内固定骨折对最严重创伤的益处最大，以致产生给予所有骨折全部早期治疗(ETC)的观点。外科医生的观点，由以前的患者病情太严重不宜做手术变成了患者病情太严重不宜不做手术。在重症监护医学发展的支持下，创伤患者的治疗更加积极，ETC成为创伤外科的理想治疗策略，患者可以早下床、早出院，避免长期卧床产生的并发症。

然而，90年代早期发现，ETC这一策略应用在严重肺创伤、严重失血性休克、创伤严重程度分数(ISS)高的患者时，产生相反的结果。推测在大多数情况下应用扩髓髓内钉早期治疗股骨干骨折可能诱发肺部并发症及多器官衰竭(MOF)，而不是保护肺功能。手术时机和骨折固定方法对这些并发症的产生起重要作用。这些发现提示ETC不是适用于所有多发伤患者，有一亚群多发伤患者不宜进行ETC，这类患者称为临界患者或危险患者。

现已知原发创伤－第一次打击的类型和严重程度使临界患者急诊手术后容易发生病情恶化；手术治疗－第二次打击对患者的生物学储备造成不同负担、个体产生不同的生物学反应，可能使患者的病情发生恶化。显然，医生只能干预第二次打击(手术)，不恰当的临床决定可能损害患者健康，而不是挽救患者。1980—1990年的多组研究显示股骨干骨折早期(24h)固定使多发伤患者的致残率和致死率明显降低。Goris及其同事、Meek以及Border的治疗小组都得出同样的结果：早期的股骨干骨折固定是拯救生命的介入(干预)措施，不可拖延。患者得到骨折早期固定能够降低由于ARDS和多脏器衰竭所引起的病死率。骨折固定减少呼吸衰竭和迟发的多脏器衰竭的机制是复杂的和多因素的结果；减少炎症递质、减少脂肪栓塞、减少麻醉制品的使用、减少卧床时间都是早期骨折固定的理由。

通常，损伤后24h之内是多发伤－多发骨折患者的骨折手术处理的最佳时机。多发伤患者各个脏器一般有一个基本的发展过程，特别是呼吸系统，在损伤后的几天之内其呼吸功能有一个减退的状况。呼吸状况的恶化通常与存在长管状骨骨折不稳定有关，呼吸功能不全的发生可以通过几天之内的骨折固定加以排除。由于没有得到有效的骨折固定某些患者将出现不可逆的恶性循环甚至在骨折固定之前死亡。有文献证据显示没有早期进行骨折固定的患者其病死率增加5倍。这就是大多数骨科医生在患者血压稳定的状况下采用24h内进行股骨干骨折固定策略的原因。

对于多发伤患者其长管状骨骨折，特别是股骨干骨折的早期固定能够使骨折的致残率明显降低。Bone和同事的前瞻性随机研究显示：对比一组ISS大于18分的83名患者，分为早期固定组和延迟固定组。早期固定组在24h内行股骨干固定的病例很少发生肺部并发症，也缩短了住院和ICU滞留时间，使用人工通气明显少于延期内固定治疗，从而也减少了住院花费。一些作者的研究也显示对于多发伤的患者，24h内的骨折固定能够减少人工通气时间，减少入住ICU的时间，减少ARDS的、脂肪栓塞的发生率，减少多脏器衰竭的发生和迟发感染出现，减少整个住院时间，减少治疗费用。另外，有证据显示早期骨折固定能够减少与骨折有关的并发症并有益骨折的愈合。

有些研究人员也在质疑对于多发伤中长管状骨的骨折是否有必要行早期固定。基于目前可获得的大宗回顾性研究和前瞻性随机对比研究资料，大多数研究机构的标准治疗方案基本是：多发损伤的患者应当在24h内施行股骨干的固定治疗。在该方针指导下，此类患者的致死率和致残率明显降低。

四、损伤控制骨科

多发伤患者所受损伤的严重程度和临床表现是治疗路线的决定因素。

多发伤合并有孤立性股骨干骨折、无肺损伤的患者，如果病情稳定仍可接受ETC。复苏达到如下标准：血流动力学稳定、氧饱和度稳定、体温正常、无凝血障碍、尿量＞1mL/(kg·h)、血乳酸＜2mmol/L时，24h内进行正式骨折固定手术是安全的。

对临界患者仍可接受ETC，但整个手术过程要极其小心。为减少手术创伤，应该使用非扩髓髓内钉固定股骨。医生应该十分警觉，如果手术过程中任何时间发生病情恶化，手术应该立即改为伤害控制。

对多发伤合并严重脑损伤或病情不稳定的患者，应该应用伤害控制方法。此时，任何外科操作必须是救命性质的，应该是简单、快速、容易地操作，从而减轻患者的第二次打击。应用外固定支架对骨盆或长管状骨骨折进行临时固定是微侵袭的、行之有效的方法，既可固定骨折，又可控制对患者的二次打击；患者病情稳定后，将外固定支架改为髓内钉固定骨折是安全的，感染率与初期髓内钉固定相同。对严重的开放骨折，必要时进行截肢或半骨盆离断。

(一)损伤控制和多发骨折治疗

在一名创伤患者同时出现 3 处(或以上)部位或肢体的骨、关节损伤或两个肢体中一个肢体存在两个以上解剖部位的患者(如股骨颈骨折合并同侧股骨干或股骨髁的骨折；肱骨干合并同侧的髁间骨折、髁上骨折)称为多部位肢体损伤创伤患者(MEI)。其特点是：

(1) 因多处骨折的存在，患者自我控制、协调能力明显降低或丧失；对护理的依赖明显加大；需要手术治疗的部位增多，在固定的方法或治疗上显然是两个不同部位的处理方法。

(2) 同一肢体存在两处或以上的骨折如不在同期进行，等于对肢体特别是关节功能康复的放弃，康复时间将受到延误，在患者护理过程中带来诸多不便，加重经济负担，带来躯体痛苦；另一方面，患者康复所需要的时间、人力与单肢体的损伤有明显的差别。

(3) 从医学经济学角度分析，医疗资源的消耗有明显的差别。

对于严重多发伤伴有严重肢体损伤的患者，第一时间考虑的问题是：对肢体的拯救是否能在不损伤患者其他器官功能状态下取得成功。如是开放的Ⅲb和Ⅲc骨折就可以通过外固定支架或非扩髓的髓内固定或经皮钢板固定。对多发骨折的处理优先程序如下：

(1) 胫骨。

(2) 股骨。

(3) 骨盆。

(4) 脊柱。

(5) 上肢。

对于复杂的关节损伤重建，手、足骨损伤以及颌面骨折的最终治疗和软组织的重建可考虑后期重建。

各个部位的骨折的治疗有其内在的特点，不同部位的骨折其愈合速度存在差别，所以对骨折的固定措施可能有很大区别。除了要遵循骨科常规的处理原则外，对多发骨折的处理要考虑"木桶原则"：并非把所有的骨折进行非常坚强的固定；对多肢体骨折的处理要注重给后续治疗带来方便；如浮膝损伤对开放的小腿骨折不宜清创后采用外固定支架，而把股骨干骨折的处理留待二期治疗就会冒邻近存在伤口的风险。对合并股骨颈骨折的下肢其他骨折，由于股骨颈骨折是其他骨折愈合的瓶颈，所以对其他骨折固定坚强程度要以股骨颈骨折愈合、能够负重为基本时间界限；股骨、胫骨的固定以能够承受关节早期活动为目的。多发伤患者在早期手术时，在手术时间、出血量、医源性损伤等问题方面一定要受到限制；年龄、职业，以及患者对治疗的预期也决定了治疗的过程。多发伤患者在生命体征稳定的情况下，遵循损伤控制原则，制订综合治疗方案，根据医治方的技术条件，选择合适的内、外固定手术方法，对骨、关节损伤可考虑一次联合手术，或对主要部位的骨折进行手术,为肢体的进一步矫形治疗、护理、康复奠定基础。治疗强调肢体的整体处理、护理以及手术时机和方法的相互影响关系。如果对同一肢体存在的两处或多处骨折不予同期处理,伤口的愈合时间、骨折的愈合时间都会影响邻近骨折的治疗和预后;同时也应考虑到手术对患者今后的功能恢复的影响。

(二)损伤控制和高能损伤造成的复杂骨折治疗

复杂骨折的提法很多,国内的医生根据骨折后的病理形态,通常称其为:复杂骨折、严重粉碎骨折、复杂开放粉碎骨折、多发多段粉碎骨折、管状骨超长节段粉碎骨折等。在 AO 分类体系中,根据骨折的形态特点,将其归为 C 型骨折。C 型(复杂型)骨折的临床特点是:均系暴力致伤,多合并有开放或其他组织损伤,骨折为多中心不稳定,所保留的正常骨段短,内固定物-骨的一体化难以形成,缩小了治疗方法的选择范围。例如:将骨干骨折分为 C1(螺旋形复杂骨折)、C2(多段骨折)、C3(不规则骨折)3 个亚型。C 型骨折最本质的特点是"复位后远近主骨间无接触"。该叫法较"粉碎性骨折"等分类法更能说明骨折的复杂情况。造成这种损伤的机制是由于巨大的爆冲损伤作用瞬间,具有柔软本构关系特性的神经、血管、肌肉、结缔组织等由于具有柔韧性、顺从性及弹变可塑性,在受到冲击的瞬间发生了"形变",缓解了巨大的能量对其发生的破坏作用或没有直接受到毁损性的破坏。大部分能量被"弹性差"、没有"延展性"的骨组织结构所吸收。此时骨组织一方面作为受摧目标遭受严重的打击;另一方面,又作为能量吸收结构-吸能层在爆-冲波的作用下发生形变,吸收爆冲能量,从而降低了爆冲能量对软组织的载荷,减少了对这些组织的损害。高能骨损伤造成的骨折要遵循损伤控制原则:保肢、保功能、分期处理骨折。骨折后首先注意患肢血运、神经损伤状况,对于手足等小管状骨可以暂时不处理,限期择机处理。目前存在的内固定器械常不能满足一期治疗复杂骨折的要求,而且过长的手术时间和过多的手术切口暴露与损伤控制理念相悖。处理此类严重损伤首先要恢复关节面的平整,其次要恢复管状骨的管状结构,防止或减少肉芽长入对骨折块复位造成困难。对位、力线和轴向旋转需要适当处理,留待二期(骨折附近)软组织愈合后进一步固定。随着伤害控制骨科学取得成功,其已在传统骨科界得到接受。它是日益发展的创伤反应基础研究理论在手术室的应用,着重解决血流动力学不稳定或极度危重的多发伤患者面临的治疗策略问题,采取分步骤的方式处理患者。伤害控制骨科学是一项新的、正在发展的技术,将来研究需要进一步验证既有观点的有效性,更加科学细化患者的筛选,发展术中各种技术,深入了解大量失血和缺血-再灌注损伤的病理生理,以减少多发伤患者 ARDS 和 MOF 的发生。

第九章　骨科常见疾病围术期处理

第一节　术前诊断问题

围术期是 1970 年代起源于国外的一种以手术治疗为中心，包含手术前、手术中、手术后一段时间的新概念。《Doland's 词典》定义"从患者因需手术治疗住院时起到出院时止的期限"为围术期。

骨科作为外科领域的一个重要分支，在其所收治的患者当中，绝大多数是需要进行手术治疗的。由于骨科治疗方法的特殊性，大多数患者需植入内固定材料或进行外固定；治疗范围的特殊性，运动系统疾病若治疗不当，会造成患者的终生残疾，给家庭、社会及患者本身等带来巨大的痛苦。如何正确诊断、正确制订合理的治疗方案、准确精巧的手术操作及完善周密的术后处理等，是保证手术成功的重要基础与环节。因此，围术期处理对于骨科患者来说，具有十分重要的意义。

任何一个骨科患者，不论手术与否，其正确诊断是实施正确和有效治疗的根本前提。对于需手术治疗的患者来说，合理的手术方案来源于术前的正确诊断，例如骨肿瘤，术前初步诊断为良性或恶性，对于选择治疗方案及术后处理具有十分重要的意义：良性肿瘤可作单纯的病灶清除植骨，而恶性肿瘤可能需要截肢、术后需化疗等，其后果完全不同。现代科技的发展，为诊断骨科疾病提供了有利手段。

一、骨科物理检查

骨科伤病通过询问病史及临床物理检查，常可得出初步诊断或印象。物理检查是骨科疾病诊断的基础，是骨科医生必须掌握的基本功和随时随地要应用的基本技术，是任何高科技不能替代的。

进行骨科检查时，要根据检查需要，对检查部位进行必要的显露。检查时大多采用双侧对比，从上至下，按望、触、动、量、叩、听的顺序进行。望诊主要包括步态、局部形态及颜色等；触诊主要包括局部压痛，皮肤感觉异常的分布范围与性质，肿块的范围、质地、活动度等；动诊主要检查骨与关节的活动度，包括许多特殊检查；量诊主要测量肢体的长短、粗细、关节活动度的大小等，通过左右对比检查患侧功能的损害程度；叩诊主要检查肌腱反射；听诊主要包括骨传导音、骨摩擦音。

骨科的特殊检查很多，包括检查脊柱、肩、髋、膝等全身骨关节。

（一）头颈倾斜试验（Adson 征）

患者端坐、双臂下垂，检查者站在患者身后，一手监测患者的脉搏，另一手扶患者颌部，令患者头转向对侧并仰颌歪头，分别在平静吸气及深吸气时检查患者脉搏变化。然后令患者头部与扶颌手对抗用力以收缩前斜角肌，出现脉搏减弱或消失、手臂麻痛等为阳性，可能是胸廓出口综合征、颈肋或前斜角肌综合征。

（二）颈椎间孔挤压试验（Spurling 试验）

患者端坐，检查者站患者身后，双手压患者头部，向健侧或患侧屈颈椎，出现颈痛或上肢放射痛为阳性，多见于颈椎间盘突出或神经根型颈椎病。

（三）颈椎牵拉试验

患者端坐，检查者站患者侧面，一手推患者面颊部，另一手握患者手向外牵拉，出现颈部疼痛或上肢放射痛为阳性，多见于颈椎间盘突出或神经根型颈椎病。

（四）直腿抬高试验

患者仰卧，下肢伸直，检查者一手握住踝部、另一手压膝保持下肢伸直位，缓慢上抬下肢，在 < 90° 范围内出现肢体疼痛或麻木为阳性，多见于腰椎间盘突出症和坐骨神经疼痛。注意记录疼痛出现的度数。

（五）直腿抬高加强试验（Bragard 征）

患者仰卧，检查在患者直腿抬高试验出现疼痛的基础上放低患肢 5° 左右，使其不产生麻痛，检查者一手固定膝部使下肢伸直，另一手持足部并使踝关节背伸，产生剧痛者为阳性。阳性者多为腰椎间盘突出症。

（六）拾物试验

多用于儿童。令儿童弯腰拾物，患儿屈膝屈髋而不弯腰为阳性，多见于脊柱结核。

（七）骨盆挤压分离试验

患者仰卧，检查者两手挤压髂嵴，向内或向外挤压或分离髂嵴，出现疼痛者为阳性，见于骨盆骨折、骶髂关节炎或骶髂关节不稳等。

（八）4 字征

患者仰卧，检查者将患者一侧下肢屈膝屈髋，外旋，并将足外踝放于对侧伸直下肢的膝上，状如"4"字。不能完成者为第一步阳性，多为髋关节有病变。阴性者再进行第二步，检查者一手按屈腿的膝上，另一手按对侧髂嵴，双手同时下压，出现疼痛者为第二步阳性，多为髋关节或骶髂关节疾病。

（九）床边试验 (Gaenslen 试验)

患者仰卧，双手抱膝，病腿从床边放下，检查者双手按压双膝，使大腿后伸，扭转骶髂关节。骶髂关节疼痛者为阳性，表示骶髂关节疾病。

（十）Thomas 征

患者仰卧，屈曲健侧髋关节，使腰部代偿性过度前屈消失，使受检测的髋关节自动或被动伸直。伸直受限者为髋关节前屈畸形 (测量及记录前屈的度数)；屈曲健侧髋关节后，腰部前凸不能矫正者为阳性，多见于髋关节及下腰椎病变，如结核、化脓性感染及髂窝脓肿等。

（十一）Ober 征

患者侧卧，健侧下肢在下方，患肢不能内收下落到检查床，或双膝不能并拢为阳性，多见于阔筋膜张肌挛缩或髂胫束挛缩、臀肌挛缩症等。

（十二）单足站立试验 (Trcndelenburg 征)

患者单足站立时，对侧骨盆不能抬起为阳性，见于先天性髋关节脱位等。

（十三）髋关节弹响试验 (Ortolani 征)

用于新生儿或幼儿。患儿仰卧，检查者双手握住大腿根部，拇指按住腹股沟下方，其他 4 指放于大粗隆部，作髋关节内外旋及内收外展活动，有股骨头滑动的弹响声为阳性，见于先天性髋关节脱位。

（十四）蛙式试验

用于幼儿。患儿仰卧，检查者双手握住双脚并使下肢屈膝屈髋 90 度，然后使髋关节外展外旋，使双下肢如蛙式，不能放平到床面或放平时出现弹响为阳性，见于先天性髋关节脱位。

（十五）髂转线试验 (Shoemaker 征)

在大转子尖端和髂前上棘之间画一连线，向腹壁延伸。正常时，此线在脐或脐以上与中线相交。如大转子已上移，则此线在脐线下与中线相交，常见于股骨颈骨折、髋关节脱位等。

（十六）髂坐线测定法 (Ndaton 线测定法)

患者仰卧，在髂前上棘和坐骨结节之间画一条连线，正常情况下，此线通过股骨大粗隆顶点。若大粗隆在此线以上，说明有股骨颈骨折或髋关节脱位。

（十七）Bryant 三角

患者仰卧，下肢伸直，在髂前上棘和大粗隆顶点之间画一条连线，由髂前上棘向床面作垂线，再由大粗隆顶点向近端作床面的平行线，三线相交成三角形。如由大粗隆顶点向近端引出的三角形底边缩短则为阳性，多为股骨颈骨折或髋关节脱位。

（十八）Allis 征

患者仰卧，屈膝屈髋，双足平放床面并平齐，双膝高低不一为阳性，低侧可能有股骨颈骨折或髋关节脱位。

（十九）Dugas 征

患肢屈肘紧贴胸壁，其手不能搭于对侧肩部；或患手搭于对侧肩部时，肘部不能紧贴胸壁为阳性，说明有肩关节脱位。

（二十）前臂伸肌牵拉试验（Mills 征）

患肘伸直，前臂旋前，手握拳，掌屈，肱骨外上髁处疼痛者为阳性，表示为肱骨外上髁炎（网球肘）。

（二十一）握拳尺偏试验（Finkelstein 征）

患手屈拇指握拳，并用力尺偏，桡骨茎突处出现疼痛为阳性，表示为桡骨茎突腱鞘炎。

（二十二）垂腕试验

患者双上肢屈肘并使肘部支撑于桌面，前臂垂直，双腕关节自然掌屈，30～60s 后中环指出现麻木或麻木加重为阳性，表示为腕管综合征。

（二十三）浮髌试验

患者仰卧，双下肢伸直，检查者两手置于髌骨上下端，拇指与中环指挤压髌骨上下端的关节囊，使关节液挤至髌骨下，再以两手指向下垂直挤压髌骨，髌骨出现浮动或髌骨和股骨之前出现撞击声为阳性，表示膝关节内有积血或积液。

（二十四）霍夫曼征（Hoffmann 征）

患者上肢肌肉放松，检查者用中指及食指夹持患者中指使之背伸，并用拇指迅速弹刮其中指指甲，出现患肢拇指屈曲对掌反应为阳性，表示上神经元损害。

（二十五）巴宾斯基征（Babinski 征）

患者仰卧，下肢放松，检查者用棉签自患者足底跟部起划向足底面外缘到趾根部，若出现拇指背伸、其余四趾分开为阳性，表示椎体束损害。

（二十六）奥本海姆征（Oppenheim 征）

患者仰卧，下肢伸直，检查者用拇指和食指从胫骨两侧挤压并向下推移，有拇指背伸反应者为阳性，表示上神经元损害。

（二十七）Gonlmi 征

检查者用手挤压腓肠肌，出现拇指背伸反应者为阳性，表示上神经元损害。

（二十八）阵挛试验 (Clonus 试验)

包括髌阵挛与踝阵挛。患者仰卧，下肢伸直，肌肉放松，检查者用手指捏住髌骨并快速向远端推动数次，出现股四头肌节律性收缩者为阳性；或检查者用手握持患者足部，使踝关节快速背屈数次，出现足节律性伸屈活动者为阳性，表示椎体束损伤。

（二十九）神经干叩击征 (Tinel 征)

神经断裂修复术后，用叩诊锤轻轻叩击神经吻合口部位，远端出现疼痛为阳性，表示有神经再生。

二、X 光照片检查

普通 X 线照片检查对于骨科患者来说，是非常重要的，也是最基本的检查内容之一。X 线照片可看到骨折、骨肿瘤、化脓性感染等的独特表现，或显示软组织肿块，从而明确诊断或提示诊断出大多数骨骼疾病。大多数骨科患者术前需常规进行患处的 X 线正侧位照片，特殊情况下需按不同要求投照特殊体位，如斜位、轴位、开口位、动态体位等，以便使病变显示更为清楚；部分患者术中需要 X 线透视定位，确定病变片段，观察内固定材料放置位置是否准确、骨折复位是否达到要求；术后需常规进行 X 线照片复查，以观察病变是否清除干净、是否有复发、骨折是否开始愈合、内固定是否松动或脱落等。

三、CT 检查

电子计算机 X 线体层显像 (CT) 检查的成像与普通 X 线照片有很大区别，它通过切扫不同层面，可为医生提供不同层面、不同角度的平面及立体图像，在骨科疾病的诊断中具有重要价值。例如对椎间盘突出、椎体肿瘤或肢体肿瘤、骨盆或髋臼骨折的诊断等，普通 X 线仅能提供平面图像，无法确定其与周围脏器或组织结构的关系，而 CT 扫描可以清楚地显示病变，并明确病变与周围组织或脏器的解剖关系，为手术方案的制订提供非常有利的证据与资料。

四、磁共振显像检查

磁共振 (MRI) 显像是近年兴起的一种新型诊断手段，其成像原理为磁场成像，其特点是含有多种成像参数，可随意切取检查部位的冠状面、矢状面、横断面的断层图像，不仅能重建受检局部的解剖学图像，而且在一定程度上可反映其生理及生化状态，显示软组织病变更为清晰，对骨与软组织病变的诊断在某些部位具有比 CT 更高的价值，且无辐射损害，尤其对诊断椎管内病变、四肢或骨盆肿瘤等，具有 CT 所无法比拟的优势。但 MRI 检查不能替代 CT，更不能替代普通 X 线照片，三者各有其优点，不可滥用，也不可误用，以免造成不必要的资源浪费。随着医疗技术的进步，MRI 在骨科疾病诊断中的许多优势正逐步为人们所认识，其应用范围也越来越广泛。

五、放射性同位素扫描

放射性同位素扫描是利用机体不同组织对不同放射性同位素的吸收差异而显影的一种技术，近年发展较快。在骨科应用较多的是单光子发射体层扫描 (SPECT)，其主要应用于判断骨肿瘤是否有远处转移，寻找骨转移瘤的原发病灶，例如 ^{99m} 锝扫描。此外，对于股骨颈骨折术后判断股骨头是否有缺血坏死亦有重要参考价值。目前，对 SPECT 在骨科的应用尚受到认识上的限制，今后的应用可能会逐步增多。

六、数字减影血管造影 (DSA)

DSA 是利用血管造影原理，向某个特定区域内注入造影剂，按照造影剂在该区域内的分布情况通过 X 线照片来判断病变的性质、范围等。在骨肿瘤的诊断上具有较好地价值，也具有普通 X 线照片和 CT 检查所不能替代的特殊作用。目前，在骨科的应用主要限于对骨肿瘤的诊断，其他方面应用很少。

七、关节与椎管造影检查

关节造影检查的目的是为了进一步观察关节囊、关节软骨和关节内软组织的损伤情况和病理变化，椎管造影的目的是为了诊断椎管内占位性病变和因外伤所致椎管形态变化。原理为注入造影对比剂进入关节腔或椎管并摄 X 线片，利用造影剂在腔隙内产生的不同影像来诊断疾病。肩关节、腕关节、髋关节、膝关节等关节造影及颈、胸、腰骶等椎管内造影在 20 世纪中期应用较为广泛，对临床和普通 X 线照片检查在病变定位有困难时，造影检查有独特的作用。造影的方法有空气造影、碘剂造影及空气－碘剂对比造影，常用造影剂有：①空气；②碘苯酯：该造影剂对比性强、充盈好、X 线显示清楚，但吸收缓慢，目前已经很少应用；③ Amipaque(Metrizamide)：它是一种非离子碘复合物，水溶性，易于吸收、对比度清晰、充盈良好；但有局部刺激症状及恶心、呕吐等反应；④ Omnipaque：它是一种低渗非离子碘复合物，水溶性更优于 Amipaque，尤其用于蛛网膜下腔造影时，分布均匀，硬膜囊和神经根轴都可获得良好的充盈，X 线显示清楚，细微变化也可显示出来，近年应用越来越广泛。

造影检查属于侵入性检查，不宜列为常规，宜严格掌握适应证。对于穿刺部位有炎症、对碘剂过敏者不能进行造影检查。

八、神经肌电图检查

神经肌电图应用的目的是：观察神经损伤的程度、神经损伤位置确定、感觉或运动神经功能状态及观察神经客观恢复。近年来，体感诱发电位 (SEP) 的应用越来越广泛。

诱发电位(EP)分感觉EP及运动EP。体感EP是以故意的刺激感觉器官或感觉神经通路上任意一点，然后通过仪器测出神经干及中枢神经产生的电变化，用以评价神经的功能状态，包括神经电的波峰、运动传导速度、神经突触与皮层终末细胞的电反应等，以分析神经损伤的程度、部位，估测治疗效果。目前对于脊髓型颈椎病、特发性脊柱侧弯、腰椎间盘突出症、椎管狭窄、脊髓损伤、周围神经损伤(臂丛、坐骨神经等)等术前、术中及术后检查应用越来越广泛，对临床治疗工作起到了很好的指导作用。

九、生化检验

许多骨科疾病通过生化检验可做出初步诊断及鉴别诊断，如酸性磷酸酶(ACP)、碱性磷酸酶(AKP)、血沉(ESR)、抗链"O"(ASO)和类风湿因子(RF)、抗核抗体等的检测，对于某些类型的骨关节疾病的鉴别诊断具有重要意义，对选择治疗方案也具有参考意义。骨科最常用的化验检测是ESR、ASO、RF、AKP等。肝功能、肾功能、血电解质、乙肝全套检查等为术前必备的常规检查。

第二节　手术指征与手术方案的选择原则

大多数骨科疾病的治疗需要通过手术方可达到较为理想的效果，如骨肿瘤手术切除、骨折的切开复位内固定等。要进行手术治疗，首先必须明确手术指征，以及手术时机，即什么情况下需急诊手术，什么情况下需择期手术；其次要确立手术方案，例如选择什么样的术式、采用什么固定方式来固定骨折处、采用什么方法来重建肢体或脊柱功能等。可以说，没有明确的手术指征而随意采用手术治疗，是对患者的极端不负责任；手术指征很明确而不采用手术治疗，也是对患者的极端不负责任。如果没有术前明确的手术方案，要对患者实施正确的治疗是不可想象的。

一、手术指征(适应证)问题

骨科手术主要包括六大类：①四肢、脊柱、骨盆的各种闭合或开放性骨折，需行切开复位内固定或支架外固定；②肢体或躯干的各种良恶性肿瘤，需行病灶清除或肢体截除；③各种先天或后天性畸形，需行矫形手术；④软组织损伤如肌腱、血管、神经、韧带、肌肉或皮肤的缺损、断裂等，需行修复术；⑤各种感染性疾病，需行病灶清除或加植骨融合术；⑥其他骨科疾病，如类风湿关节炎、椎间盘突出症等。

(一)骨折治疗的手术指征

骨折治疗的目的是达到愈合和恢复损伤部位的解剖和功能，使其尽可能地接近正常。

而骨折愈合后的功能恢复程度与理想的骨愈合是成正比的，但也受周围软组织状况的影响。随着西医和中西医结合治疗手段的发展，以及改进的带图像增强器电视荧光屏 X 线机（俗称 C 型臂机）和功能性石膏支具的应用，绝大多数骨折可用闭合复位方法治疗，少数可用闭合复位加经皮穿针或撬拨治疗，但仍有一部分骨折必须经手术治疗。手术指征是相对的，术者应根据患者骨折的具体情况及医院技术、设备条件等慎重选择手术方案。一般来说，骨折的手术指征包括：用手法难以复位或不能维持固定复位后的位置者；有软组织嵌入者；有移位的关节内骨折；有严重移位的骨骺分离和骨折；严重移位的撕脱性骨折，闭合复位方法难以复位及维持位置者；开放性骨折；骨不连接或畸形愈合；肢体部分或完全离断的骨折；有血管神经损伤者；伴有脊髓损伤的脊柱骨折以及不稳定型脊柱骨折；多处骨折，护理上很困难者；骨折延迟愈合、不愈合；病理性骨折（有利于处理原发病灶）；合并有颅脑损伤的骨折，不能耐受牵引或石膏制动治疗者；某些为降低死亡率或减少卧床时间而施行的骨折切开复位，如老年人股骨颈骨折、粗隆部骨折等；某些不伴有骨折的关节脱位，如肩锁关节Ⅲ度脱位、手法复位失败的髋或肩关节脱位等。

（二）四肢或躯干各种良恶性肿瘤的手术指征

原发于骨的各种良恶性肿瘤或发生于软组织的肿瘤，通过手术治疗，可清除病灶使之痊愈，或清除病灶后为其他治疗创造条件，以延长患者的生命，提高患者的生存质量。手术指征为：①发生于四肢或脊柱的各种良性骨肿瘤，如软骨瘤、软骨黏液样纤维瘤、骨样骨瘤、骨巨细胞瘤Ⅰ级、骨软骨瘤等；②发生于四肢的各种瘤样病变，动脉瘤性骨囊肿、骨囊肿、骨纤维结构不良、嗜酸性肉芽肿、色素沉着绒毛结节性滑膜炎等；③各种转移性骨肿瘤；④各种骨的恶性肿瘤；⑤各种纤维组织肿瘤及滑膜组织肿瘤如纤维瘤、恶性纤维组织细胞瘤、腱鞘巨细胞瘤、滑膜肉瘤、腱鞘囊肿；⑥血管组织肿瘤、脂肪组织肿瘤及神经组织肿瘤，如血管瘤、恶性血管瘤、血管内皮瘤、脂肪瘤、脂肪肉瘤、神经鞘瘤、神经纤维瘤和神经肉瘤等。

（三）各种先天性和后天性畸形的手术指征

先天性畸形包括肢体及脊柱两方面。手术指征包括：先天性手部畸形如多指或并指畸形、手部马德隆氏畸形、镜面手等；先天性马蹄内翻足；先天性长骨缺损包括桡骨、胫骨、股骨骨缺损等；先天性肌性斜颈；先天性高肩胛症；先天性髋关节脱位保守治疗无效；先天性髋内翻影响功能；先天性胫骨假关节；脊柱侧弯；脊髓灰质炎后遗症的功能重建；脑性瘫痪后遗症经非手术治疗无效，功能受限明显者；肘内、外翻畸形＞30°者；严重的膝内翻或膝外翻畸形。

（四）软组织损伤的手术指征

当各种软组织的损伤造成了结构与功能的损害时需手术治疗，其手术指征为：①肌腱的断裂、缺损及手术后黏连或挛缩而影响功能者；②重要周围神经的断裂、缺损、疤痕卡压而影响功能者；③主要韧带如膝交叉韧带、膝侧副韧带等的断裂；④重要功能肌肉如肱二头肌、肱三头肌、腓肠肌等的断裂；⑤皮肤的大面积撕脱、缺损等。

（五）感染性疾病的手术指征

各种骨与关节的化脓性感染、软组织内感染及骨与关节的结核等，经过严格非手术治疗不能控制感染或脓肿形成不能消散吸收者，需手术治疗以清除病灶。其手术指征为：①急性化脓性骨髓炎，经保守治疗无效需开窗减压引流者；②慢性骨髓炎有死骨形成，有无效腔及窦道流脓，而包壳形成完整者，需手术清除死骨；③化脓性关节炎，经非手术治疗无效，需手术切开引流灌洗者；④各种开放性骨与关节损伤后产生的骨髓炎，有异物或死骨残留、非手术治疗无法控制感染者；⑤软组织内脓肿形成，必须切开排脓引流者；⑥骨与关节结核，非手术治疗不能控制病变进展或已有明显骨破坏者；⑦脊柱结核已形成椎旁脓肿，保守治疗不能消散吸收，或已有脊柱骨质破坏后产生畸形，压迫脊髓或神经根者。必须强调，在感染性疾病施行手术之前，需要进行严格的抗感染治疗，使用合理有效的抗生素；对于结核感染，需在术前常规抗结核治疗至少 2 周以上，术后坚持使用抗结核药物治疗至少 6 个月以上。

（六）其他骨科疾病的手术指征

非化脓性的关节炎如类风湿性关节炎、髋或膝关节的骨性关节炎，椎间盘突出症，膝关节内游离体，股骨头无菌性缺血坏死等疾病，当非手术治疗无效时，常需手术治疗。其主要手术指征为：①手部类风湿性关节炎后期，指间关节强直，功能丧失；②髋关节骨性关节炎后期，疾病无法缓解，关节强直，功能受限；③膝关节骨性关节炎后期，关节强直或严重畸形导致功能受影响；④膝关节内游离体；⑤股骨头无菌性缺血坏死；⑥颈或腰椎间盘突出症，保守治疗无效。

二、手术方案的选择原则

骨科疾病的手术治疗，能否达到预期效果，与手术方案的选择关系密切。

手术方案的确定应以简便、有效、破坏少为原则，以达到既治愈疾病，又尽可能地降低并发症、最大限度地恢复功能的目的。所谓简便就是手术宁简勿繁，实行更便于操作、最短手术时间、最小创伤的手术方法；有效就是手术要能达到预期的目的，要能够完全治愈或基本治愈疾病；破坏少就是手术所造成的结构与功能破坏要降低到最低程度，手术并发症的发生率要降到最低限度，而术后功能恢复要达到最大限度。

第三节 骨科患者心肺功能的维持

骨科患者大多数为创伤，平时较少有心肺疾病存在，但部分老年患者发生股骨颈骨折等情况时，可因患者患有高血压、冠心病、慢性支气管炎、糖尿病等疾病而需术前进行周密详细的检查，以了解患者心、肺、肝、肾等功能的现状，以便为麻醉和手术创造条件。

一、心功能的维持

（一）术前心功能的检测

骨科患者住院后，除非是开放性骨折或闭合性骨折有明确的血管神经卡压而需急症手术之外，一般为择期手术。因此，一般要求心功能在术前达到正常范围。

1. 血压

成人血压正常的血压应维持在 120 ～ 140mmHg/70 ～ 90mmHg(低于 140/90mmHg；1mmHg=0.133kPa)，如果血压高于正常值，则应在术前寻找原因，进行对因、对症处理。一般情况下，患者可因疼痛、紧张等引起血压升高，此时可进行多次测量，观察其平均值，不能因偶尔 1 ～ 2 次高于正常而判断其为非正常血压，影响手术。

2. 心电图

骨科患者约 1/3 为急诊手术，可不需心电图检查，因为大多数患者为突然发生的意外伤害而导致骨折或软组织损伤，因此心功能的改变一般不严重。而择期手术的患者，则需常规进行心电图检查，尤其是 60 岁以上的老年人，必须观察心电图是否有异常。如果有心肌缺血表现，则术前需请麻醉医生及心血管内科医生进行会诊，评价手术的耐受性，以便确定手术时期及术中采取何种应对措施。

3. 病史及体格检查

如果患者有高血压、冠心病、先天性心脏病或其他心脏病病史，则手术的危险性明显增加。

（二）术中心功能的维持

对于有心脏病史、高血压史、糖尿病史的患者，除了全麻插管患者需常规进行呼吸功能维持与心功能监测外，对连续硬膜外麻醉、臂丛神经阻滞及局部麻醉的患者，均应常规进行心电监护，并准备相应的急救药品，如利多卡因、多巴胺、硝普钠等，以便在术中发生紧急情况或意外情况时使用。

（三）术后心功能的监测

手术后因麻醉药物影响，疼痛、恐惧、高血容量或低血容量、气管拔管后通气不畅等因素均可诱发或加重心功能不全。因此，术后应常规进行止痛、镇静、监测生命体征包括体温、血压、脉搏、呼吸频率及尿量等。心率应维持在 100/min 以下，呼吸应维持在 18/min 左右，血压维持在 ≤ 140/90mmHg；监测心电图出现心肌缺血、缺氧征象则应随时处理，并请心血管内科及麻醉科医生协同治疗，以防发生心脑血管意外，导致手术失败。

二、呼吸功能的维持

呼吸系统由气管、支气管、肺三大部分组成，主要生理功能是与外界环境进行气体交换。气管、支气管或肺任何一个部分发生病变，均可影响呼吸功能。

（一）手术前呼吸功能的检测

凡是择期手术的患者，均要求常规行胸部平片或 X 线透视以了解是否有肺器质性病变。急性呼吸系统感染、慢性阻塞性肺病、病毒性上感等疾病，均可使气道阻力增加、肺气体交换能力降低，导致术后易于发生肺不张或肺炎。因此应采取对症与抗感染治疗，待疾病得到控制后手术。对老年患者，尤其是有慢性阻塞性肺病和长期吸烟历史者，术前宜做肺功能检查，并常规进行血气分析，当达到下列指标时提示术后可能发生呼吸衰竭，应慎重选择手术：① $PaCO_2 < 6kPa(48mmHg)$；② $PaO_2 < 7.3kPa(60mmHg)$；③肺活量 (VC) < 1L 或小于 50% 预期值；④第 1 秒用力呼气容积 (FEV_1) < 0.5L 或小于 40% 预期值；⑤最大呼气流速率 (MEFR) < 0.61/s 或小于 40% 预期值；⑥最大通气量 (MVV) < 50% 预期值；⑦通气储备百分比 < 0.7。对于上述指标异常者，应请内科医生协助进行处理；术前应请麻醉科医生会诊，以确定最佳麻醉方案。除非急诊手术，一般情况下应待情况好转之后再行手术治疗。

（二）术中呼吸功能的维持

对于有慢性肺部疾病病史的患者，术中应注意保持呼吸功能的通畅，适当运用减少气道分泌和改善通气的药物。气管插管患者，应注意监测麻醉机中氧分压和二氧化碳分压，注意辅助通气的通畅。臂丛神经阻滞或连续，硬膜外麻醉的患者，应注意持续低流量给氧、监测血氧饱和度、氧分压及二氧化碳分压，并备好气管插管器具及其他抢救用品，以随时保持呼吸道的通畅，保持呼吸功能的平稳。

（三）术后呼吸功能的维持

手术后因疼痛、麻醉药物影响、低血容量等因素，可导致呼吸功能改变，表现为胸廓与肺顺应性降低、肺活量降低、通气 / 血流比值改变等，使机体发生供氧不足。术后呼吸功能的正常维持，有赖于正确的处理。术后可采取以下措施：

(1) 持续低流量给氧吸氧浓度应 < 40%，流量为 1 ～ 2L/min，以纠正因通气不足和通气 / 血流比值失调所造成的低氧血症。

(2) 有效镇痛：通过镇痛，可避免肌肉僵直，有利于患者深呼吸和咳嗽，改善通气功能。使用止痛药物时应避免使用对呼吸有抑制作用的药物。

(3) 清除呼吸道分泌物：通过翻身、拍背、咳嗽、雾化吸入等措施，使痰液咳出、并减轻支气管痉挛状况，使通气功能改善。

(4) 早期活动及深呼吸：术后24h或麻醉完全清醒后，鼓励患者活动四肢，在别人协助下翻身改变体位，并进行深呼吸训练，以防止肺不张和肺部感染，尤其对卧床较久或只能卧床的病员，更应鼓励其进行深呼吸练习。

(5) 禁止主动或被动吸烟：吸烟可导致支气管痉挛及气道分泌物增多，应避免。

第四节　骨科患者营养支持与水电解质平衡

营养不良在骨科手术患者中较为少见，但术后因为某些原因可以导致营养不良，从而可能导致伤口延迟愈合、感染率增高及骨折延迟愈合等。而水电解质失衡病例，除非个别情况，术前较少发生，但术后可因创伤、出血、进食受限等而发生。因此亦应高度注意。

一、营养支持问题

骨科各种肿瘤、感染性疾病、创伤以及手术创伤等都会导致患者身体代谢的改变。

(一) 创伤导致多种激素的分泌增加

肾上腺素、去甲肾上腺素增加，使肝糖原和肌糖原迅速分解；胰高血糖素和皮质醇分泌物增多，使肝糖异生作用加速和肌蛋白分解增加，蛋白异化作用亢进，呈负氮平衡；儿茶酚胺、生长激素、胰高血糖素等增高而使脂肪动员加速，变成脂肪酸氧化分解及被合成脂蛋白或酮体后输出而被外周组织利用。因此，创伤导致蛋白质和脂肪分解增加，使机体产生严重的消耗。

(二) 感染可以导致代谢改变

感染早期，神经内分泌反应较明显，糖原分解加速，脂肪动员加速，肝内糖异生作用明显，患者血糖升高、三酰甘油升高、游离脂肪酸增加、酮体、丙酮酸和乳酸增加等；感染后期，因发生肝功能受损而血糖水平降低。因此，感染后可导致蛋白质与脂肪的大量消耗。

(三) 肿　瘤

可导致机体组织的严重消耗，尤其是晚期恶性肿瘤可产生严重的恶病质。

（四）手术

手术也是一种创伤，一方面使机体发生应激反应，导致各种激素分泌增加，另一方面，手术可导致失血、血浆渗出等，使蛋白质流失，机体消耗增加，呈负氮平衡。

二、水电解质平衡问题

正常成人总体液量男性为体重的 60%，女性为体重的 50%，60 岁以上男性为 50%，女性为 45%。一般情况下，食物及饮水可以完全达到水的要求，也可达到电解质摄入量的平衡要求。当严重创伤，如挤压伤、骨折、挫伤、休克等发生时，发生大量液体潴留在组织间隙内及创面渗出而导致严重脱水；组织的损伤导致钾、钠、镁、钙的分布及代谢发生异常，从而导致水电解质的失衡。

（一）钾、钠的异常代谢

钾是细胞内液的主要阳离子，细胞内含量 140 ～ 150mmol，有维持细胞内渗透压的作用。血清中钾离子浓度为 3.5 ～ 5.5mmol/L，主要起维持神经肌肉兴奋性和维持心肌收缩的协调性的作用。正常饮食不会缺钾，大量注射葡萄糖或胰岛素时钾进入细胞内，可降低血钾浓度。在大面积挫裂伤及休克时，可产生低钾；严重挤压伤、骨折及大手术创伤后可导致肌细胞中钾释入血中增多，产生高钾。

钠是血浆内的主要阳离子，正常值 142mmol/L，是维持血浆渗透压的主要成分。当钠降低或升高时可产生一系列症状。正常饮食不会缺钠。当大量注射生理盐水或高渗盐水时可致血钠升高，当休克、严重创伤等可致失水。

（二）骨科围术期的补液

因为骨科患者择期手术较多，术前发生水电解质失衡的情况很少，一般不需要术前输液。术中输液可根据麻醉情况、术中失血情况等综合分析补充液体。术后输液在麻醉尚未完全清醒之前应补充维持液、补充液和特殊目的用液体等。维持液主要用于补充尿、粪、肺及皮肤的液体丧失，成人丧失量 2.0 ～ 3L/d[1.5 ～ 2mL/(kg·h)]，儿童按 2 ～ 4mL/(kg·h) 进行补充；补充液主要是用于补充纠正异常的液体丧失，如引流液、创面渗液、间质水肿等，根据需要失多少补多少；特殊目的补液主要是用于纠正脱水，或电解质异常，根据患者情况及生化检查结果决定补充多少。

骨科患者补液中，一般补充 5% ～ 10% 葡萄糖溶液和等渗平衡液（生理盐水或林格液）。补充引流或渗出液造成的丢失量时一般使用生理盐水或林格液。在术后 2 ～ 3d 内，原则上不需补充钾盐。如需补钾，应根据临床表现及生化检查来进行确定，以防人为造成电解质平衡失调；补钾方式以尽可能口服补充，必要时可静脉给予。

第五节　老年患者围术期管理

一、老年患者围术期的危险因素估计及病理生理

(一)危险因素的估计

高龄绝不是颈椎手术和麻醉的禁忌证,但是高龄常使各系统器官的功能减退和并发较多疾病,导致手术和麻醉过程中及术后并发症增多,甚至死亡率也较年轻人高。虽然高龄的生理变化给手术和麻醉增加了一定的风险,但是术前的并存病及病情发展的"危险性"远较高龄的影响显著。有统计表明老年患者并存有 4 种以上疾病的占 78%,6 种以上疾病的占 38%,8 种以上疾病的占 3%,说明高龄患者多数并发多种疾病,不能不引起手术前注意。又据 65 岁以上患有严重慢性疾病且限制生活的病种统计,其中心脏病占 25.4%,关节炎占 23.2%,糖尿病占 6.5%,大血管疾病占 4.9%,肺气肿占 4.4%,偏瘫占 3.6%,这些并存疾病本身已严重损害重要器官的储备功能,必然增加麻醉的风险性。所以麻醉和手术的死亡率按手术前患者 ASA 分级状况统计,2 级病死率小于 1%,3 级病死率小于 4%,而 4 级的病死率小于 25%,其中 40%～70% 死于急性心肌梗死。70 岁以上老人即使无心脏病症状,实际仍有 0.7% 并存严重心血管病而不自觉,且有 0.2% 死亡,说明术前病情及并存病对麻醉和手术的威胁更为显著。有许多高龄颈椎患者术前并无并存疾病的症状,但是术中麻醉管理则相对困难,主要可能解释的因素为重要脏器的储备能力下降难以承受长时间手术麻醉,另一种解释的因素可能为某种脏器已有疾病却不为人所知。

(二)老年患者并发症与相应手术风险

1. 合并高血压患者围术期病理特点与风险预测

世界卫生组织和国际高血压学会 (WHO/ISH)1999 年制订了高血压的新定义和新分类。在没有使用抗高血压药物情况下,收缩压 > 18.62kPa(140mmHg) 和舒张压 > 11.97kPa(90mmHg);既往有高血压史,目前正在使用抗高血压药物,现血压虽未达到上述水平亦应诊断为高血压。高血压的危险性不仅取决于血压的高低,更取决于是否并存高血压以外的危险性因子 (如男性 > 55 岁、女性 > 65 岁、吸烟、总胆固醇 > 6.5mmol/L、糖尿病、高血压家族史等)、靶器官损害 [左心室大、蛋白尿、血肌酐轻度升高 (106.08 ～ 176.8mmol/L)、视网膜动脉变细等] 及有关的心血管并发症 (脑梗死、脑出血、心肌梗死、心力衰竭等)。因此,WHO/ISH 根据合并的心血管病危险因素和同时患有的其他疾病情况结合高血压水平又将高血压患者分为 4 类,即低危、中危、高危

和很高危。依此指导医生确定治疗时机和治疗策略并估计预后。高血压患者围术期的风险：患者血压常发生较大幅度的波动，特别是在麻醉诱导及气管内插管时，血压可骤然升高，诱导高血压患者产生严重或致命的并发症，如脑血管意外、心力衰竭等。有报道称术前收缩压高于 23.9kPa 者，脑溢血发生率较正常人高 3.4 倍，高血压性心脏病患者围术期心力衰竭发生率及其死亡率分别达 88.8% 和 32%。文献报道：高血压患者术中血压下降幅度达术前血压水平的 50% 或 33% 并持续 10min，多数会诱发心肌梗死。

2. 合并有心肌缺血性疾病术前病情与麻醉危险性估计

冠状动脉粥样硬化性心脏病是动脉粥样硬化导致器官病变的最常见类型，本病男性多于女性，脑力劳动者更多见。这些患者手术危险性更大，围术期的处理更加困难。心肌缺血患者因患有颈椎疾病，影响生活质量，需要外科手术治疗时，会加重心脏的负担，进而加重心肌缺血性损害。在此类患者决定手术时，医生应该详细询问心血管系统的病史，包括心肌缺血的表现、心绞痛发作次数、持续时间以及缓解的方法、有无心肌梗死。还要了解患者治疗心肌缺血所用药物。目前冠心病的临床治疗药物有硝酸盐制剂、钙拮抗剂和抗凝制剂，后两者有可能增加术中渗血，在增加手术难度的同时也增加围术期容量治疗的复杂性。

陈旧性心肌梗死的患者对围术期的管理提出更高的要求，再发心肌梗死和猝死有相当的比例。心肌缺血性疾病分为非陈旧性心肌梗死组和陈旧性心肌梗死组。两组合并高血压、脑梗死、糖尿病、退行性心脏瓣膜病（心脏瓣膜病）等无显著性差异；陈旧性心肌梗死组合并心肾功能障碍、左心室射血分数＜0.50 及术前有心绞痛症状者多，心电图有缺血改变者少，与非陈旧性心肌梗死组比较均有显著性差异。围术期主要心血管并发症控制年龄和性别后，与非陈旧性心肌梗死组相比，陈旧性心肌梗死组术中术后心肌缺血、心律失常和高血压发生率无显著性差异；术后心肌梗死和心源性肺水肿，两组比较有显著性，作者报道 76 例陈旧性心肌梗死患者术后 7 例发生再次心肌梗死，占 9.2%，与文献报道的 5% ～ 8% 相似。控制年龄和性别因素后，陈旧性心肌梗死患者术后心肌梗死和心源性肺水肿的发生率都显著高于非陈旧性心肌梗死患者。这进一步证实陈旧性心肌梗死是非心脏手术冠心病患者中的高危人群。

冠心病已成为威胁老年人健康和生命的主要疾病之一，陈旧性心肌梗死随着年龄的增加而增多，陈旧性心肌梗死约占冠心病患者的 6%。围术期受心理恐惧、精神紧张、手术创伤、麻醉和疼痛刺激等影响极易发生心肌缺血、心绞痛，甚至心肌梗死等心血管并发症。

3. 合并有糖尿病术前病情与麻醉危险性估计

糖尿病是一组由遗传和环境因素相互作用而引起的临床综合征。因胰岛素绝对或相对分泌不足以及靶组织细胞对胰岛素敏感性降低，引起糖、蛋白、脂肪、水和电解质紊乱的综合征。非胰岛素依赖性糖尿病多见于老年患者。大多数患者起病缓慢，临床症状相对较轻，但在手术应激情况下酮症酸中毒或高渗性昏迷仍有发生可能。糖尿病患者手术的风险：糖尿病患者的病理生理基础是高血糖。而麻醉和手术应激，会促使 ACTH、皮质醇、肾上腺素、去甲肾上腺素、生长激素和胰高血糖素分泌增加，它们都能对胰岛素起拮抗作用，可以加剧糖尿病的过程。糖尿病患者对手术的耐受力差，危险性较大，其施行手术的死亡率要比一般人高一倍。糖尿病患者施行手术的危险在于：①可能出现酮症酸中毒或昏迷；②容易并发化脓性感染和败血症；③糖尿病患者因分解代谢亢进，伤口愈合可能延迟。

4. 合并有阻塞性肺气肿、肺源性心脏病的术前病情与麻醉危险性估计

肺气肿的发病机制至今不明，考虑与支气管的慢性炎症使管腔狭窄，不完全阻塞，吸气容易进入支气管，呼气时由于胸腔内压增加使气管闭塞，残余气体增多，使肺泡过度充气等。慢性炎症同时使小气道管壁塌陷，失去正常支气管的支撑作用。肺部慢性炎症使白细胞以及巨噬细胞释放的蛋白增加，损伤肺组织和肺泡壁，致多个肺泡融合成肺大泡或气肿。肺泡壁的毛细血管受压，血液循环供应减少，肺组织营养障碍，也引起肺泡壁弹性减退，更容易引起肺气肿。慢性支气管炎并发肺气肿时早期病变局限在细小气道，仅闭合容积增大，动态肺顺应性降低，静态肺顺应性增加。病变侵入大气道时，肺通气功能明显障碍，最大通气量均下降。随着病情的发展，肺组织的弹性日益减退，肺泡持续扩大，回缩障碍，则残气容积及残气容积占肺总量的百分比增加。肺气肿日益严重，大量肺泡周围的毛细血管受肺泡膨胀的挤压而退化，致使肺毛细血管大量减少，肺泡间的血流量减少，此时肺区虽有通气，但肺泡壁无血流灌注，导致生理无效腔气量增加；也有部分肺区虽有血流灌注，但肺泡通气不良，不能参与气体交换。如此，肺泡及毛细血管大量丧失，弥散面积减少，产生通气与血流比例失调，使换气功能发生障碍。通气和换气功能障碍可引起缺氧和二氧化碳潴留，发生低氧血症和二氧化碳潴留，导致不同程度的低氧血症和高碳酸血症。在颈椎手术麻醉前应检测患者的肺功能，必要时进行血气分析，量化低氧血症和高碳酸血症的程度。呼吸功能不全患者手术的风险：呼吸功能不全患者手术的风险在于手术后的并发症。而手术后又与手术类型和切口部位、术前患者肺功能密切相关。术前肺功能判断指标：①最大通气量 (MBC) 是目前国内外多数学者颇为重视的参数。若 MBC 占预计值的 70% 以上，肺可耐受腹腔内任何手术；69% ～ 50% 者，如围术期处理不当，可导致术后肺部并发症；49% ～ 30% 者，术后肺功能不全发生率较高，这类患者应尽量避免时间长、创伤大的手术；30% 以下者，应列为手术禁忌证。②肺活量 (VC) 可反映限制性通气障碍的程度，易于测定，宜作为术前肺功能检查的常规。VC 受损的手术适应证与禁忌证可参考 MBC。③功能残气量 / 肺总容量百分比 (FRQ/TLC%)。FRC/TLC > 50%、PaO_2 < 9.3kPa、$PaCO_2$ > 6.6kPa 者，一般

视为高危病例而难以耐受较大手术。

5. 合并有肾功能障碍的术前病情与麻醉危险性估计

慢性肾功能障碍患者围术期风险在于肾功能的储备能力。在估计手术风险时首先要考虑肾功能的减退程度。肾功能损害的程度，根据24h内生肌酐廓清率和尿素测定值判断，大致可分为3类：①轻度：24h肌酐廓清率51～80mL/min，血尿素7.5～14.3mmol/L；②中度：24h肌酐廓清率21～50mL/min，血尿素14.6～25.0mmol/L；③重度：24h肌酐廓清率小于20mL/min，血尿素25.3～35.7mmol/L。肾功能损害程度越重，对手术的耐受力愈差。重度肾功能受损者，手术后并发症的发病率达60%，手术死亡率为2%～4%。

6. 合并有肝功能障碍的术前病情与麻醉危险性估计

术前肝功能储备能力好坏，与围术期的风险关系密切。目前检测肝功能的项目和方法很多，概括有：①肝细胞功能，血清转氨酶 (ALT)、乳酸脱氢酶 (LDH) 胆红素定性与定量、血浆蛋白定量等；②排泄功能，血清胆红素定性与定量、血清胆固醇量、碱性磷酸酶 (AKP)、谷氨酰转肽酶 (U-GPT)、亮氨酸转肽酶 (LAP) 等；③肝脏合成代谢功能，凝血酶原时间 (PT)、葡萄糖耐量试验、血清胆固醇、凝血活力试验等。但必须指出的是，至今仍无一项试验能对肝脏病变程度做出完全正确的反映。因为肝脏具有强大的再生能力和代偿功能，当病变范围不大、时间不长时，肝功能检查可无异常表现。近年有人认为 PT 是预测肝功能不全危险性最好的指标，理由为凝血酶原只能由肝实质细胞产生，其半衰期 (2d) 较人血白蛋白 (20d) 短，故在反映急性肝细胞功能失代偿方面优于白蛋白，且其在反映凝血功能方面也优于出凝血时间和血小板计数等指标。Clowes 指出，肝硬化患者术前血浆总氨基酸清除率与术后预后有关，如术前血浆总氨基酸清除率不能接近 284mL/($m^3 \cdot min$)，则术后多数患者将死亡、感染和多器官衰竭 (MSOF)。

(三) 老年生理对麻醉的影响

衰老可引起脏器储备功能低下、降低机体活力及增加易损性，从而增加手术和麻醉的危险。但严重影响生理的老年年龄常与社会确定的老年实际年龄不符。70 岁以上的生理改变才较显著，对麻醉的影响也大。另外值得注意的是生理年龄与实际年龄也常不相符合。而各脏器的功能衰退也不与年龄同步，如中枢神经系统及呼吸系统改变较大，心血管系统如不并发动脉粥样硬化，则20～80岁年龄间在静息状态下心输出量并无差异。所以并发疾病的因素对衰老的影响常超过增龄的因素，两者很难区别。颈椎手术患者常可见增龄显示的高血压、心肌肥厚及充盈率降低等衰老症，并存在动脉粥样硬化，所以要求在考虑老年颈椎手术患者的老年生理对麻醉的影响时，更要重视并存疾病的病理生理改变。

高龄引起中枢系统的退行性变在于减少受体数，使神经传导减退，所以对中枢神经抑制药包括全身麻醉药、镇痛药及镇静药极为敏感，同时降低自主神经的兴奋性，减弱对儿茶酚胺的反应及阻滞β-肾上腺素能兴奋，导致心血管系统对应激反应迟钝，对保护性喉反射也显著迟钝，均应引起麻醉医生注意。麻醉医生不但要充分认识这些变化，而且在老年颈椎伤患者实施全身麻醉过程中，应考虑这些病理生理改变与全身麻醉的相互作用对血流动力学的影响。

高龄引起呼吸的改变主要是呼吸储备功能显著减退，气体交换受限。同时对缺氧及高二氧化碳增加通气反应的作用减弱，容易导致术后呼吸衰竭或呼吸系统并发症。

高龄对心脏储备功能的影响常与并存心血管疾病因素相混淆。以往认为50岁以后心排血量每年减少1%，心率每10岁减慢5%。但近年研究表明，高龄时心排血量并不降低，影响心功能的主要因素是并存心血管疾病，如65岁以上并存心脏病者约占10%以上，说明心血管疾病较衰老因素更重要。

高龄促使肝、肾功能的下降影响麻醉药的排出及生物转化，延长麻醉时间，使苏醒缓慢。

二、老年患者围术期的一般处理方法

(一) 围术期应激反应的调控

全身适应性反应是机体生存的基础，轻度短暂和可控制的应激反应是一种良性刺激作用，但严重、持久和难以控制的心理和躯体异常应激可导致症状明显的疾病状态。颈椎肿瘤患者全身情况较差，颈椎创伤行急诊手术，均将增加全身适应性反应的载荷，为使应激反应处于良性刺激界内，应加强围术期应激反应的调控。

1. 术前应激反应的调控

Roizen认为围术期应激反应在患者被告知将接受手术治疗时或更早便已开始。有研究表明，患者入手术室时β-EP含量明显高于术前；血压、心率也明显升高和增快。精神紧张和恐惧等心理因素是诱发术前应激反应的主要原因。因此加强对麻醉前患者的访视，细心了解患者的精神状况，向患者耐心地解释有关手术、麻醉等问题，热心地给予患者一些安慰和鼓励，协助患者消除对麻醉手术的疑虑，减轻心理负担，合理选择麻醉前用药，以减轻应激反应。特别是对高代谢性疾病、缺血性心脏病患者更有意义。

2. 麻醉方法与应激

静脉麻醉和单纯吸入麻醉并不能减轻围术期应激激素的分泌和心肌缺血的发生，其控制血压升高的作用被认为与加深麻醉所致的心肌抑制有关。因此单靠加大吸入麻醉药的浓度和静脉麻醉药的剂量来抑制应激反应的程度有其局限性，对某些患者甚至有加重心肌缺血的危险。

3. 麻醉药与应激

大多数静脉或吸入麻醉药本身并不能减少围术期应激激素的分泌，但麻醉性镇痛药似乎能弥补它们的不足。已证明内源性阿片系统除调节伤害性感受外，还参与控制垂体和肾上腺髓质激素的释放和活动，参与调控心血管和胃肠道功能、情感及食欲等。麻醉性镇痛药是通过激活阿片受体而产生上述作用的。研究表明，芬太尼能明显抑制诱导气管内插管时所致的心血管应激反应，且剂量有逐渐减少的趋势。

4. 非麻醉药与应激

非麻醉药物用于围术期应激的调控是近 10 年来的热门课题。临床上常用的有如下几类。

(1) β 受体阻滞剂：美托洛尔、拉贝洛尔早年常用，主要用来减弱全身麻醉气管内插管时心血管应激反应。艾司洛尔作为一种超短效选择性 β_1 受体阻滞剂，其半衰期短，较其他 β 受体阻滞剂有独特的优点。但由于价格昂贵，使用受到一定限制。

(2) α_2 受体激动药：可乐定为受体激动剂，静注后与中枢 α_2 受体结合，通过负反馈机制抑制肾上腺素能神经纤维冲动传导和递质释放降低交感张力，使血压下降。其降压作用温和而持久，同时具有中枢性镇痛及镇静作用。围术期应用包括缓解患者术前焦虑状态，减轻气管插管应激反应并稳定术中心血管功能，改善麻醉恢复过程并提供术后镇痛。

(3) 钙通道阻滞剂：钙通道阻滞剂能有效地控制高血压，减弱去甲肾上腺素的升压作用，同时还可预防儿茶酚胺诱发的冠状动脉痉挛。临床常用的有硝苯地平、维拉帕米及尼莫地平。

(4) 血管紧张素转换酶抑制剂：卡托普利经鼻腔滴入用药能有效预防气管插管的心血管应激反应，对老年高血压及冠心病患者适用。

(5) 其他硫酸镁有直接抑制：肾上腺素能神经末梢和肾上腺髓质释放儿茶酚胺，同时具有抗心律失常及稳定心血管功能，目前已被广泛应用于围术期，尤其适用于嗜铬细胞瘤、妊高症及心脑血管的外科手术患者。乌拉地尔有中枢性和外周性降压作用，能有效地预防气管插管的应激反应。

总之，围术期应激反应因人而异，而防治的措施种类繁多，药物繁多，选择时应根据患者的具体情况对待，才能将围术期应激反应调控到患者可耐受的最佳状态。

(二) 心理准备

手术既能解除患者的痛苦，同时也会给患者带来极大的躯体痛苦和心理刺激，对心理的不良刺激反过来又可以影响手术治疗效果。由于外科"手术"二字，对患者而言难免带来恐惧，可以断言，几乎所有手术治疗的患者术前均有不同程度的心理反应。因此，术前全面了解、正确引导和及时纠正这些异常心理反应，有助于缓解患者对手术引起的焦虑不安和恐惧，增强患者战胜疾病的信心，使之能更好地配合治疗，也有助于减少各种术后并发症的发生。

1. 心理反应的病理生理改变

手术前的患者心理活动活跃，心理变化和心理矛盾重重。对手术治疗效果和预后的担忧，对麻醉和手术的不了解，造成焦虑和恐惧，特别是手术前 1 ～ 2h 更为显著。过度的焦虑和恐惧，刺激下丘脑 - 垂体 - 肾上腺轴，交感神经过度兴奋，儿茶酚胺分泌增加，导致心动过速和血压升高，给麻醉诱导带来困难，增加了麻醉危险性。

2. 心理反应的消除

(1) 建立良好的医患关系：缓解和消除患者心理反应最好的方法是建立健康良好的医患关系，使患者在正视疾病的基础上，树立战胜疾病的信心。

(2) 适当的暗示治疗：对高度紧张患者宜采用暗示治疗，可消除患者的紧张心理。

(3) 严密的医疗保护制度：对患有恶性肿瘤患者，应采取严密的医疗保护措施，根据具体情况，有些患者要尽可能不让其知道自己已患绝症而失去治疗的信心，但对有些患者，适当告知部分或全部病情，可能有助于治疗。

(4) 适当的镇静治疗：以消除焦虑和恐惧心理。

三、老年患者围术期疾病的处理

外科患者的全身情况与手术死亡率之间有着非常直接的关系。手术前的生理准备在于使患者的内科疾病经过治疗与准备，使患者处于最佳的生理状态。从而使患者适应麻醉和手术，以减少围术期并发症的发生。

(一) 围术期高血压的处理

1. 术前体检

应注意鉴别是原发性或继发性高血压 (醛固酮增多症、肾缺血、嗜铬细胞瘤等)，用药及血压控制情况，高血压的严重程度及是否伴有脏器损害。体检时注意有否视网膜出血、渗出、水肿、中枢神经受损或充血性心力衰竭体征 (胸闷、气促、肺底啰音、夜间呼吸困难)，有无蛋白尿。基本的实验室检查包括心电图、胸部 X 线平片、血电解质、尿素氮、肌酐、尿酸和血、尿常规等。

2. 术前血压控制

降压药作用机制有直接抑制交感神经系统，减低细胞外容量，直接或间接扩张血管等 3 个方面。40% ～ 60% 的患者仅需单一药物治疗，如合并用两种作用机制不同的药物，70% ～ 90% 的患者有理想的增效反应。仅对重度高血压病患者方考虑使用哌唑嗪、甲基多巴等二线药物。

钙拮抗剂是术前一线首选抗高血压药。硝苯地平减低全身血管阻力，对肾素 - 血管紧张素-醛固酮系统(RAA)和压力调节反射有负性作用，亦有轻度支气管扩张作用。口服、舌下或鼻黏膜给药可产生迅速(5～15min 起效)、缓和的血压下降，持续 3～6h，伴有反射性心动过速。每次 10～20mg，亦是术后高血压治疗的首选药。

血管转换酶抑制剂阻止肾素-血管紧张素的激活反应并减低多种内源性血管收缩物质的血管效应。卡托普利 12.5～25mg，每天 2～3 次或起效较慢的依那普利 2.5～10mg，每天 2 次。不良反应为白细胞减少、刺激性咳嗽、皮疹等，尤适于有血管收缩患者，对肾素水平不高者也有作用。

β 受体阻滞剂常与利尿药或小剂量血管扩张药合用，但不宜与维拉帕米合用，以免引起传导阻滞。鉴于此类药的强烈心肌抑制作用，术前应用的绝对指征仅为近期心肌梗死(6 个月内)需用 β 阻滞剂降低心肌氧消耗和改善冠状循环供需平衡的患者。利尿药减低细胞外容量而致降压，但血容量减少又使 RAA 系统和交感神经系统被激活，故反而是血压下降的限制因素。可乐定为 α₂ 受体兴奋药，可透过血脑屏障作用于脑干受体，口服 30～60min 见效，维持 8～12h(半寿期 12～24h)。口服量 0.1～0.5mg。可乐定能增强麻醉和术中肾上腺素能神经的稳定性，减轻气管插管的循环反应，心肌抑制作用不明显，有镇静和减少麻醉药、止痛药用量及减低阿片类所致的肌僵直发生率的作用，减少唾液分泌，降低眼压而不影响呼吸，作为术前用药日渐广泛。不良反应是心动过缓，偶有停药后综合征。肼屈嗪选择性扩张阻力血管，降低外周阻力，不增高颅内压，心排出量常增加，口服后 1h 达峰浓度。静注剂量为 0.1～0.3mg，10min 起效，调节性较差，维持 3h。哌唑嗪为突触后膜 α 受体阻滞剂，直接松弛动、静脉血管平滑肌。首剂 0.5～1mg，口服半寿期 3～4h。上述药物中，对合并冠心病的高血压患者首选钙拮抗剂和 β 受体阻滞剂，老年低肾素分泌患者选钙拮抗剂和利尿药，青年和肾素分泌不低患者选用血管转换酶抑制剂、钙拮抗剂、β 受体阻滞剂，使肾血流减低的 β 受体阻滞剂不用于肾功能障碍患者。

3. 术中、术后高血压紧急情况的处理原则

术中血压过高常与术前控制不好有关。术前降压药应服至手术日晨。术中主要依赖调节麻醉深度来降压。如无效，应该用血管扩张药在 30min 内将平均动脉压降低 25%或使舒张压降至 13.33kPa(100mmHg)。合并冠心病患者，舒张压不能骤降至 10.67～11.33kPa(80～85mmHg) 以下，以免心脏供血不足。术后因麻醉药导致的血管扩张作用消失，血容量过多，如血压升高而尿量小于 50mL/h，利尿(呋塞米)是首选治疗之一。

麻醉过程中应注意，静脉麻醉药丙泊酚有强烈的扩血管和降压作用。舒芬太尼可抑制疼痛所引起的高血压反应。氟烷、恩氟烷、异氟烷都有降低血管阻力和迅速降压作用。前两两药还抑制心肌。异氟烷较好地保留压力反射，不抑制心肌，心率增快不显著，使脑氧代谢降低而脑血流不变。

4.颈椎手术围术期急症紧急降压

围术期高血压紧急情况是指收缩压超过24kPa(180mmHg)或舒张压超过16kPa(120mmHg)的紧急情况而言。血压过高可能导致中枢神经系统、心脏和肾脏的损害；近代麻醉术要求术中、术后患者血压在原基础上骤升不宜超过4kPa(30mmHg)，故血压急骤升高也是围术期应急处理的情况。

(1)高血压脑病：因血压过高，脑血流自体调节衰竭所致。诊断上需排除脑内或蛛网膜下腔出血、占位病变、脑炎、脑血管炎。症状为头痛，恶心呕吐，视力障碍，定向障碍，耳鸣，全身或局部痉挛，眼底水肿，眼球震颤，两侧反射不对称等。治疗目标是使血压逐步下降，幅度不超过20%～25%或舒张压为13.3kPa(100mmHg)，如降幅大于25%，达脑血流调节低限；降幅达50%可能导致脑缺血或梗死。血压下降数小时后，清醒患者的中枢神经症状将消失。

前列腺素E和硝普钠是最常用的降压药物，替换药为乌拉地尔、拉贝洛尔，可乐定和甲基多巴有中枢抑制作用，可能会混淆中枢神经功能紊乱症状，不应使用。

(2)脑梗死、脑内出血和蛛网膜下腔出血：血压过高是其原因也是其结果。脑梗死后脑血流压力调节不稳定，甚至很小的干扰也可导致血压骤降，梗死区完全丧失自体调节功能，血压下降后果更重。多数患者几天内脑血流趋于降低，故除非舒张压高于17kPa，一般不主张抗高血压治疗。蛛网膜下腔出血患者常有弥散性动脉痉挛，脑血流起伏不定，降压仅适于血压非常高的病例。降压的绝对指征是血压高于26.6/17.3kPa(200/130mmHg)。药物选用同高血压脑病。

(3)左心力衰竭：全身血管阻力过高是左心力衰竭的主要诱因。吸氧、吗啡、呋塞米、硝普钠降低左心前后负荷是主要治疗。硝酸甘油作用较弱又可引起反射性心率增快，为二线药。不宜使用肼屈嗪和二氮嗪。

（二）围术期冠状动脉缺血性心脏病（冠心病）的处理

围术期心肌缺血(PMI)是冠心病(CHD)或非冠心病患者围术期的常见问题。围术期发生心肌缺血的严重程度、次数和持续时间与麻醉的安全性。

1.心肌缺血的特点

(1)PMI多为一过性，但可反复发作。

(2)多数为自限性，无需处理即能恢复。

(3)60%以上的PMI发作与血流动力学无关。

(4)PMI多为局部性，仅出现局部心肌代谢障碍和运动异常，对全心功能无明显影响。心内膜下心肌缺血的发生率高于透壁心肌缺血。

(5)术前和术后的PMI常无症状，术中心肌缺血的形式及严重程度与术前发作时相似，仅有少数患者出现新的缺血形式。

(6) PMI 多为突发性，仅有少数患者有先兆症状，如明显心动过速或新的心肌缺血灶等。

(7) 术中 PMI 与麻醉药物无明显关系，常与多种因素有关，如冠状动脉病变的程度、心肌功能、药物准备、麻醉操作、手术刺激及麻醉处理等。

2. PMI 的预防和治疗

(1) 基本原则

充分术前准备，治疗心绞痛和改善心功能。CHD 患者已用 β 受体阻滞剂、硝酸酯类和钙拮抗剂治疗者，术前不宜突然停药，应持续至术晨。近期有心力衰竭病史的 CHD 患者，术前宜用洋地黄准备，心功能减退已达临界者，应洋地黄化。冠心病患者的术前准备：①吸氧提高体内氧储备；②纠正电解质及酸碱失衡；③纠正贫血；④扩张冠状动脉和改善心肌功能。常用硝酸盐类、β 受体阻滞剂和钙离子阻滞剂。麻醉力求诱导平稳，镇痛完全，避免缺氧和二氧化碳蓄积。因过度通气减少 CBF，故不宜使用。积极治疗心动过速、高血压、低血压和心脏充盈压升高；围术期力求维持心率 - 收缩压乘积 (RPP) < 12000，外周总阻力 (TPR) < 1500dyne·s·cm^{-V} 且出现 PMI，及时解除病因，严密监测发展趋势，严重者立即药物治疗。重视术前和术中心肌缺血与术后心肌梗死的发展关系。严重 CHD 患者于施行大手术前，宜先做冠状动脉搭桥术。

(2) 药物治疗：硝酸甘油不仅通过降低心脏的后负荷而减少心肌氧耗，且能扩张冠状动脉导流血管，解除痉挛，扩张侧支血管，改善缺血区心肌血供。硝酸甘油对阻力血管的影响较小，因此不会引起或加重冠状动脉窃血。长期应用硝酸甘油者麻醉前宜改为静脉用药。麻醉中经鼻滴注或经皮肤贴敷应用硝酸甘油，对 PMI 有良好的防治作用。

术前口服或诱导前静脉应用 β 受体阻滞剂，能降低术中心肌缺血的发生率，对 PMI 的预防作用优于钙拮抗剂。但普萘洛尔能明显抑制心肌收缩，于吸入全麻下，用量较大或静注过快可能并发低血压。超短效 β 受体阻滞剂艾司洛尔的作用迅速，效果确切，抑制心肌收缩轻，经静脉滴注能有效控制心率和血压，是防治 PMI 的理想药物。

钙拮抗剂对 PMI 有防治功效，尤其适用于冠状动脉痉挛的 PMI 患者。硝苯地平对正常或病变冠状动脉有同样的扩张功效，能解除冠状动脉痉挛，但应注意其对循环的抑制作用。拉贝洛尔兼有 α 和 β 受体阻滞作用，对 PMI 和 MI 均有良好防治功效，且可降低 MI 时的心律失常率。

陈旧性心肌梗死对冠心病患者非心脏手术围术期心脏事件的影响。心脏事件是指新发生的心肌缺血、心肌梗死、心源性肺水肿、心心房纤颤动、呼吸心跳停止。心肌缺血是指心电图显示新出现 2 个以上导联 ST 段压低 ≥ 0.1mV。因此，手术过程中应注意以下几点。

术前细致全面地评估患者的身体健康状况，耐心细致地向患者解释手术治疗的意义，消除患者的焦虑恐惧,积极治疗各种并发症,使各生理指标恢复正常范围,制订具体、严密、详细的术中、术后监测处理方案是减少围术期心血管并发症的重要环节。

术中监测心电、血压、血氧饱和度,必要时采用右心导管血流动力学监测。最近Polanczyk 等报道右心导管监测可增加非心脏手术围术期心血管并发症的发生。我们在对陈旧性心肌梗死合并不稳定性心绞痛,心功能Ⅲ、Ⅳ级或休克的高危患者采用右心导管血流动力学监测中发现,血流动力学指标的监测有利于对高危患者的及时处理,避免严重心脏事件的发生。术中还应给予充分氧供,静脉滴注硝酸甘油,使血压与心率均维持在接近基础值等。

术后使患者平稳苏醒,应尽量避免疼痛、寒战、低血容量、贫血和心动过速等影响,保持术后心肌氧供给与氧需求的平衡,积极有效地治疗各种并发症,减少或避免严重心脏事件的发生。

(三)围术期糖尿病的处理

糖尿病是常见的内分泌疾病,外科疾病患者常并存此病。并存有糖尿病的患者术后并发症的发生率和死亡率显著高于一般患者。因此,正确认识外科疾病并存的糖尿病,做好围术期的准备,有助于减少并发症的发生。糖尿病患者的术前准备:糖尿病患者的术前准备除饮食和运动治疗外,术前还应酌情应用口服降糖药或胰岛素治疗。其治疗标准:①空腹血糖 7.78 ~ 8.33mmol/L;②尿糖 (±) ~ (-),尿酮体阴性;③糖化血红蛋白 < 8.0%;④糖尿病并发器官损害(心、肾)尽可能纠正。

(四)围术期慢性阻塞性肺病的处理

慢性阻塞性肺疾病 (COPD) 包括慢性支气管炎、支气管哮喘和阻塞性肺气肿等疾病,是外科患者并存的呼吸道常见病。慢性阻塞性肺疾病通常造成不同程度的呼吸功能不全,是引起术后肺不张,肺部感染及呼吸衰竭的基本原因。据统计,所有手术后呼吸系统并发症的发病率为 5.7%,而在手术后死亡病例中,有呼吸功能不全引起者占 25%。临床上呼吸功能不全诊断依据:动脉血气 $PaO_2 < 8.0kPa$,$PaCO_2 > 6.6kPa$ 时,又排除了心脏右向左分流或由于代谢性碱中毒引起的二氧化碳分压升高。

1. 呼吸功能不全患者的常规术前准备

(1) 戒烟:吸烟一直是增加围术期并发症发病率的因素之一。吸烟者术前应戒烟至少4 ~ 6 周,呼吸功能实验能收到有益的效果。

(2) 选用有效抗生素控制感染。

(3) 应用支气管扩张药,对阻塞性肺功能障碍者,可增加肺活量。

(4) 排痰,对痰液黏稠者,给予化痰药。大量浓痰者,在化痰的基础上以体位引流排痰。

(5) 对严重 COPD 伴有高碳酸血症者,给予低流量和低浓度吸氧。

(6) 全面评价心肺功能。对有心肺功能不全者应进行心功能测定、肺功能测定和动脉血气分析，并参照临床功能综合分析，正确判断患者耐受手术的能力。我们认为：肺功能达 50%、心力衰竭、心功能Ⅲ级以上或急性心肌梗死 3 个月之内应为手术禁忌。

(7) 积极治疗并存疾病。尤对心血管疾病并存者、高血压者预先使用降压药物，使血压稳定于偏高水平，不宜忽高忽低，对冠状动脉供血不足者予间断吸氧及扩张冠状动脉药物。

(8) 老年人对失血、失液耐受性差，术前需纠正水、电解质紊乱及低蛋白血症。

2. 术后监护

术后心电及血氧饱和度监护至少 48h。

(1) 加强呼吸道护理，老年人多有肺气肿，且肺顺应性降低，支气管分泌物增多，咳嗽无力，气道不畅，易导致肺部感染，术后第 1 天的肺功能可下降到术前 45% 以下。故术后应加强呼吸道护理，积极应用雾化吸入，协助患者排痰，必要时可采取保留气管插管，甚至行气管切开，呼吸机辅助呼吸等措施。并做好抗生素试验以选择使用敏感抗生素。

(2) 对心血管并发症防治应持续心电监测。老年人术后心律失常较常见，术后 2 ～ 3d 持续低流量给氧是预防心律失常简易有效的方法。术后血压应维持在术前 80% ～ 90% 的水平，以保证重要器官的灌注量。

(3) 注意输血输液的速度和量，避免因心脏负担急增而引起的心力衰竭或肺水肿。

(4) 鼓励早期活动，促使肺扩张和防止血栓性静脉炎、肺栓塞等严重并发症。

（五）围术期肝功能不全的处理

肝硬化患者接受各种非肝病手术的危险性远较一般患者高。主要并发症为肝功能衰竭、败血症、胸腔内大出血和多器官衰竭 (MSOF)，这些也是术后的主要死亡原因。

肝功能不全者要做好充分术前准备，务使肝功能得到最大限度的改善为基本原则：①高糖类（碳水化合物）、高蛋白饮食；②促进肝糖原的储备，静脉输注极化液；③纠正低蛋白血症，少量多次输新鲜血、人血白蛋白，以提高人血白蛋白在 35g/L 以上；④有腹、胸水者给予利尿剂或抗醛固酮药；⑤纠正酸碱失衡及低钾血症；⑥纠正凝血功能异常；⑦抗生素预防和治疗感染。

（六）急性肾功能障碍患者的处理

急性肾功能障碍从病因上讲，有肾前型、肾型和肾后型之分；从临床表现上讲，有少尿期、多尿期和恢复期的过程。因此，对急性肾功能障碍围术期处理，应抓住早期功能性的少尿期才是治疗的关键。也就是在出现少尿以前或少尿伊始就进行积极防治，以防因功能性肾血管缺血痉挛演变成器质性肾小管坏死变性。

1. 术前肾功能的判断

术前根据尿常规检查及血肌酐、尿素氮测定结果，可对肾功能损害程度做出判断。

(1) 轻度 24h 内生肌酐廓清率 (Ccr) 为 0.85 ～ 1.3mL·s⁻¹/73m²，血清尿素氮 (BUN) 7.51 ～ 14.28mmol/L。

(2) 中度 Ccr0.35 ～ 0.84mL·S⁻¹/73m²，BUN14.29 ～ 24.99mmol/L。

(3) 重度 Ccr ＜ 0.35mL·S⁻¹/73m²，BUN25.00 ～ 35.70mmol/L。肾功能损害轻度或中度患者对手术的耐受性影响不大。术前补充血容量、纠正水电解质和酸碱平衡失调，避免使用氨基苷类等肾毒性药物，以使肾功能得以改善后，多能耐受一般手术。对重度肾功能损害患者，术前应及时进行透析疗法。待血细胞比容达 30% 以上，血浆蛋白 60g/L 以上，BUN ＜ 17.85mmol/L，肌酐＜ 442.01μmoI/L，血清钾＜ 5.5mmol/L，方可手术。

2. 术中监测

术中要监测尿量，少尿是急性肾功能障碍的最明显表现。术中监测标准尿量至少达到 40mL/h 以上。对于少尿必须鉴别是肾前性灌注不足，还是肾实质性损害，如因循环容量不足肾灌注减少，排出的尿浓缩，相对密度＞ 1.020，尿 / 血浆渗透摩尔比值升高 (＞ 600mmol/L)，尿钠浓度减少 (＜ 20mmol/L)。反之，如因肾实质性损害引起的少尿，因不能浓缩无蛋白质的滤液，尿呈低张性 (＞ 400mmol/L)，相对密度＜ 1.010，钠含量增高 (＞ 40mmol/L)。前者的处理是快速输液以恢复循环血量，后者则应严格控制液体量。

3. 急性肾功能障碍的治疗

急性肾功能障碍病情十分复杂，变化快、病死率高，常合并水中毒、高血钾、氮质血症、代谢紊乱、营养失调、败血症以至多器官衰竭，病死率高达 50%。因此早期诊断和早期积极正确的治疗措施是成功的关键。

(1) 少尿或无尿的早期肾灌注不足的功能性阶段：应快速输液以恢复有效循环血量而增加尿量，从而防止肾脏由功能性损害转变为器质性病变。根据中心静脉压估计血容量，首先做补液试验，即以 0.9% 等渗盐水或平衡盐溶液 1000mL 在 1 ～ 2h 内快速滴注完，并严密观察生命体征。如血压、脉搏、呼吸均在正常范围，特别是中心静脉压在 98.06Pa 左右是安全的。此时如果尿量增加达 40mL/h，可证明为肾前性血灌注不足，可继续匀速补液。在没有证明血容量补足之前，不宜盲目使用利尿剂，否则有可能进一步加剧血容量不足而恶化肾功能。在快速补液试验之后，已证明血容量基本补足的情况下，尿量仍不见增加，可试用血管扩张药以解除肾血管痉挛。罂粟碱、山莨菪碱皆可，尤其是小剂量多巴胺可使肾血管扩张，血流量和肾小球滤过率增加。在试验性补液扩容后以及在血管扩张药的作用下，如果利尿效果仍不理想可加用利尿剂。甘露醇能增加肾脏循环血容量，不被肾脏排泄，保留在细胞外液中，起渗透性利尿作用，在患者血压稳定、血容量补足后，以 20% 甘露醇 100 ～ 125mL，15min 内静脉点滴，连续观察每小时尿量 2 次，若仍无利尿现象，则表示肾脏对渗透性利尿剂已无反应。若尿量有所增加，但不足

40mL/h，可酌情重复再注射一次。亦可加用呋塞米，单用或与甘露醇并用皆可。呋塞米是当今最常用的强效利尿剂。它作用于肾小管髓袢升支，抑制氯和钠的重吸收，注射后2～10min 内奏效。第一次可用呋塞米 240mg 静脉滴注，如 2h 后尿量仍不增，则可再用呋塞米 480mg，若尿量仍不增加，至此渗透性和袢性利尿剂均无效，则说明患者已属急性肾小管坏死的器质性肾功能衰竭阶段，继续用利尿剂则有害无益。

(2) 肾功能衰竭无尿期的处理：经过上述处理后已，经确认患者已演变成器质性肾功能衰竭无尿期，则应停用利尿剂，严格限制水分和钾的摄入。

急性肾功能衰竭一旦确立，即应考虑透析疗法。透析的指征为：①氮质血症，尿素氮在 30mmol/L 以上；②严重高血容量综合征，包括高血压脑病、心力衰竭或肺水肿；③高血钾，血钾高于 6.5mmol/L，有心电图表现或稀释性低钠呈水中毒者。至于采用血液透析或腹膜透析，应根据具体条件和情况而选择。

(3) 多尿期的处理：多尿期的出现，标志着病情初步好转，但抢救工作尚不能松懈。必须注意水电解质的维持，此时因大量利尿后需补充适量液体，以防细胞外液过度丧失造成脱水。补液量应以相当于每日排出水量的 1/3 ～ 1/2 为宜。应按照每日检测电解质结果调整氯化钠和氯化钾的输入量。在多尿期的治疗，应尽量做到相对平衡，切勿补液过量造成新的并发症或使多尿期相对延长。但液体和电解质补充不足，又可能再出现水、电解质失衡，更增加了治疗上的复杂性。抗感染和营养支持均为肾功能障碍治疗中的重要措施，应贯彻其全过程，尤其是肾功能衰竭的多尿期和恢复期更应重视和加强。

（七）心律失常的围术期处理

围术期心律失常多表现为心动过速、过缓、传导阻滞、纤颤、室性心律失常、室上性心律失常、室上性心动过速伴室内差异传导、旁路传导、Q-T 延长综合征等形式。

1. 各种不同心律失常的术前准备

心律失常对机体主要引起血流动力学的改变，并取决于类型、持续时间以及心功能等方面。术前准备亦有不同。

(1) 室上性心律失常

1) 心房纤颤：若原发症不严重者可作良性处理。因为心室律正常时几乎没有脉搏短促。当心室律大于 120/min，有明显的脉搏短绌或心力衰竭，术前应洋地黄化。甲亢引起的心房纤颤不推荐用洋地黄。缺血性心脏病应该改善心肌供氧和耗氧的平衡。

2) 阵发性室上性快速心律失常 (PSVT)：缺血性和其他器质性心脏病发生 PSVT 具有潜在危险，应积极治疗，包括压迫颈动脉窦和应用维拉帕米 (异搏定)。预激综合征发生 PSVT 可选用利多卡因或普鲁卡因胺而不用维拉帕米或洋地黄。

3) 房性快速心律失常：多因慢性肺功能障碍引起的低氧或高碳酸血症所致，缺血性心脏病亦可引起。主要针对病因，可选用维拉帕米。

4) 病窦综合征：表现为窦性停搏、窦房阻滞、窦缓或阵发性心动过速。有的是冠心病、心肌病所致，但多数病因不明。如反复发作的晕厥，术前应放置临时起搏器。

(2) 传导功能障碍：冠心病合并Ⅰ度房室传导阻滞者，应密切观察。Ⅱ度房室传导阻滞应根据病史、心电图及其他资料，特别是心功能和冠状动脉血流情况进行仔细分析，如果病史或心电图提示室性停搏者，建议放置起搏器。Ⅲ度房室传导阻滞者，心率小于50/min者应放置起搏器，右束支传导阻滞者无特殊治疗。

(3) 室性心律失常

1) 室性期前收缩（室性早搏；VPB）：偶发单源性室性期前收缩常见于健康人，一般属于良性，无须治疗。器质性心脏病患者发生室性期前收缩时应仔细分析心电图，有潜在危险的室性期前收缩包括频发或多源性室性期前收缩、二联律、短暂室速及 R-on-T 现象，可引起室性心动过速或室颤。术前应积极治疗。

2) 室性心动过速和室颤：常合并有危及生命的疾病如严重的急性心肌梗死、呼吸衰竭和严重休克。术前治疗包括心肺复苏和强化治疗应持续到手术中及术后。

2. 麻醉手术期间心律失常的处理必须遵循以下原则

(1) 严密术前术中心电监测并准确诊断，尽快找出心率失常的原因及诱因。

(2) 性质严重的心律失常必须立即处理，如多源室性期前收缩、R-on-T、室速、Ⅲ度房室传导阻滞、室颤。

(3) 心律失常的性质虽非严重，但伴明显的血流动力学改变者，也必须立即处理。若血流动力学尚稳定，则加强监测，查明原因或诱因后再处理。

3. 围术期心律失常的治疗

(1) 一般治疗：心律失常最重要的是明确并去除病因。如果合并器质性心脏病，其诱因可能是：低血钾、酸中毒、高碳酸血症、碱中毒、电解质紊乱、高代谢状态、麻醉过深过浅、暴露咽喉部和气管插管、外科牵拉反射、药物间不良的相互作用、洋地黄毒性反应、儿茶酚胺的影响和心肌缺血等，往往只要除去这些病因，心律失常即可纠正，如果治疗无效，并引起血流动力学异常，就需要采取特殊的药物及电复律治疗。

(2) 抗心律失常药物：常用的抗心律失常药物分为四大类：①Ⅰ类是局麻药，主要抑制快通道（Na^+）开放，还可根据其对心室的去极和复极进一步分成 A、B、C 三小类。②Ⅱ类是 β 受体阻滞剂。③Ⅲ类药物则使心肌组织复极延迟和延长不应期。索他洛尔属此类，也是 β 阻滞剂。④Ⅵ类是钙通道阻滞剂。近年来应用的抗心律失常药如腺苷尚未分类，它不仅降低房室和窦房传导，干扰房室结折返，而且作用迅速，半衰期 < 10s。这对合并预激综合征的阵发性室上性心动过速疗效与维拉帕米（异搏定）一样，且作用

时间短，心肌抑制轻。

(3) 药物治疗注意事项

1) 洋地黄：洋地黄中毒可引起各种心律失常，尤其在低血钾、缺氧、酸中毒和肾功能衰竭时，体外循环后心肌对洋地黄很敏感，易发生心律失常，因此建议术前停用洋地黄 24～48h。

2) 拟交感神经药、支气管扩张药能抑制磷酸二酯酶，使细胞内 cAMP 蓄积，增加儿茶酚胺释放，术前长效茶碱制剂可引起术中心律失常。

3) 利尿药：如呋塞米可因低血钾致心律失常，尤其是洋地黄治疗者应特别注意。

(4) 临时起搏：永久性起搏指征也是围术期临时起搏的指征。围术期临时起搏的指征：①窦房结功能紊乱或心脏传导阻滞引起的症状性心动过缓并导致血流动力学紊乱；②用药物如阿托品或异丙基肾上腺素不能加速房室结以下的传导或增强心室起搏点的自律性，甚至药物反而增加起搏点的不稳定性；③心房和房室顺序起搏，能增加心室充盈，可用于心肌储备处于边缘状态的患者如瓣膜病变、心肌病或缺血性心脏病等；④双束支传导阻滞（左束支传导阻滞、右束支传导阻滞合并左前半支或右后半支阻滞）并不是预防性起搏的指征，除非合并Ⅱ度房室传导阻滞（Ⅰ或Ⅱ型）窦房结功能障碍引起的症状性心动过缓或非脑血管损害所致的晕厥。

(5) 电复律及除颤心脏电复律是体表 ECOR 波同步延迟环路性电击。除了 QRS 综合波宽大又不能识别 β 波的室上和室性心动过速外，几乎所有的快速心律失常都可用电复律。电复律的优点如下。

1) 立即恢复窦性心律。

2) 用药物治疗应区别室性和室上性心动过速，用电复律就不必拘泥。

3) 避免了费时地选择药物剂量。折返型心动过速最适用电复律，但基础病因未纠正，则易复发。自律性心动过速常不需转复，其原因有如下几点：①心室率不快，心律常规则；②可能自行中止，尤其去除诱发因素之后；③若洋地黄中毒，电复律可致室性心动过速，再纠正则相当困难；④心律失常常复发，电复律应从低能量开始，电复律后用抗心律失常药维持。

（八）急性心力衰竭的围术期处理

急性心力衰竭发病快，需尽快做出判断，及时处理，是围术期危重病救治中的常见问题。

1. 病因及诱因

熟悉并判定急性心力衰竭的病因对治疗极为重要，急性心力衰竭的病因可归纳为心脏性和非心脏性两大类。

(1) 心脏性病因

心脏性病因可致急性心力衰竭，但在下列因素的基础上，如有加重心脏负荷的诱因，使心排血量锐减，更易导致急性心力衰竭。

1) 风湿性心脏瓣膜病：二尖瓣病变为常见，当二尖瓣狭窄和 (或) 左心室充盈压明显升高，特别是伴有心动过速、心室舒张期缩短时可出现急性左心力衰竭。

2) 心肌病：如急性心肌炎可致心排血量急剧下降。

3) 冠状血管病变：如冠状动脉粥样硬化，当冠状动脉阻塞所致急性广泛心肌梗死或严重冠状动脉痉挛时可致急性心力衰竭。

4) 先天性心脏病：各种先天性心脏病，因其血流动力学发生改变，可加重心脏负荷，致心力衰竭。

5) 严重心律失常：特别是快速心律失常，如原有心脏病变，心律失常是导致急性心力衰竭的常见诱因，如风湿性心脏瓣膜病出现快速心房纤颤等。

6) 心包病变如缩窄性心包炎以及有各种原因所致的心包填塞等。

(2) 非心脏性病因

1) 高血压：各种原因引起的高血压，因周围血管阻力增加可使心脏后负荷加重，导致左心力衰竭。除原发性和继发性高血压外，血管收缩药的滥用亦是重要原因之一，由此而产生左心力衰竭、急性肺水肿者，不乏其人。

2) 肺部疾病：慢性肺部严重疾病可使右心负荷增加，最终将导致右心力衰竭。急性右心力衰竭比急性左心力衰竭少见，在临床上仅见于大片肺梗死或肺动脉主干发生栓塞时。肺循环具有低压、低阻的特点，如果肺血管痉挛致肺循环阻力剧增，也可导致急性右心力衰竭。

3) 大血管畸形：如主动脉缩窄及动、静脉瘘等。

4) 输血输液过量：入量过多可导致急性心力衰竭，主要表现为左心力衰竭、急性肺水肿。当患者原有心、肺疾病、肾功能衰竭或合并有周围血管痉挛等因素时，则更易发生。这也是麻醉期间或术后发生左心力衰竭的重要原因之一。

5) 其他：如甲状腺功能亢进、严重贫血亦可发生。

应当指出，上述两类病因在临床实际中是互相联系的，而且常常是同时存在的，不过对于每一个具体病例而言，则应有主次之分，这对决定治疗方案将是十分重要的。

2. 心力衰竭的治疗

(1) 减轻心脏负荷：①利尿剂可降低前负荷；②血管扩张剂可阻断心力衰竭的正反馈机制，降低心脏负荷，增加排血量和减轻肺淤血，提高存活率。

(2) 改善心脏的舒缩功能：①提高心肌收缩性的正性肌力药，如洋地黄类提高心肌收缩性、提高心输出量、使心功能曲线上移；②提高心肌顺应性，改善舒张功能。钙离子

拮抗剂由于能阻止 Ca^{2+} 内流和减少 Ca^{2+} 在心肌胞质基质中的积聚等机制，故可改善心肌的舒缩性。

(3) 保护衰竭心肌血管紧张素转换酶抑制剂 (ACEI) 和 β 受体阻滞剂的应用可提高心力衰竭患者的存活率。此与负性肌力、外周血管扩张降低负荷，减少能量消耗有关。

(4) 纠正水、电解质及酸碱平衡紊乱在心力衰竭发展过程中尤其是治疗不当时，经常会发生水、电解质和酸碱平衡紊乱，不断加重心力衰竭，而且妨碍心力衰竭的治疗效果。

第六节　小儿患者围术期处理

小儿颈椎手术围术期的处理与成人有明显不同，具有许多特点，现将有关问题简介如下。

一、小儿围术期问题

(一) 小儿生理解剖特点

小儿各个系统在生理解剖上与成人有明显的差异，并且在小儿的各个年龄也有其不同特点。下面就与颈椎围术期处理关系密切的方面作简要说明。

1. 循环系统

(1) 心率：小儿的心率较快；随年龄增长而逐渐下降。新生儿平均 120 ~ 140/min，7 ~ 8 岁时降到 80 ~ 90/min。

(2) 血压：不同年龄的小儿血压不同，为便于推算，可采用下列公式：收缩压 =[(年龄×2) + 80]mmHg，此数值的 2/3 为舒张期血压。收缩压高于此标准 20mmHg 为高血压，低于此标准 20mmHg 为低血压，年龄越小血压越低，一般收缩压低于 75 ~ 80mmHg 为低血压。正常情况下，下肢血压比上肢约高 20mmHg。测量时，袖带宽度以相当于上臂长的 2/3 为宜，过窄测得的血压偏高，过宽测得的血压偏低。一般 1 月 ~ 1 岁袖带宽度为 5cm，1 ~ 8 岁 9cm，8 岁以上 12cm。

(3) 血容量：小儿血容量相对较成人多，新生儿血容量约占体重的 10%，平均 300mL。儿童约占体重的 8% ~ 10%；成人血容量占体重的 6% ~ 8%。

(4) 血象情况：红细胞、血红蛋白和血细胞比容较高，白细胞总数较高，中性较低，一般在 4 岁以后与成人相似。

2. 呼吸系统

小儿呼吸频率较快：新生儿 40 ~ 50/min，1 ~ 5 岁 25 ~ 30/min，7 ~ 8 岁降为

20/min。小儿的潮气量较小，为 6 ～ 8mL/kg 体重，所以肺的顺应性远较成人低。1 岁以内以腹式呼吸为主，4 岁以后转为以胸式呼吸为主，7 岁以后才呈成人的胸式呼吸。小儿呼吸道管腔狭小，黏膜柔嫩，血管丰富，易发生充血，黏液腺体分泌不足，气道较干燥。纤毛运动较差，不能有效地清除吸入微生物，故不仅易于感染且易致呼吸道阻塞。

3. 泌尿系统

正常尿量小儿大于 20mL/h。婴儿大于 10mL/h。膀胱容量 (mL) 约为 [年龄 (岁) ＋ 2]×30，新生儿约为 50mL，1 岁时 200mL，12 岁时为 1000mL。婴儿每日尿量为 400 ～ 500mL；幼儿 500 ～ 600mL；学龄前期 600 ～ 800mL；学龄期 800 ～ 1400mL；正常每日尿量 (mL) 约为 (年龄－ l)×100 ＋ 400。

4. 消化系统

新生儿胃容量 30 ～ 60mL，以后每个月增加 20 ～ 25mL。1 岁时为 250 ～ 300mL。胃排空时间比成人延长。小儿肠管长度以身长作比较，相对较成人为长，新生儿肠管为身长 5 ～ 7 倍，婴儿为 6 倍。肠系膜相对较长。婴儿贲门括约肌发育不成熟，易于发生溢奶和误吸。

5. 新陈代谢

小儿新陈代谢旺盛，基础代谢高，体温相对也高。但体温调节中枢发育不健全，易随环境温度而改变。新生儿体表面积相对较大，皮下脂肪少，易于散热引起体温下降，甚至体温不升。

6. 免疫系统

免疫球蛋白 IgG 能从母体经胎盘转移给胎儿，所以新生儿 IgG 水平与其母相似。生后 2 个月婴儿自己开始合成 IgG，1 岁末达到成人的 60%。IgG 能保护小儿抵御葡萄球菌和链球菌的感染。由于相对分子质量大，免疫球蛋白 IgM 不能通过胎盘，因此新生儿的 IgM 水平很低。所以新生儿易于罹患革兰阴性杆菌感染。同时由于细胞免疫发育低下、补体不足、白细胞趋化反应微弱等因素的综合作用，导致新生儿有发生严重细菌感染的危险。

（二）小儿颈椎外科围术期基本问题的处理

1. 小儿补液的特点

小儿体内水分比例较高，年龄越小，比例越高，如新生儿可达体重 80%，而成人仅占体重 60% 左右，又由于小儿新陈代谢旺盛，相应需要有较多的水分以排泄代谢产物，所以每日水的交换率相对较大。而小儿总体液和血容量绝对值较小，因此与成人相比，即使是一个很小量的损失，亦可明显地影响细胞外液和血液的容量。所以，小儿在机体出入量上发生变化时比成人更容易发生体液代谢紊乱，对输液疗法的要求更高。

(1) 输液的总量计算方法：输液疗法第一步是确定输液的总量，也就是小儿当日所需量。输液总量由 3 个方面的液体量组成。

1) 正常维持需要量 (生理需要量)：这个量与小儿每日的平均代谢率有关，而后者又与小儿年龄、体表面积、体重等因素成正比。因此，在计算方法上，多采用比较容量计算的年龄、体重、体表面积来作为标准。计算公式有多种，常用的是：每日供给液体量为 70 ～ 90mL/kg。如果小儿尚能经口进食，须减除经口进入量。

2) 额外丧失量：小儿的额外丧失量指胃肠减压引流液、创面的引流液、渗出液及水肿等的总计。此外，机体代谢状况的变化，在小儿亦会引起水分损失量的明显变化，因此，也应计入额外丧失量中。如任何原因所致呼吸增强时，由肺所损失的水分可增加 4 ～ 5 倍，由每日每千克体重不知觉发散 6mL 变为 25 ～ 30mL。当环境过热或高热出汗时，出汗增加 3 ～ 4 倍，由每日每千克体重 20mL 变为 60 ～ 80mL。

3) 累积丧失量：临床上常见的累积丧失量以脱水为标准。①轻度脱水 (体液丧失量占体重 5% 以下)。临床症状不明显，稍有口渴，精神不振，皮肤稍干燥，弹性尚可，尿少，唇舌稍干，婴儿唇舌不断作吸吮状，前囟及眼窝稍下陷，尿量正常或略少。应多补充水分为每日每千克体重 50mL。②中度脱水 (体液丧失量占体重 5% ～ 10%)。临床症状明显，口渴，精神萎靡，皮肤干燥，弹性差，前囟及眼窝明显下陷，四肢凉，脉细速，血循环通过代偿尚能维持在正常范围。应多补充水分为每日每千克体重 50 ～ 100mL。③重度脱水 (体液丧失量占体重 10% 以上)。精神极度萎靡，表情淡漠，昏睡甚至昏迷，皮肤发灰或有花纹、干燥，弹性极差，眼窝、前囟凹陷，少尿、无尿，甚至出现休克。兴奋或惊厥，尿比重大于 1.020。应多补充水分为每日每千克体重 100 ～ 120mL。

但在临床上，补充累积丧失量先按 2/3 量给予，学龄前期及学龄期小儿体液组成已接近成人，补液量应酌减 1/4 ～ 1/3。一般是第 1 日先补充估计量的 1/2，第 2 日再补充其余部分。

(2) 输液的成分：根据颈椎围术期小儿的不同情况，设计液体种类和比例时，应参考以下原则。

1) 血液的补充：对有失血情况的小儿，必须先正确估计失血量。如果丧失血容量的 10%，即每千克体重 8 ～ 8.5mL，只要代偿能力无异常，无失血症状，就不必输血，仅补充足够的生理盐水或复方氯化钠液即可。如果丧失血容量的 10% ～ 20%，可以小量输血。如果丧失血容量的 20% 以上，有明显失血症状时，就必须立即输血。在等待输血液时，可先迅速输入中分子葡萄糖酐 15mL/kg。

2) 一般情况下液体的补充：在一般情况下，由于饥饿和少量呕吐，仅出现轻度脱水和酮血症，属轻度的水和电解质失常。首先根据热量确定所需葡萄糖溶液量。小儿每天每千克体重所需热量：婴儿每日为 460KJ/kg(110kcal/kg)，以后每增加 3 岁减去 42KJ/

kg(10kcal/kg)，15 岁时为 250KJ/kg(60kcal/kg)。

每克葡萄糖可产生 16.7kj(4kcal) 热量。根据液体总量的需要确定 5% 葡萄糖溶液或 10% 葡萄糖溶液。输入液体的氯化钠浓度可以是生理盐水浓度，但在婴幼儿更常用 1/2、1/3 及 1/4 张含钠液。一般将液体配成葡萄糖浓度为 10% 的 1/3 ～ 1/5 张含钠液。一种简便的计算方法是每千克体重输入这种液体 20 ～ 30mL 即可。钾的补充，以满足正常生理需要为标准，可按每千克体重 10% 氯化钾溶液 1 ～ 1.5mL 计算。

3) 严重脱水状态下液体的补充：在急诊条件下，患儿由于剧烈呕吐、饥饿、腹泻等因素引起严重脱水。治疗上首先是迅速纠正脱水，恢复血容量，以保证重要脏器血液供应。输入液体的总量可按前述方法计算。液体的种类应先输入电解质液体，后输入葡萄糖溶液，有尿后再补充钾。先输入的电解质液体可以是生理盐水、林格液等。也常先给予 2:1 液体，即 2 份生理盐水及 1 份 1.4% 碳酸氢钠溶液。为了迅速纠正脱水，输入速度一般应在 1 ～ 2h 内按每千克体重 20mL 液量输入。休克状态下，可按每千克体重 20mL(总量不超过 300mL) 由静脉推入，然后再按每千克体重 80mL 液量，并按脱水性质不同，选用 2/2 张或 1/2 张液，1 岁以内患儿在 6h 内滴完，大于 1 岁者 5h 滴完。待休克纠正后再继续按常规速度输液。如果第一次静脉推入后血压不恢复，应在 15min 内再推一次。如果连续 3 次静推血压仍无回升，则表明单靠输液难以纠正休克，应立即找出病因，加以处理。

4) 电解质和酸碱平衡紊乱的纠正：①血钠，低血钠是临床常见的钠代谢紊乱。引起低钠血症的原因很多，有不能进食导致的摄入不足，有严重吐泻引起的丧失过多，也有休克引起机体调节机制异常，还有血液稀释等原因引起。②血钾，小儿外科中，低血钾的原因与低血钠相同，在临床表现上，不仅取决于钾降低的幅度，而且更重要的是缺钾发生的速度。小儿病情变化快、储备代偿机制差，很容易因血清钾离子急剧下降，产生低钾危象，甚至危及生命。③酸碱平衡，小儿外科临床中，以代谢性酸中毒较为常见，特别在新生儿和婴幼儿。小儿在颈椎围术期常合并有呼吸功能障碍，出现呼吸性酸碱平衡紊乱，再加上代谢性紊乱。形成了混合性酸碱代谢失调。如呼吸性酸中毒合并代谢性酸中毒、呼吸性酸中毒合并代谢性碱中毒等。临床上只有进行血气分析才能加以分辨，不能单独依赖 CO_2CP 的数值。

2. 药物疗法

小儿在围术期用药主要应考虑的问题，一个是用量的确定，一个是根据作用、不良反应而合理选择种类。

(1) 用量：剂量是小儿用药的一个大问题。由于小儿体重差别大，准确和适当掌握剂量，不仅十分重要而且有一定难度。

(2) 药物的选择：小儿颈椎围术期用药，必须根据药物的机制、小儿期生理特点及疾病本身性质等合理选择用药。例如小儿处于生长发育时期，具有较旺盛的新陈代谢，但其神经系统，内分泌系统等功能尚未健全，因此对某些药物的反应又有其特殊性，例如儿童对阿托品、强心苷等有较大的耐受性，而对影响水盐代谢及酸碱平衡的药物则较敏感。婴儿对吗啡高度敏感，即使按体重用药也易致中毒。

在经常使用的抗生素中，氯霉素由于对骨髓的抑制作用而忌用，庆大霉素、卡那霉素等氨基糖苷类抗生素对听神经与肾脏的毒性较大，小儿一般不宜应用。小儿外科经常使用的抗生素：青霉素、各种新型青霉素及广谱的氨苄西林（氨苄青霉素），抗革兰阴性杆菌的羟苄西林（羟苄青霉素）、哌拉西林（氧哌嗪青霉素）等。头孢霉素类抗菌谱广，第三代头孢霉素对革兰阴性菌有强效，对铜绿假单胞菌（绿脓杆菌）和厌氧菌作用也很好。大环内酯类抗生素包括红霉素、乙酰螺旋霉素、吉他霉素及麦迪霉素等，也广泛应用于临床。它们主要作用于革兰氏阳性菌。

二、小儿颈椎手术围术期处理要点

小儿对手术的耐受力较差，自身调节及应变能力较低，手术前后病情变化较快，所以对小儿任何手术都应格外谨慎，认真做好围术期处理。

（一）术前准备

1. 术前查体，复查手术指征

由于小儿病情复杂，合作不好，给诊断带来一定困难。诊断有疑问者，应推迟、取消或更改手术。

2. 化验与辅助检查

患儿术前应常规进行血、尿、粪常规，血型和出、凝血时间，血生化等方面的检查，包括电解质检查及血气分析。应特别注意血液系统检查，条件许可，应鉴定凝血因子是否正常，及时发现血友病患儿。根据手术的类型，进行心、肺、肾、肝功能的监测。

3. 降低体温

小儿体温调节功能较差，一旦发生感染性疾病，高热可成为主要症状。在高热状况下，小儿对手术和麻醉的耐受力差，容易引起惊厥、昏迷、休克或呼吸停止，严重者导致死亡。一般认为，肛温超过38.5℃就不宜立即施行手术，必须术前予以降温处理。可先进行物理降温：冰袋，酒精擦浴及冷盐水灌肠等。药物降温：口服或肌内注射解热镇痛剂，如复方氨基比林。中药制剂柴胡注射液既可肌肉注射，又可以静脉给药。一些解热镇痛栓剂可肛门给药。用退热剂时，应适当配以镇静剂，如苯巴比妥（鲁米那）等。有水分不足或休克前期症状者，应在降温前由静脉补充有效循环血量。对于顽固性高热，经上述处理1h仍不降温者，可用人工冬眠疗法。冬眠药物由氯丙嗪、异丙嗪和哌替啶组成（1岁以下小儿不用哌替啶）。

4. 禁食及营养补充

手术前6h起不再进食。对全身营养状况较差、须禁食时间较长者，在术前仍需由静脉补充葡萄糖溶液,以补充能量。新生儿于术前4h开始禁食即可。因为新生儿胃蠕动力强,喂食后2～3h可排空。对于营养状态不良的小儿,应在入院后即予纠正,恢复正氮平衡。必要时可用胃肠外营养疗法。要注意小儿的维生素补充。

5. 防治感染和抗生素的应用

择期手术不一定术前常规应用抗生素治疗,但是新生儿手术、急诊手术及休克状态下手术,应该预防性应用抗生素。感染性疾病在术前要通过抗生素应用达到一定程度的控制。

6. 皮肤准备

可术前用酒精消毒2次后用无菌纱布包裹覆盖。

(二)术中注意事项

1. 麻醉要点

在各种麻醉方法中,以全身麻醉的应用最为普遍。

(1) 静脉麻醉法:通过静脉麻醉药物注射或肌内注射引起意识丧失,达到镇痛作用。过去常用硫喷妥钠,但由于镇痛作用差,无肌肉松弛作用,容易引起喉痉挛等,目前已被氯胺酮所代替。氯胺酮镇痛作用好,对呼吸抑制作用轻。但它麻醉时间短暂,5mg/kg,肌内注射,只能维持30～40min,并能增加呼吸道及唾液分泌,所以麻醉前应给阿托品肌内注射。

(2) 吸入麻醉法:一般用气管内麻醉。它有利于保持呼吸道通畅,也避免了胃内容物误吸入肺的危险。在气管内麻醉时,根据手术需要,可使用肌肉松弛剂。但与成人相比,呼吸抑制的发生更为多见,应加强麻醉中呼吸的管理。

2. 术中补液、输血

可用5% 葡萄糖溶液,按10mg/(h·kg) 体重滴注。对较大手术,除补充葡萄糖外,术中还应输入电解质溶液。两者总量按10mL/(h·kg) 体重的速度补充。手术超过2～3h后,用量可减半计算。但要补足术中额外丧失量。术前有累积丧失量者,术中也可以予以适当补充。小儿总血容量小,当手术出血超过10mL/kg 体重或15% 血容量时,应适当输血。术中准确计算失血量很重要。

3. 循环系统监测

小儿在麻醉期间循环系统的各项生理指标应严密观察。较大的手术应在心电监测下进行。小儿全身麻醉时心率常增快,如能排除出血、心力衰竭、二氧化碳蓄积、麻醉过量等原因,则无特殊意义。但如果发生心率变慢,则提示小儿有严重缺氧,应立即检查:气道是否通畅、麻醉机加压给氧是否够量。可暂停手术,给予阿托品静脉注射,观察疗效。待恢复正常后才能重新开始手术。要警惕小儿在麻醉中心搏骤停。一旦发生,在气管内已插管给氧条件下应立即胸外心脏按压,效果不好者转为胸内心脏按压。术中应严密监测血压变化情况，小儿在手术中很易发生休克，一是手术创伤的刺激，另一是血液和其他液体补充不足。发现血压偏低，立即加快输血、输液速度。较大手术应在中心静脉置管，测定中心静脉压，指导输入量的变化；既治疗休克，又防止输入量过多引起肺水肿。

（三）术后处理要点

1. 一般护理

全麻后小儿未清醒前，均应安排专人护理，防止呕吐物吸入呼吸道。同时警惕因舌后坠造成上呼吸道梗阻。在观察呼吸情况的同时，还要注意血压、脉搏的测量。对小儿应加强保暖工作，尤其是新生儿。术后一般容易出现低温情况，这是由于术中散热和麻醉对体温中枢调节功能的抑制。低温的危险性很大，可使小儿苏醒延迟、呼吸循环衰竭。应及时由肛门测量体温，保持室内温度，必要时术后将新生儿置于暖箱中。对高热也要及时处理。

2. 镇痛治疗

小儿对疼痛较敏感，自制力又较差。为了保证在安静状态下进行治疗，必要时应用各种镇痛药和镇静、催眠药。用药时要注意严格掌握剂量，防止过量。吗啡对呼吸有明显抑制作用，不宜使用。常用的是哌替啶、阿法罗定、苯巴比妥、异丙嗪、地西泮和水合氯醛等。

3. 营养问题

小儿术后首先由静脉补充营养。由于存在术后抗利尿期，所以术后 $1 \sim 2d$ 内生理需要量应该缩减为 $1/2 \sim 2/3$。额外丧失量和累积丧失量的计算应准确考虑到术中液体治疗的具体情况。静脉补充足够的蛋白制剂和氨基酸制剂以恢复正氮平衡，促进伤口愈合。化验血红蛋白，输血以纠正贫血。手术后每日总热量的计算：要在正常每天每千克体重 $335 \sim 418.5KJ$ 的基础上再予以提高，一般为 $460.4KJ$。蛋白质由每天每千克体重 $3g$ 的正常量提高到 $3.5 \sim 4g$。维生素的补充与术前相同。微量元素缺乏可影响伤口愈合，可用输少量新鲜血来补充。有条件时可定量测定血中钙、镁、铁、锌等含量，如有缺乏，可使用有关微量元素的口服液或针剂。

4. 抗生素的应用与切口感染的防治

术后抗生素的应用，原则与术前相同。术后要特别注意切口感染问题。小儿手术后切口感染率明显高于成人，年龄越小，切口感染的机会越多。

5. 术后出血和止血药的应用

小儿循环系统储备能力差，少量失血即可发生休克。术后注意观察有无面色苍白、冷汗、烦躁不安、脉搏增快、血压下降等表现。反复检查伤口和引流液性状。要及时分析、判断有无出血。术后早期手术区大出血应及时再次手术止血。术后常规应用止血药物，如酚磺乙胺、6- 氨基己酸、卡巴克络等。维生素 K_3 对新生儿可诱发高胆红素血症、黄疸和溶血性贫血，应忌用。

6. 术后肺部并发症的防治

由于小儿呼吸系统的解剖生理特点，术后肺部并发症远较成人为多。

(1) 吸入性肺炎：吸入性肺炎关键在于预防，有呕吐症状时，应常规置入胃管，进行胃肠减压。也可用药物，加甲氧氯普胺、氯丙嗪以减少呕吐。

(2) 肺部感染：临床上有咳嗽、多痰、呼吸困难、口唇发绀等症状，再拍胸部 X 线平片即可明确诊断。

以上两种炎症共同的治疗措施是应用抗生素、吸氧、雾化吸入、药物排痰等。

(3) 肺不张：范围小者，可无症状，仅在 X 线检查时发现。范围大者，会引起患侧呼吸运动减弱，叩诊呈实音，气管向患侧移位等。治疗上，应用祛痰剂，变换体位及蛋白酶类制剂雾化吸入等帮助排痰，合并感染时加用抗生素。

(4) 肺水肿：小儿心脏容量小，肾功能障碍，故补液量过多、过快均可导致肺水肿。肺水肿以呼吸困难和咳泡沫样痰为主要症状。听诊时两肺散布水泡音。治疗上，主要是控制液体摄入量，吸氧，应用利尿剂和强心药等。

第七节　肝功能不全患者围术期处理

一、肝功能不全的病因

(一) 肝炎病毒

目前已经明确的有甲、乙、丙、丁、戊、己、庚、辛型病毒，其中甲型、丁型、戊型病毒经消化道传播，引起急性病毒性肝炎；而乙型、丙型病毒经体液传播不仅引起急性病毒性肝炎，更可引起慢性病毒性肝炎、肝硬化和肝癌。随着分子免疫学等检验手段的不断发展，相信今后还会发现其他类型的肝炎病毒。其次是巨细胞病毒 (CMV)、EB 病毒 (EBV)、肠道病毒、腺病毒、流行性出血热病毒、流行性腮腺炎病毒等亦可引起肝炎。

(二) 药物

药物中毒和 (或) 药物变态反应是药物引起肝病的主要机制。很多药物均可引起肝功能异常，常见药物有抗生素，如磺胺类、万古霉素、红霉素等；抗结核药物如异烟肼、利福平、链霉素等；抗真菌药物如酮康唑、两性霉素等；退热镇痛药物如阿司匹林、布洛芬、吲哚美辛等。有些药物过量服用也可导致肝损伤，如乙酰氨基酚等。

（三）乙醇（酒精）

长期、大量饮酒引起的肝病统称酒精性肝病。包括脂肪肝、酒精性肝炎、酒精性肝硬化等。颈椎疾病合并酒精性肝病的患者应予戒酒，尤其在接受手术前后一段时间内，通常为 6 ～ 12 个月，否则应拒绝给予手术。

（四）其他

寄生虫病如疟疾、血吸虫病等；全身性感染如败血症、肺炎等；遗传代谢障碍如肝豆状核变性 (Wilson 病)、血色病等；自身免疫性疾病等。

二、肝功能不全的临床表现

因肝细胞坏死和肝功能障碍程度的不同，依据临床表现和病情轻重不同，可分为肝功能异常、重症肝病和肝功能衰竭。其中肝功能衰竭根据病情进展速度又可分为急性肝功能衰竭和慢性肝功能衰竭。

（一）肝功能异常

最常见的肝功能异常是丙氨酸氨基转移酶 (ALT) 升高，一般为正常值的 2 倍或 2 倍以上，少数高达 1000U/L。临床表现以消化道症状为主，如恶心、呕吐、食欲不振、腹胀、腹泻等，并有困怠、乏力。有时出现血清胆红素升高，临床可出现黄疸。应鉴别溶血性黄疸、肝细胞性黄疸或阻塞性黄疸。溶血性黄疸血清胆红素轻度升高，多在85.5μmol/L (5mg/dL) 以下，以间接胆红素为主，尿中不出现胆红素，血红蛋白降低，血中网状红细胞明显增多。肝细胞性黄疸血清直接和间接胆红素均明显增高，血清胆红素越高，肝损越重，同时伴有其他肝功能指标的异常如凝血酶原活动度 (PTA) 降低，PTA降低程度＜ 40%，则可能出现重症肝病和肝功能衰竭。阻塞性黄疸血清胆红素明显升高，主要是直接胆红素升高，并伴有血清胆汁酸升高，临床出现大便颜色变浅或发白，皮肤瘙痒，常无其他肝功能的明显损伤。

（二）重症肝病

常见于病毒性肝炎活动期和各种类型的晚期肝硬化患者。

1. 严重全身和消化道症状

高度乏力、困怠、厌食、恶心、呕吐、上腹饱胀等。

2. 黄疸和严重的肝功能障碍

如系肝细胞性黄疸，血清胆红素升高超过 171μmol/L(10mg/dL)，并伴有黄疸迅速加重，血清胆红素升高每日超过 34.2 ～ 51.3μmol/L(2 ～ 3mg/dL)，常是预后不良的指标，需要积极的治疗。除黄疸外，在严重的肝功能障碍时，由于凝血因子合成的减少，PTA迅速降低，PTA越低，肝损越明显，预后越差。此外还由于血浆白蛋白合成减少而降低，A/G 比例减低甚至倒置，当血浆白蛋白＜35g/L时，手术伤口发生感染和不愈合的可能性大大增加。

3.腹水和水肿

出现腹水和四肢水肿的原因与血浆白蛋白降低，腹腔淋巴系统受损，门静脉高压，激素代谢紊乱和水、钠潴留有关。

4.出血

由于凝血因子合成减少，尤其是Ⅱ、Ⅴ、Ⅶ、Ⅸ、Ⅹ因子的降低可以引起出血。此外在肝硬化患者因脾功能亢进导致血小板减少，也是引起出血的原因。常见皮肤瘀斑、鼻出血、牙龈出血和消化道出血。上消化道出血最凶险的是食管胃底静脉曲张破裂出血，还有门脉高压性胃病、消化性溃疡等原因所致的出血。在颈椎手术中和术后出现伤口渗血不止时应考虑上述原因，如伴有全身多处出血，还应该考虑弥漫性血管内凝血(DIC)的可能。

（三）肝功能衰竭

除上述肝功能障碍的表现外，发生肝性脑病是肝功能衰竭典型临床表现。早期肝性脑病可有肝臭、扑翼样震颤和轻度的性格和行为的改变，如抑郁、沉默或兴奋、多语，随地大小便等。进一步发展后可出现部分智力和定向力障碍，出现昏睡但呼之能应或烦躁不安。后期则出现昏迷。临床肝性脑病一般分为以下4期：

Ⅰ期：前驱期表现为性格和行为改变，昼夜睡眠颠倒。

Ⅱ期：昏迷前期表现为记数和定向力障碍，语言不清及嗜睡。

Ⅲ期：昏睡期表现为昏睡，但呼之能应，患者可有兴奋躁动不安，肌张力增高，出现病理反射，但生理反射存在。

Ⅳ期：昏迷期表现为昏迷，呼之不应，可有阵发性抽搐，深昏迷时各种反射均消失。

Ⅰ～Ⅲ期均可出现扑翼样震颤，Ⅳ期因昏迷加深而无法引出。Ⅱ～Ⅳ期脑电图均异常。

三、肝功能不全患者的术前准备

（一）术前评估手术可行性

1.询问病史

术前应详细询问有无病毒性肝炎、服用肝损药物、长期大量饮酒、吸毒、营养不良等情况。

2.检查项目

血尿常规，全套肝肾功能特别是血清胆红素、血清酶、人血白蛋白及白球比例、凝血酶原时间及活动度、纤维蛋白原，肝胆脾B超及超声对照剂通过时间的检测。对有腹水者作诊断性腹穿，对有肝性脑病者作血氨测定。

3. 评估方法

Child 分级和 Paugh 计分法是目前国际公认评估肝功能情况和预测手术预后的指标。一般认为有肝功能异常者，应在对异常的重要指标加以适当纠正后择期手术。对 Child C 级和 Paugh 记分＞9 分者应视为禁忌手术。近年来，检测肝储备功能的方法不断发现，如测定氨基酸清除率、测定肝组织蛋白合成率、测定血清快速转化蛋白等。因此，有人提出肝储备功能测定结合肝功能测定能较全面地评估患者的肝功能情况。但即使如此，仍不能完全排除隐匿性肝病。所以，必须结合病史等才能有效地全面评估肝脏的情况。

（二）适当纠正异常的重要指标

(1) 凝血酶原时间延长及活动度降低应予以纠正，通过注射维生素 K_1 将活动度纠正到至少＞50%，才考虑手术。

(2) 人血白蛋白过低应予以积极纠正，通过输入白蛋白或血浆使人血白蛋白＞35g/L。

(3) 对有腹水的患者，通过给予利尿剂和白蛋白减轻腹水。

(4) 对有肝性脑病的患者，通过限制氨的摄入，用缓泻剂、新霉素、左旋多巴、离子交换树脂等使血氨下降。

(5) 给予患者高热量、富含维生素、低脂、低蛋白饮食。

术前，通过上述措施，使患者肝功能由 Child-Paugh C 级改善至 B 级，甚至 A 级，以降低手术危险度。

四、肝功能不全患者术中注意事项

（一）麻醉的选择

颈椎疾病手术的麻醉大多是全身麻醉，由于肝功能不全使多种麻醉药、镇痛药的代谢受到影响，所以均要减量慎用。麻醉过程中应尽量维持血压平稳，保持通气良好，监测血氧饱和度，避免缺氧和二氧化碳蓄积。

（二）体液的补充

肝功能不全的患者大多存在水钠潴留和出现肝肾综合征的可能性，原则上不宜过快、过多地补充水分。而涉及颈椎的手术一般出血不多，如果术中血压过低，可适当给予少浆血等胶体。

1. 术中止血彻底

肝功能不全的患者存在出血倾向，影响手术视野，妨碍手术操作，这就要求术者在手术过程中仔细、耐心地止血。一般不建议用肾上腺素止血。

2. 止血药的应用

肝功能不全的患者常有凝血功能障碍，故在术中或术后应立即使用止血药物，常用的有维生素 K，有肝硬化的患者使用 6-氨基己酸或羧基苄氨对纤维蛋白溶解引起的出血效果较好。

3. 输血时的注意事项

肝功能不全的患者在需大量输血时要注意以下两方面的问题。

(1) 凝血机制障碍：肝功能不全的患者多种凝血因子缺乏，血小板减少，凝血机制存在障碍。此时不宜输入库存血，因为库存血中血小板大量被破坏，凝血因子缺乏。宜输入新鲜血液或加输浓缩血小板及血浆。

(2) 枸橼酸中毒：库存血中含有枸橼酸，肝功能不全患者处理枸橼酸的能力下降，大量输入库存血会导致枸橼酸体内蓄积，而枸橼酸中毒可引起血钙降低，从而表现抽搐、心律失常等一系列低血钙征象。且低钙血症会加重凝血障碍。因此，如果不得不输入库存血，那么应该同时补充适量的钙。

(三) 保护肾功能

肝功能不全的患者易出现肝肾综合征，除了前面提到的补液问题，术前应留置导尿管，注意出入量的平衡，量出为入，维持足够的血容量，避免因血容量不足使肾血流量减少导致肾功能衰竭。术中一旦发现有尿量减少趋势，应及时使用利尿剂。同时在肝功能不全患者的围术期禁用损伤肾功能的药物如氨基糖苷类抗生素。

五、肝功能不全患者的术后处理

(一) 生命体征和肝功能重要指标的监测

1. 生命体征

监测应用心电监护仪观察血压、脉搏、呼吸、心率、心律及中心静脉压 (CVP)，应用 Swan-Gans 漂浮导管测定肺动脉楔压 (PCWP)，记录 24h 尿量及出入总量，并测腹围和体重。

2. 肝功能重要指标的检测

血小板计数、丙氨酸氨基转移酶、凝血酶原时间及活动度、血电解质及血气分析、血尿素、肌酐、肌酐清除率、血白蛋白及白 / 球比例等的连续检测。

(二) 营养支持及体液补充

术后应予以静脉营养支持，可使用葡萄糖和氨基酸的混合液，对于术前低白蛋白血症者，可给予人体白蛋白或血浆，对于有出血倾向者可给予浓缩血小板。每日补液总量要严格控制，量出为入，保持电解质平衡，补液中需加入足量维生素。

(三) 感染的预防

颈椎疾病合并肝功能不全患者术后发生感染的概率并不比一般人高，但术后如出现肝功能持续恶化，则易继发感染。所以术后应选择对肝功能影响较小的抗生素，首选青霉素类和头孢菌素类，也可根据当地医院常见的感染菌株选择有效抗生素。

（四）出血的预防

肝功能不全有出血倾向者在术后 1 周内易发生消化道溃疡，术后应立即常规使用 α_2 受体拮抗剂，需要警惕的是术后全身其他部位有无出血现象，特别颈部伤口的渗血情况，如果伤口渗血透过敷料应立即给予换药。术后患者床边应常备气管切开包，如果一旦伤口出血影响呼吸道通畅，应立即进行伤口打开清创止血或行气管切开术。

（五）肝功能衰竭的防治

颈椎疾病合并肝功能不全患者术后 2 ～ 3d 大多有肝功能的恶化，最常见的表现是 ALT 的升高，可给予葡醛内酯（肝泰乐）0.4 ～ 0.6g 和维生素 C 2 ～ 4g 静脉输入，如谷丙转氨酶过高，可给予甘草酸 30 ～ 40mL 点滴，需要指出的是甘草酸有类似盐皮质激素的作用，长期应用会有水肿、高血压、低血钾的不良反应。部分患者 ALT 升高同时出现黄疸，首先应鉴别黄疸的原因，阻塞性黄疸一般在给予对症和退黄处理后能得到症状的改善和控制，而肝细胞性黄疸则预示有肝细胞的变性坏死，黄疸越重，预后越不佳。可给予甘草酸、天门冬氨酸钾镁 40 ～ 60mL 及茵栀黄液 40mL 静脉滴注，多数患者经处理后肝功能障碍趋于稳定，症状逐步恢复。但部分 ALT 持高不退、黄疸呈进行性加重者，会出现肝功能衰竭及肝性脑病的表现，此时需要积极的综合性治疗，包括以下内容。

1. 支持疗法

低蛋白、高热量、高维生素饮食，维持出入量和电解质平衡，良好的护理工作，保持呼吸道通畅和皮肤清洁。

2. 对症治疗

颈椎疾病的术后出血往往因影响呼吸道通畅而致命。所以术后除了常规补充凝血因子、血小板外，还应口服凝血酶 500 ～ 2000IU，每天 3 ～ 4 次，静脉输入西咪替丁 800mg 或奥美拉唑 40mg/d，防治消化道出血。此类患者还因免疫力下降极易继发感染，术后应选择足量、有效、低肝肾损伤的抗生素。有条件者可根据细菌培养和药敏实验结果选择合适的抗生素。

3. 对因治疗

抑制肝细胞坏死，促进肝细胞再生，稳定肝细胞膜作用，恢复肝功能是目前的治疗原则。临床常用的药物有以下 5 类。

(1) 细胞因子包括促肝细胞生长因子 (PHGF)、肿瘤坏死因子 -2(TNF-2)、白介素 -10(IL-10)、胰岛素样生长因子 -1(IGF-1) 等。

(2) 自由基清除剂包括维生素 E、熊去氧胆酸、乙酰半胱氨酸等。

(3) 内源性保护因子包括前列腺素 E、热休克蛋白、一氧化氮等。

(4) 外源性保护因子包括内皮素受体拮抗剂、放线菌酮、甘草酸等。

(5) 膜稳定药物包括钙离子通道拮抗剂、祥利尿剂、甘氨酸与 γ 氨基丁酸受体阻滞剂等。

4. 肝性脑病的防治

肝性脑病的发生是颈椎疾病合并肝功能不全患者死亡的主要原因。治疗要点包括以下几点。

(1) 祛除诱因如饮食的控制、预防感染、消化道出血、电解质紊乱等。

(2) 减少肠道内毒素吸收如服用乳果糖 10 ~ 20mL，每天 2 ~ 3 次，或双歧三联活菌胶囊等调整肠道菌群药物。亦可应用新霉素、喹喏酮类药物，需要指出的是长期应用会发生肠道菌群紊乱，耐药菌株的增加，导致继发感染的可能。

(3) 应用支链氨基酸肝性脑病患者芳香氨基酸增多，支链氨基酸减少，两者比例倒置，必须予以纠正可给予三合支链氨基酸和六合支链氨基酸 250mL 静脉点滴，每天 1 ~ 2 次。

(4) 防治脑水肿：当肝性脑病患者脑细胞水钠潴留时，易发生脑水肿，除了限制补液量外，可给予 20% 甘露醇 250mL 静脉点滴，4 ~ 6h 一次，同时辅以呋塞米等祥利尿剂增加尿量，减轻脑水肿。

参考文献

[1] 周军杰，陈昆，马平．创伤骨科基础与临床治疗 [M]．西安：西安交通大学出版社，2015.

[2] 余建明，李真林．医学影像技术学（第 4 版）[M]．北京：科学出版社，2019.

[3] 廖伟雄，孟祥，夏正超．医学影像诊断学 [M]．北京：科学出版社，2019.

[4] 徐克，龚启勇，韩萍．医学影像学（第 8 版 / 本科临床 / 配增值）[M]．北京：人民卫生出版社，2018.

[5] 姜保国．创伤骨科手术技术 [M]．北京：北京大学医学出版社有限公司，2017.

[6] 刘国辉．创伤骨科手术要点难点及对策 [M]．北京：科学出版社，2017.

[7] 侯春林，顾玉东．四肢创伤 [M]．武汉：湖北科学技术出版社，2016.

[8](德) 朱克曼，卡福编；李正维，屠冠军译．肩部骨折 [M]．沈阳：辽宁科学技术出版社，2016.

[9] GregoryC.Farelli 著；李雷译．膝关节多发韧带损伤第 2 版 [M]．北京：北京大学医学出版社，2017.

[10] 刘明忱．骨科经典创新手术学 [M]．沈阳：沈阳出版社，2015.

[11] 邱贵兴，戴克戎．脊髓、脊柱和骨盆创伤 [M]．武汉：湖北科学技术出版社，2016.

[12] 赵定麟．现代脊柱外科学胸、腰、骶尾椎疾患第 3 版 [M]．上海：上海世界图书出版公司，2017.

[13] 王韬．现代创伤骨科学 [M]．上海：上海科学技术文献出版社，2022.

[14](美) 威塞尔．创伤骨科 [M]．上海：上海科学技术出版社，2015.

[15] 朱立国，李金学．脊柱骨伤科学 [M]．北京：人民卫生出版社，2015.

[16] 何成奇．骨科康复技术 [M]．北京：电子工业出版社，2021.